I0036148

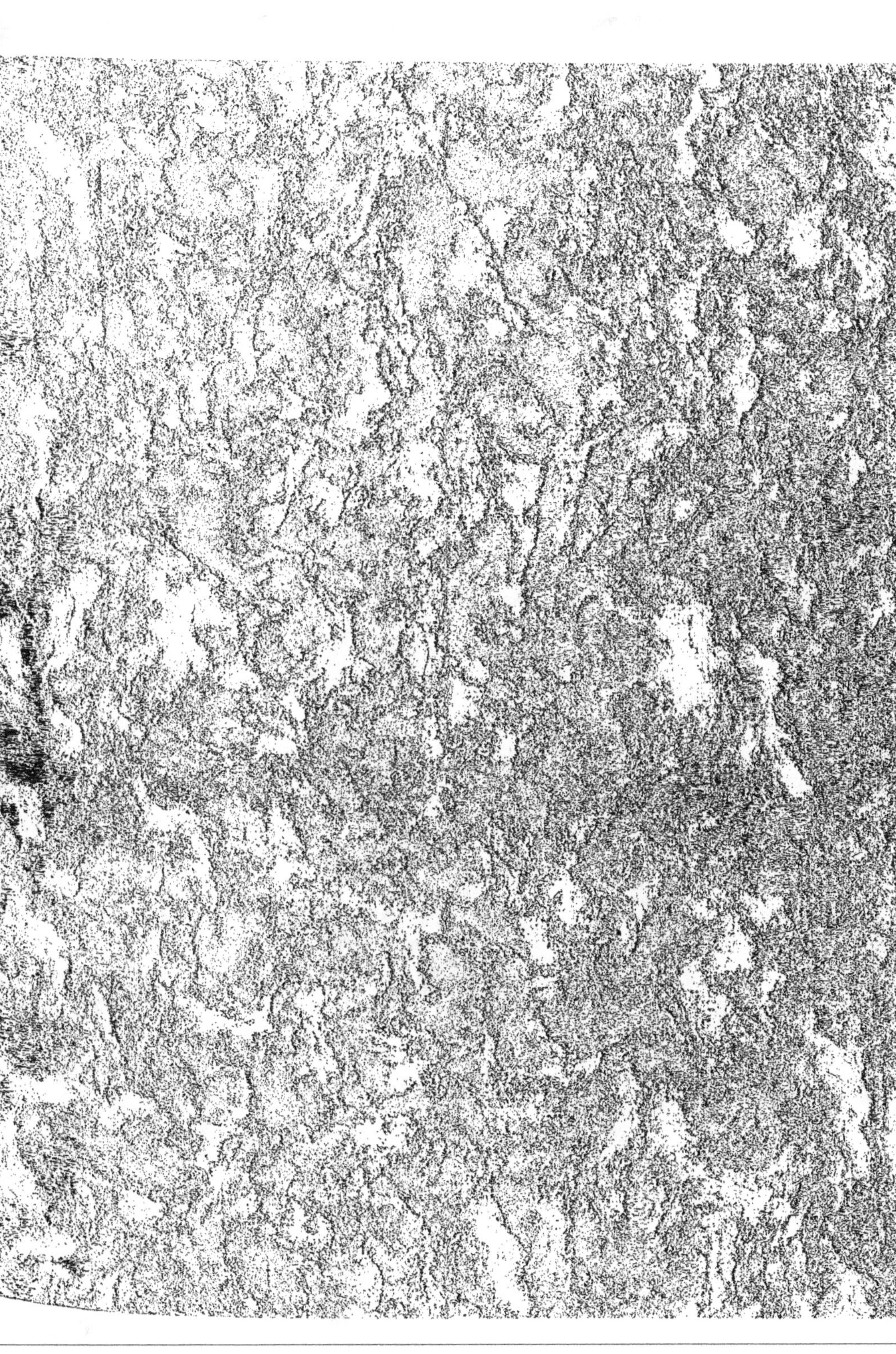

GUIONIE LANDRIEU 1988

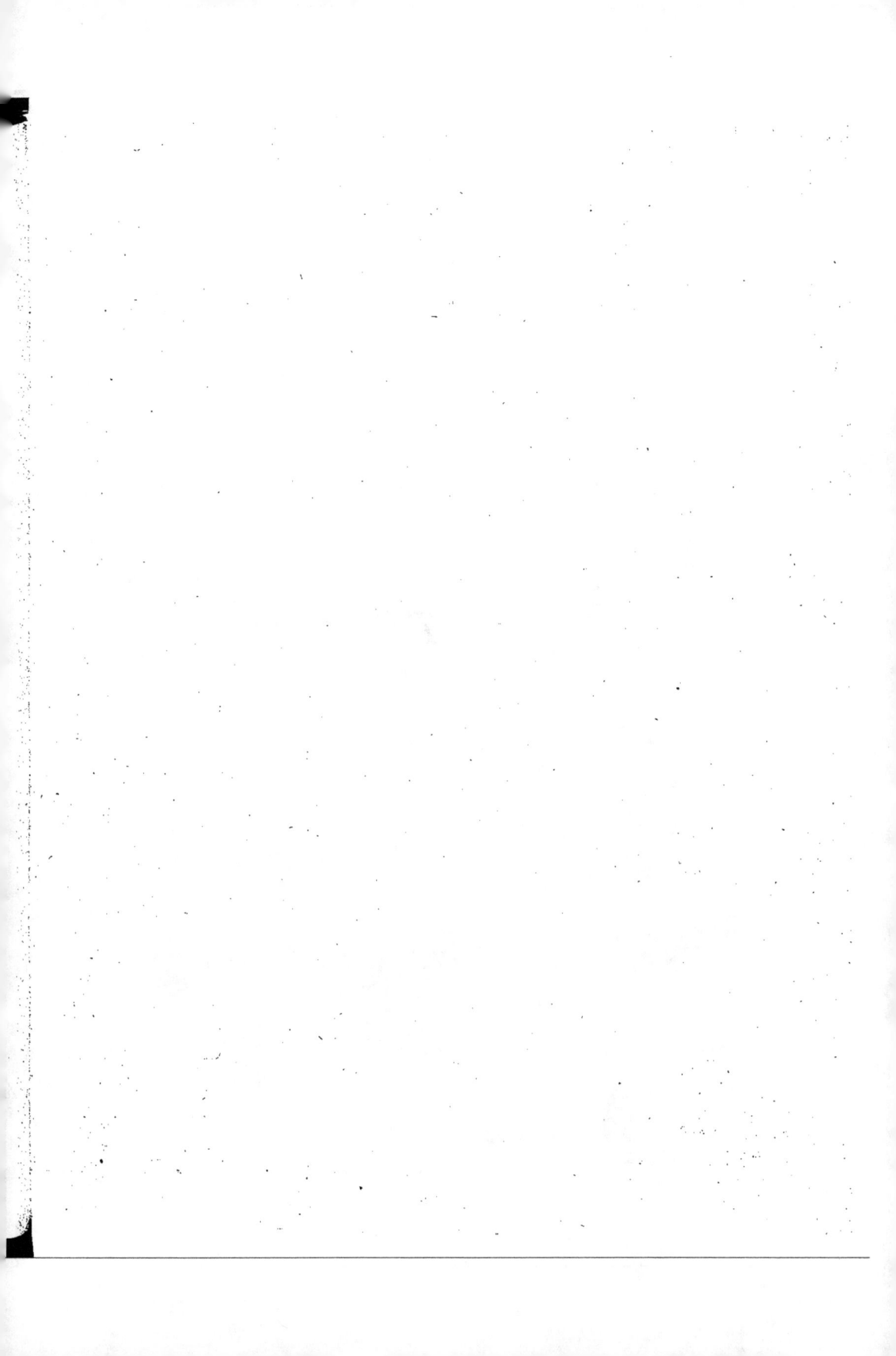

SYSTÈME MÉTHODIQUE

DE NOMENCLATURE

ET DE CLASSIFICATION DES MUSCLES DU CORPS HUMAIN;

AVEC

DES TABLEAUX DESCRIPTIFS PROPRES A RAPPELER LEURS NOMS ANCIENS, LEURS NOMS NOUVEAUX, LEUR SITUATION, LEURS ATTACHES, LEUR DIRECTION, LEUR COMPOSITION, LEUR FIGURE, LEURS CONNEXIONS, ET LEURS USAGES:

ON Y A JOINT

UN DICTIONNAIRE CONTENANT TOUTE LA SYNONYMIE DES MUSCLES;

PAR C. L. DUMAS, Professeur d'Anatomie et de Physiologie, chargé de la surveillance de la Bibliothèque, et Professeur de Bibliographie dans l'École de Santé de Montpellier, Vice-Professeur de la ci-devant Université de Médecine de la même Ville, Membre de la Société des Amis Médecins de Lyon, de la Société Philomathique et de celle de Santé de Paris.

A MONTPELLIER,
De l'Imprimerie de BONNARIQ, AVIGNON et MIGUEYRON, Imprimeurs des Corps Administratifs, Place ci-devant Notre-Dame.

An V. 1797 ère anc.

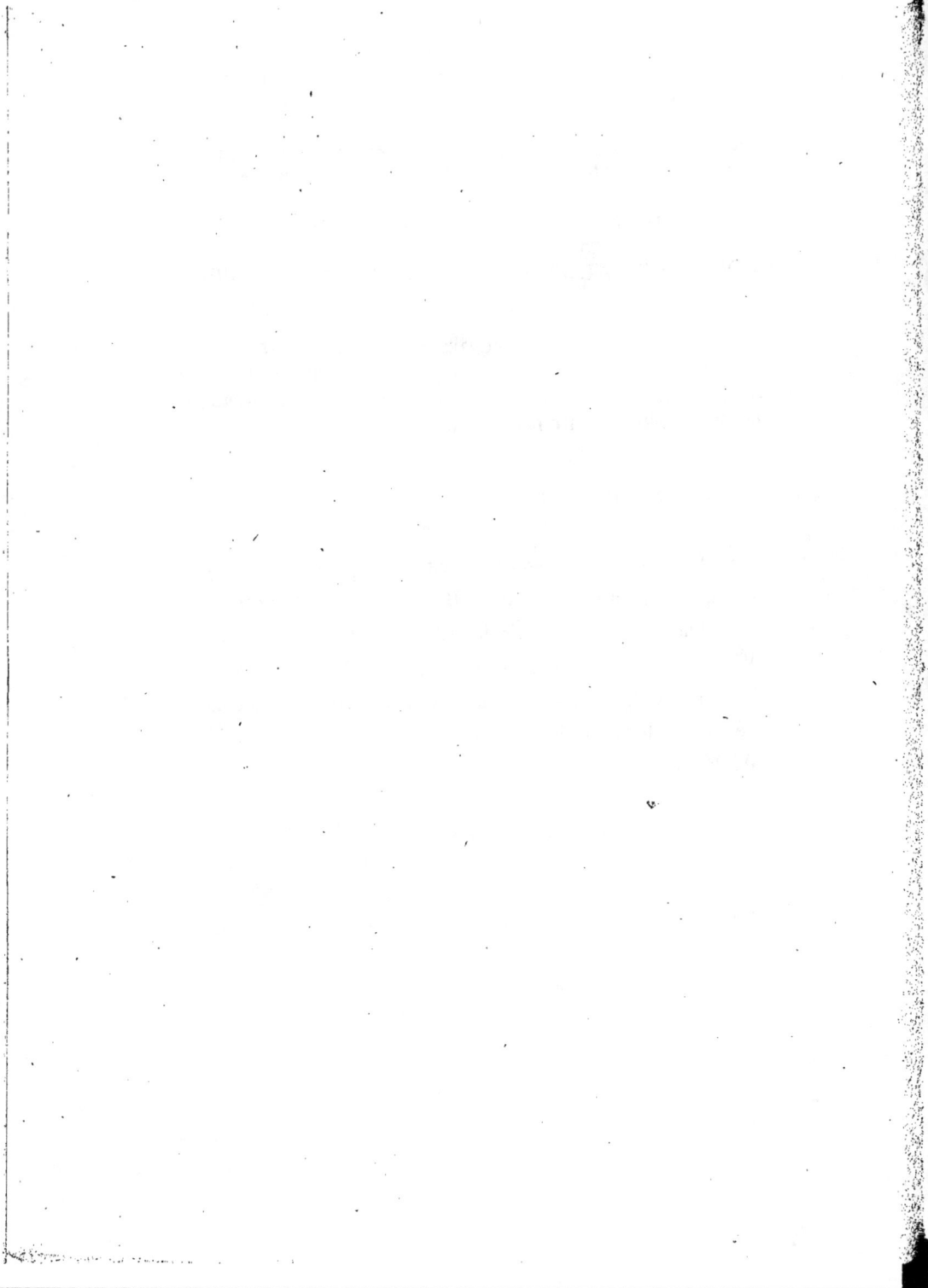

A.

CLAUDE. LÉCUYER. FILS.

MON. AMI.

QUI. OSA. M'ARRACHER. A. LA. MORT.

EN. EXPOSANT.

SA. PROPRE. VIE.

FANNI. OLYMPE. BONAFOUS.

MON. ÉPOUSE.

QUI. M'ENSEIGNA. D'AIMER. A. VIVRE.

EN. ME. FAISANT.

VIVRE. POUR. ELLE.

CELUI.
QUI. DOIT.
A. L'UN. L'EXISTENCE.
A. L'AUTRE. LE. BONHEUR.
VEUT.
QUE. LEURS. NOMS.
PLACÉS. A. LA. TÊTE. DE. CET. ÉCRIT.
ATTESTENT.
QU'ILS. SONT. DE. MÊME.
ASSEMBLÉS. DANS. SON. CŒUR.

C. L. Dumas.

PRÉFACE.

Le titre de cet ouvrage annonce qu'il doit avoir trois objets bien distincts. Comme système de nomenclature des muscles, il faut qu'il expose les changemens faits à leurs anciennes dénominations, en développant la méthode d'après laquelle le langage anatomique peut être perfectionné. Comme système de classification, il faut qu'il établisse une distribution exacte de ces muscles, en les rapportant à différentes classes que l'anatomiste ne puisse confondre. Enfin, pour remplir le troisième but, il faut qu'il présente, par des tableaux nettement exécutés, la description précise des muscles, en plaçant chacun dans la classe où il doit être.

Le premier objet avait jusqu'à nos jours vainement attiré l'attention de ceux que les progrès de l'anatomie intéressent. Personne n'avait osé s'engager dans ce travail long et pénible, lorsque le professeur Chaussier a eu le courage de l'entreprendre (*a*). L'usage qu'il a fait de sa nomenclature dans ses cours, l'utilité qu'il en a constamment retirée pour l'instruction de ses élèves, le jugement que plusieurs savans en ont déjà

(*a*) Exposition sommaire des muscles du corps humain par Chaussier.

porté (*a*), l'épreuve que j'ai moi-même voulu en faire dans mes leçons d'anatomie depuis deux ans, tout démontre l'importance et la bonté de son entreprise ; tout concourt à prévenir les objections capables de nuire au succès de la nôtre. Ainsi malgré tant d'obstacles que l'habitude et les préjugés opposent à la fortune d'un livre où l'on projette de pénibles réformes, j'ai quelques raisons de croire que celui-ci ne rencontrera point les mêmes difficultés.

Tout le monde convient aujourd'hui que les termes les plus usités d'anatomie sont dans un état d'inexactitude et d'imperfection qui ne répond pas aux découvertes utiles et nombreuses qu'on a faites dans cette science. On sent qu'il est nécessaire de les corriger, et l'on ne considère plus comme un attentat horrible le moindre changement introduit dans un langage qu'on s'accorde à regarder comme défectueux. Cette disposition heureuse des esprits peut sans-doute favoriser les réformes qui font l'objet de cet ouvrage. Ma nomenclature des muscles diffère peu de celle que CHAUSSIER a proposée, mais elle est plus complète et j'ose dire plus exacte. Plus complète, en ce qu'elle s'étend à un grand nombre de muscles que CHAUSSIER avait négligés dans la sienne ; plus exacte, en ce qu'elle ne

(*a*) FOURCROI dans son rapport sur l'organisation des écoles de santé, par le décret du 14 frimaire an 3.

se borne point à rappeler deux ou trois attaches des muscles, mais qu'elle exprime généralement toutes celles qui peuvent donner une idée de leur situation anatomique.

Tel est le sort d'un langage nouveau dans un art ou dans une science, d'avoir pour ennemis tous ceux qui ayant déjà mis beaucoup de temps à s'instruire, ont acquis de fortes préventions pour une langue ancienne. Nous ne devons donc pas attendre que notre nomenclature myologique fasse oublier celle qu'on a suivie jusqu'à ce jour. L'habitude et la paresse s'opposeront bien à ce qu'elle soit préférée par ceux même qui l'auront jugée préférable. Il faut donc compter sur l'improbation et la résistance de beaucoup d'anatomistes, à-peu-près comme Jean-Jacques comptait sur celles des musiciens dans l'établissement de ses nouveaux caractères de musique; *non pas comme bons ou comme mauvais en eux-mêmes, mais simplement comme nouveaux.*

Mais il importe que ceux qui commencent l'étude de l'anatomie et qui s'y présentent avec un esprit libre de préventions, puissent jouir des avantages qu'une langue réformée leur assure. C'est dans les écoles publiques qu'il doit être sur-tout utile de l'introduire, parce qu'elle doit procurer aux élèves la faculté de pénétrer dans une science qu'ils ne connaissent point encore. Les effets avantageux qui peuvent en résulter pour l'enseignement public étaient déjà connus dans les écoles de Paris et de Dijon lorsque je les ai justifiés par l'expérience dans l'école de Montpellier. Je me suis couvaincu qu'on apprend la myologie avec la nouvelle nomenclature en moins de temps qu'avec l'ancienne, qu'on en retient plus sûrement le souvenir, et qu'on parvient plus facilement à en communiquer la connaissance aux autres.

Il n'entrait pas dans l'institution de l'antique université de médecine qu'on réunît l'anatomie et la physiologie dans le même enseignement. Deux hommes étaient séparément chargés de ces deux sciences distinctes ; l'un sous le titre de professeur expliquait l'usage et les fonctions des parties ; l'autre sous le nom de démonstrateur en développait la structure ou l'organisation. La loi sur les écoles de santé voulut que les démonstrations anatomiques cessassent d'être séparées des explications physiologiques, et qu'un même professeur fît marcher ces deux choses à la fois. Je fus choisi pour établir ce double enseignement. Appliqué à plusieurs autres branches de la médecine dans l'université de Montpellier et dans l'institut national de Lyon, je n'étais pas depuis long-temps descendu aux minutieux détails de l'anatomie humaine. Les objets de cette science qui m'étaient les plus familiers autrefois se trouvaient effacés par d'autres dans ma mémoire, et j'étais loin de me croire en état de l'enseigner avec cette exactitude rigoureuse, cette précision démonstrative auxquelles je n'avais pas aspiré d'atteindre, parce que je ne pensais pas en avoir un jour besoin. Cependant je me vis tout-à-coup chargé de cette branche essentielle d'instruction. J'eus à peine dix jours pour me préparer aux leçons de myologie et pour me rendre capable de faire connaître à un grand nombre d'élèves des choses que je n'avais pas vues depuis près de dix ans. Or, je déclare que la nouvelle nomenclature me fut dans cette circonstance d'un grand secours, et qu'elle me parut également utile à moi pour enseigner, à mes élèves pour apprendre. Par cette observation, je crois répondre d'avance à une foule de gens superficiels ou prévenus, qui ne manqueront pas de demander quel peut être l'avantage d'un semblable changement.

Le second objet de ce livre est relatif à la bonne méthode de classification des muscles. Je les ai rangés sous différentes régions, ainsi que Albinus, Sabatier, Vicq-d'Azir l'ont exécuté. Mais les divisions que j'admets ne ressemblent point à celles de ces auteurs ; elles ne sont ni trop chargées comme les grandes régions d'Albinus, ni trop morcelées comme les petites subdivisions ou sections de Vicq-d'Azir ; elles naissent toutes les unes des autres ; elles se lient par des rapports réciproques, et comprennent tous les muscles du corps humain sans embarras ni confusion ; enfin, elles offrent une correspondance intime avec la nouvelle nomenclature qui leur est parfaitement adaptée. Quoique le fondement de ma classification ait déjà servi à d'autres auteurs, ma méthode cependant ne doit être confondue avec aucune de celles qu'ils ont adoptées. Si elle s'en rapproche par l'idée commune de distribuer les muscles en régions, elle en diffère essentiellement par la manière de distinguer, de circonscrire et de désigner ces régions, ce qui suffit pour constituer une différence réelle entre le système des autres et le mien. Autrement il faudrait dire que la méthode de Rivin pour classer les plantes est absolument la même que celle de Tournefort, parce qu'elles sont l'une et l'autre également fondées sur la corolle et les pétales. Je ne saurais donc mériter le reproche d'avoir copié les anatomistes célèbres que j'ai cités, et de reproduire une classification des muscles tirée de leurs écrits. Un tel jugement ne sera point porté par les gens de bonne-foi, qui auront lu sans prévention et ces ouvrages et le mien.

On aimera sans-doute à voir la description de tous les muscles et le dénombrement des régions qu'ils occupent sous forme de tableaux exécutés d'après un plan neuf auquel toutes les sciences démonstratives devraient être ramenées. Ces tableaux, en épargnant aux bons esprits de longues et fastidieuses descriptions, doivent servir à l'homme instruit pour lui rappeler ce qu'il sait, et à l'homme qui étudie pour lui montrer d'un coup-d'œil ce qu'il doit apprendre.

Malgré la confiance que l'épreuve déjà faite de notre nomenclature m'inspire , je ne me refuserai point à convenir des imperfections qu'on pourra lui trouver, et à profiter des lumières qui me seront communiquées pour la rendre meilleure. La perfection d'une langue nouvelle n'est pas l'ouvrage d'un moment; il a fallu des siècles pour ramasser les matériaux de la science , il en faudra pour corriger tous les vices de son langage.

Rédigé pour mon utilité particulière, cet écrit n'était point destiné à voir le jour. Je n'ai conçu le dessein de le rendre public qu'après avoir vivement éprouvé la sollicitation de mes élèves et de mes amis. Il serait sorti de l'impression dans le courant de l'année dernière, si je n'avais été distrait de ce travail par un motif bien cher dont il importe peu que le lecteur soit instruit , et par uue foule d'occupations qui ne m'ont pas permis de m'y livrer sérieusement jusqu'à ce jour. Je ne tarderai point à en donner un autre , dans lequel j'exposerai les changemens qu'il convient de faire à la nomenclature d'autres branches de l'anatomie, qui me paraît aussi susceptible d'amélioration ou de réforme.

SYSTÈME MÉTHODIQUE

DE NOMENCLATURE

ET DE CLASSIFICATION DES MUSCLES DU CORPS HUMAIN.

§. I.er

Principes généraux sur la formation des Langues.

PARMI tant de causes nuisibles aux progrès de l'esprit humain dans l'étude des sciences, il n'en est pas de plus propre à enchaîner sa marche que la difficulté d'exprimer, ou de représenter par des signes convenables, la valeur exacte de ses idées. Enrichis, par l'exercice des sens et de la réflexion, de tous les matériaux qui composent le fonds de nos connaissances, il nous en a coûté moins pour les acquérir que pour leur donner des noms au moyen desquels nous puissions les retenir ou les transmettre. Plus occupés d'étendre notre savoir, que de lui imprimer le sceau de la précision et de la clarté, il semble que la chose qui nous importe le moins, soit de pouvoir nous faire entendre. Les dénominations que nous sommes convenus de donner aux objets de la nature sont rarement, comme elles devraient être, conformes aux caractères distinctifs, aux propriétés essentielles qui les constituent. Rarement elles présentent à la mémoire l'image réelle des choses qu'elles indiquent ; et ce fut d'après une idée bien philosophique que STALH se représenta l'homme avant sa chûte éclairé d'une lumière surnaturelle qui, en lui donnant la connaissance des êtres, devait les lui faire distinguer par des noms propres à marquer l'ensemble de leurs qualités constitutives, et à discerner, comme il le fit au premier aspect, chaque créature animée (*a*). Il semble que PLATON soit entré dans cette vue, lorsqu'il dit que les noms donnés primitivement aux choses exprimaient leurs véritables qualités, et qu'ils étaient inspirés par Dieu même (*b*).

La connaissance des objets matériels qui composent le monde sensible, nous peut venir de deux manières, par des signes naturels et par des signes artificiels. Les premiers sont le résultat immédiat de nos sensations, ou plutôt ils ne sont que nos sensations elles-mêmes rapportées à l'objet qui les cause. Ainsi nous connaissons l'existence d'une fleur par la sensation que notre odorat éprouve; nous distinguons un objet coloré par l'impression qu'il excite sur notre vue, et nous jugeons les corps durs, mous, solides, liquides, selon que notre tact en reçoit telle ou telle sensation. Les effets directs que les corps produisent naturellement sur nos sens, nous avertissent de leur présence, de leurs qualités, de leurs caractères: ils deviennent les signes naturels qui nous font communiquer avec eux et qui déterminent les idées que nous devons en avoir. Ces idées sont d'autant plus justes qu'elles résultent plus directement des sensations, et que celles-ci se rapportent mieux à la nature des objets qui les ont produites.

Les signes artificiels sont l'ouvrage de la réflexion qui, agissant sur les idées que nos sensations nous donnent, les distingue, les isole, les détache de leur objet, en les fixant, pour ainsi dire, par un mot de convention au moyen duquel la mémoire peut les rappeler dans son absence. Les choses se font connaître d'abord, par des sensations, ensuite par des noms propres à les désigner, et le nom de chaque chose doit être formé sur l'idée que nous avons d'elle, et que la sensation nous en a donnée. Si l'homme était toujours environné des objets sur lesquels ses facultés s'exercent, il n'aurait pas besoin de signes artificiels pour les apercevoir et les discerner, il suffirait qu'il eût des sens ouverts aux impressions diverses que leur présence doit produire. Mais nous ne vivons pas toujours au milieu des choses que nous sommes appelés à connaître, et la plupart de celles que nous connaissons restent éloignées de nous. Il faut donc que nous puissions les

---

(*a*) Genèse, cap. 2, vers. 19 et 20. STALH. heor. ver. pag. 407.

(*b*) PLAT. in tim.

représenter par des signes qui les mettent en notre présence lors même qu'ils sont loin de nous, et qui, pouvant suppléer la distance des temps et des lieux, fassent communiquer notre esprit avec des objets qui ne communiquent plus avec nos sens.

Ces signes artificiels que la réflexion compose, suppléent les signes naturels qui nous viennent des sens, et les notions qu'ils nous transmettent sont d'autant plus certaines, d'autant plus exactes, que ces deux espèces de signes ont entr'eux une plus intime liaison. Les premiers attestent la présence des objets; les seconds la rappellent : tous deux doivent nous les rendre avec ce qu'ils ont de sensible; ils doivent nous en suggérer également l'idée, les uns par des sensations éprouvées, les autres par des noms convenus. Appelés à se remplacer dans les usages qu'ils remplissent, il est bon que l'effet soit, relativement à nous, le même de part et d'autre, et que les noms soient liés aux idées qu'ils réveillent par les mêmes rapports qui lient les idées aux sensations, et les sensations aux objets. Le langage fondé sur la combinaison des signes artificiels, se perfectionnera donc à mesure que nous assortirons mieux ces signes aux idées que les sensations nous ont transmises; en sorte que ces trois choses, sensations, idées, signes, se correspondent mutuellement, et que chacune puisse devenir l'énoncé ou l'expression des deux autres.

S'il est un moyen de mettre en évidence la nécessité d'une liaison intime entre les signes naturels et les signes artificiels, c'est d'observer ce qui a lieu pour les mots destinés au langage des passions. Il est en effet bien remarquable non-seulement que ces mots nous affectent tous à peu près de la même manière, mais encore qu'ils se ressemblent dans presque toutes les langues, qu'ils se conservent sans interruption à travers les changemens du langage, et qu'ils sont enfin ceux qui prêtent le moins à l'incertitude et à l'équivoque. Tels sont les signes propres à exprimer le plaisir ou la douleur. Tels sont ceux qu'on retrouve dans toutes les langues, pour rendre les divers sentimens de l'ame qui découlent de ces deux affections primitives, sur lesquels les hommes de tous les temps et de tous les lieux semblent être d'accord, parce que tous les hommes éprouvant à peu près les mêmes affections, étant agités des mêmes passions, ont attaché les mêmes idées aux sons par lesquels il leur est arrivé d'abord de les communiquer à leurs semblables.

Mais plus nos idées se composent, plus elles deviennent abstraites, plus aussi les termes qui les annoncent se différencient dans chaque langue, plus il paraît difficile d'en fixer bien exactement la signification précise, parce que les objets de nos abstractions ne nous frappant pas tous de la même manière, ne peuvent être rendus par des expressions identiques, ou énoncés par un langage commun. C'est donc une entreprise intéressante et utile que de vouloir donner aux notions complexes, aux idées abstraites de notre esprit, des noms ou des signes qui offrent la précision simple et rigoureuse qui appartient au langage des passions, de sorte que chaque mot puisse rappeler à l'esprit l'idée qu'il exprime, comme chaque son réveille dans l'ame le sentiment de la passion qui lui est attachée.

Il ne suffit pas qu'une langue facilite l'intelligence des choses et la perception des idées, en les représentant d'une manière nette et précise à l'esprit, il importe encore qu'elle les grave et les fixe dans la mémoire, en les rappelant dans l'ordre selon lequel ces idées se forment, se succèdent et s'enchaînent. Le grand art d'étudier et d'apprendre consiste à saisir les rapports qui lient les objets de nos études, à les embrasser par une méthode exacte, qui nous conduise des notions simples aux connaissances plus composées. Il ne s'agit ensuite que de bien exprimer ces rapports; et la langue qui les exprime est encore une méthode où le même enchaînement doit être observé. Un métaphysicien célèbre qui développa les opérations de l'entendement humain avec une profonde clarté, CONDILLAC, a prouvé qu'on peut perfectionner les sciences en perfectionnant le langage; que les mots sont susceptibles d'analyse comme les idées, et que l'art de raisonner pourrait se réduire à une langue bien faite; d'où il suit qu'une langue est d'autant plus propre à traiter des sciences, que sa construction se conforme mieux à la liaison naturelle des idées.

Mais toutes les langues ne possèdent point cet avantage au même degré. Les unes par la nature de leurs inversions se prêtent moins à rendre des idées exactes où l'esprit se complait, qu'à peindre des images capables de toucher le cœur ou d'émouvoir l'imagination ; d'autres, dénuées d'inversions, suivent tellement la marche successive des idées, qu'elles ne s'en écartent jamais ; d'autres enfin, réunissant et la variété des inversions où la liaison des idées s'altère, et l'exactitude des constructions où elle se conserve, sont à la fois vives et nettes ; elles peuvent servir également et à frapper l'imagination et à convaincre l'esprit. La langue latine porte le premier de ces caractères. Il entre dans son génie de ne point s'assujettir à la liaison des idées, et d'en intervertir l'ordre dans la distribution des mots. Aussi paraît-elle mieux faite pour l'éloquence et les arts, que pour la discussion et les sciences. Les langues espagnole et italienne nous offrent le même avantage.

Le second et non moins utile caractère appartient à la langue française. Elle le doit à cette construction directe et à cet arrangement naturel de mots qui suit l'ordre de la pensée ; de là vient qu'elle est la plus convenable aux sciences, et qu'elle se plie plus facilement à l'exactitude et à la netteté du raisonnement et de l'analyse. C'est sans doute à la grande conformité qui existe dans la langue française entre l'arrangement des mots et l'ordre des idées, qu'on doit en partie attribuer, avec CONDILLAC (*trait. des sensat.*) les progrès rapides de l'esprit philosophique dont le caractère principal étant la justesse ne peut qu'être favorisé par celle du langage qui nous est familier. La langue grecque participe de ces deux qualités ; elle a ses inversions et ses tournures qui peuvent s'accommoder aux images ; elle a un fond de régularité et d'exactitude qui rend ses constructions propres à l'analyse des idées : voilà pourquoi elle peut devenir tour à tour le langage des arts et celui des sciences. On sait quelle fut en effet la source de la philosophie, des mathématiques, de la médecine, de l'éloquence et de la poésie. La langue anglaise est, parmi les modernes, celle qui se rapproche le plus de ce double caractère.

Concluons qu'une langue devient plus applicable aux sciences à proportion qu'elle répond mieux à la nature ainsi qu'à l'ordre de nos idées, et que l'objet de toute réforme à faire dans le langage d'une science doit être de lier les mots aux choses, en leur attachant l'empreinte des idées que nous avons conçues.

§. I I.

Tableau du perfectionnement progressif des sciences, comparé avec celui de leur langage.

Ces principes sur la théorie et la formation du langage doivent être appliqués aux méthodes que nous suivons dans l'étude des sciences. On ne peut en observer d'autres lorsqu'il s'agit de construire leur langage, ou de corriger celui qu'elles ont adopté. Il serait facile de prouver que les sciences les plus exactes, les plus parfaites, sont aussi celles dont la langue offre le plus de perfection et d'exactitude. Tel est sans doute le motif qui a engagé les réformateurs dans tous les genres à perfectionner celle des sciences ou des arts qu'ils avaient dessein de réformer. Un coup-d'œil rapide sur le tableau comparatif des sciences et de leurs progrès, ne laissera aucun doute sur cette conséquence.

En suivant cette comparaison, il est évident que la première place doit être accordée aux mathématiques, et qu il n'y a point de science digne de lui être comparée, soit pour l'enchaînement, soit pour la vérité de ses démonstrations, ce qui les a fait regarder par quelques enthousiastes comme les seules sciences qui aient la certitude en partage; aussi portent-elles en grec le simple nom de science, comme si on eût voulu signifier qu'elles méritaient ce titre par excellence. Or les mathématiques doivent cette supériorité qui les distingue, au langage concis, exact et rigoureux dont les mathématiciens se servent depuis la connaissance de l'algèbre. L'invention des nombres avait bien déjà facilité les combinaisons simples auxquelles le calcul peut nous conduire, parce que les nombres sont des signes qui expriment d'une manière abrégée les rapports comparés de grandeur et d'étendue; mais nous ne sommes venus à bout de généraliser ces rapports, de les multiplier par de plus vastes combinaisons, que lorsqu'il nous a été possible de les représenter sous des formules générales, de les exprimer par des signes simples, constans, et propres à donner une méthode qui les embrasse dans leur plus grande généralité. Alors on put approfondir les objets de la géométrie, auxquels l'application des nombres semblait insuffisante. C'est donc par la méthode et le langage de l'algèbre que nous sommes parvenus aux découvertes les plus importantes des sciences mathématiques et physico-mathématiques. C'est par le secours des signes algébriques que la géométrie , l'astronomie , les mécaniques , l'optique , se sont élevées au point de perfection où elles se montrent aujourd'hui.

Si les progrès de l'astronomie et des sciences physico-mathématiques sont moins marqués que ceux des mathématiques pures, c'est que , outre la partie de ces sciences qui appartient au calcul , il en est une autre qui est fondée sur l'observation. Tout ce qui a rapport au calcul s'est perfectionné par l'emploi des signes et des méthodes que l'algèbre nous fournit. Mais ce qui dépend de l'observation a pu demeurer imparfait faute d'observations exactes, et peut-être d'expressions capables d'en signifier la juste valeur.

On a senti depuis long-temps l'utilité d'avoir des signes ou des caractères qui, semblables à ceux de l'algèbre, pussent exprimer d'une manière nette et précise tout ce que notre esprit peut concevoir. WILKINS , évêque de Chester vers le milieu du dernier siècle, forma le projet d'une écriture qui peignît aux yeux par elle-même l'image des idées. Il publia un livre anglais sous le titre de langage philosophique ou de caractère réel. Le savant LEIBNITZ conçut le même dessein, et il en tenta l'exécution pendant les dernières années de sa vie. Les chimistes français qui réformèrent le langage chimique, voulurent imaginer aussi des caractères propres à peindre les faits de la chimie , ou à rappeler l'idée des combinaisons qu'ils représentent. ADET et HASSENFRATZ chargés de ce travail, en présentèrent en 1787 le curieux résultat à l'académie des sciences et aux chimistes de l'Europe. Si l'on parvenait à tracer des caractères semblables pour tous les objets des connaissances humaines , ils seraient communs à tous les hommes ; ils transmettraient immédiatement nos pensées quelle que fût la diversité des langues , comme les mêmes chiffres , les mêmes caractères algébriques sont pris dans le même sens par tous les hommes, quoiqu'ils parlent des langues différentes.

Si nous examinons les différentes branches de la physique particulière, nous verrons qu'elles ne marchent pas toutes avec la même assurance , qu'elles offrent des degrés inégaux de perfection, et que leurs progrès respectifs ont presque toujours été amenés par des réformes heureuses, faites à leur méthode et à leur langage. La zoologie et ses nombreuses divisions, semble être la moins avancée, par la seule raison, sans doute, que son objet trop vaste, n'a pu se prêter encore aux réformes capables d'imprimer de la précision à ses méthodes, et de la rapidité à ses progrès. L'astronomie physique donna naissance aux fables et aux superstitions de l'astrologie, parce qu'elle ne fut jamais réglée par des principes fixes et des dénominations exactes. La météorologie qui laissa si long-temps de l'incohérence et de la confusion dans ses idées, est venue à bout d'y mettre de la liaison et de l'ordre, depuis qu'elle s'est appropriée les principes et les méthodes de la chimie qu'une bonne nomenclature a perfectionnée. La cosmologie ouvrit un vaste champ à l'imagination et au mensonge ; elle enfanta de nombreux systèmes, des hypothèses absurdes et contradictoires sur la formation de l'univers. Elle s'écarta souvent de l'observation, de l'expérience et du plan sur lequel la nature opère, parce que chacun peut donner aux objets dont elle s'occupe, le sens qui convient le mieux à ses propres idées.

La botanique fut long-temps une nomenclature insignifiante et stérile. Elle ne s'établit d'abord que sur un assemblage confus de noms donnés à l'aventure aux plantes que le hasard avait fait rencontrer. De ces noms, les uns puisés chez les anciens, n'offraient que du vague et de l'arbitraire; tels que *pater noster*, *bonus henricus*, *malus henricus*, *noli me tangere*, *viscera diaboli* etc.; d'autres furent tirés des opinions religieuses, comme *oculus christi*, *palma christi*, *spina christi*, *umbilicus veneris*, *speculum veneris*, *lacryma s.tæ mariæ*, *lac. s.tæ mariæ*, *poma s.tæ mariæ*, etc. On emprunta des noms de poètes, d'hommes illustres, de dieux, de rois, de saints, etc. On en prit chez les quadrupèdes, chez les oiseaux, chez les poissons, chez les insectes, chez les amphybies, etc.; parmi les pierres et les corps célestes, etc. ; des sciences étrangères à la botanique. L'anatomie, la pathologie, la thérapéutique, la morale, etc. en fournirent un grand nombre. On se vit obligé d'imaginer autant de dénominations particulières qu'il y avait dans le règne végétal d'individus découverts.

La

La mémoire se surchargeait, mais la science demeurait au même point. On aperçut alors qu'il fallait la simplifier pour l'étendre. Dans cette vue on rangea les plantes sous des divisions générales, et l'on assigna des noms communs à toutes celles d'une même division. La manière de les distribuer fut différente selon qu'on crut devoir s'attacher à tel ou tel de leurs caractères. Le temps de la saison sous lequel certaines plantes paraissent, le climat qui les avait vu naître, fournirent les bases des premières distributions. La figure, la grandeur, l'odeur, la saveur, la situation des feuilles et des fruits, ont tour à tour servi à l'établissement de nouvelles méthodes. Mais toutes sont restées défectueuses, jusqu'à ce qu'on ait essayé d'en imaginer qui pussent en même temps simplifier la nomenclature de botanique, devenue, comme BUFFON l'a dit ensuite avec moins de vérité, plus difficile que la science même (*a*). CÆSALPIN, MORISON, RAY, HERMANN, MAGNOL, RIVIN s'exercèrent successivement sur la classification systématique des plantes, mais ils ne touchèrent presque pas à leur nomenclature. Le célèbre TOURNEFORT sentit le premier combien il serait avantageux d'unir indissolublement l'idée du caractère des plantes aux noms qu'on leur assigne. Sans cette précaution, dit-il, le langage de la botanique serait dans une confusion étrange (*b*). Il proposa une méthode fondée sur la corolle et sur le fruit. Il forma des classes, et donna aux plantes comprises dans chacune, des noms relatifs au caractère qu'il avait choisi pour l'établir. Il les considéra relativement à la présence ou absence, à la disposition, division, forme, figure de la corolle ou de la fleur, et il les distingua en campaniformes, infundibuliformes, personnées, labiées, cruciformes, rosacées, umbellifères, cariophilées, liliacées, papilionacées, anomales, flosculeuses, semi-flosculeuses, radiées, apétales, monopétales, polipétales, etc. etc. Après avoir admis des genres et des espèces, il fut le premier qui les dénomma en prenant le nom de l'espèce la plus commune dans chaque genre, pour leur donner à toutes un nom générique et commun. Ce grand homme avait bien entrevu qu'il serait

(*a*) BUFFON, hist. nat. tom. 1., édit. *in*-4°.

(*b*) TOURNEFORT, élémens de botanique, tom, 1., pag. 41.

important de lier mieux encore les signes aux idées, et de créer à la botanique un langage nouveau. « Si les plantes, dit-il, n'avaient point » encore de noms, on pourrait en faciliter la connaissance en les désignant » par des noms simples dont la terminaison marquerait les rapports qui » sont entre les plantes du même genre et de la même classe. Mais il » faudrait pour cela renverser tout le langage de la botanique. Il n'était » pas possible de garder cette exactitude dans les commencemens de » cette science, à cause que l'on était obligé de donner des noms aux » plantes à mesure qu'on en découvrait de nouvelles. » (*a*).

Il était réservé au célèbre LINNÉE d'élever un système fondé sur des parties constantes, de former une nomenclature dans laquelle le nom de chaque classe représentât bien exactement ses invariables caractères. Il employa toutes les parties de la génération des plantes, et sur-tout les étamines, pour faire ses principales divisions, et c'est aussi d'après elles qu'il les dénomma toutes; en sorte qu'elles ont reçu des noms propres à les faire reconnaître et qui ne permettent pas de les confondre. Il affirma que la science botanique portait sur deux fondemens, la distribution et la dénomination des plantes (*b*). Il les distribua en classes, en ordres, en genres et en espèces. Il voulut que les noms des classes et des ordres en renfermassent le signe caractéristique et essentiel (*c*). Il pensa qu'il devait y avoir entre le mot et l'idée une telle connexion que l'idée des classes et des ordres pût en suggérer le nom, et celui-ci à son tour en rappeler l'idée (*d*). Ainsi furent imaginés les noms qu'il donna à ses classes, et qui, dérivés du grec, expriment le nombre, les rapports proportionnels, la réunion, la situation et l'absence des étamines d'où les classes de sa méthode sont dérivées. Il en admit vingt-quatre qu'il appela monandrie,

---

(*a*) TOURNEFORT, id. pag. 4.

(*b*) Fundamentum botanices duplex est dispositio et denominatio. LIN. phil. botan., pag. 97.

(*c*) Nomina classium et ordinum notam essentialem et caracteristicam includant. LIN. phil. botan., pag. 100.

(*d*) Debent ideæ classium et ordinum subministrare nomen et nomen idæam, id est connexa esse interse hæc duo idæa et verbum quo facto omnium facillima evadunt, etc. LIN. critica botan., pag. 473, edit. Lugd.

diandrie, triandrie, etc. monadelphie, etc. icosandrie, etc. didinamie, etc. Il ne se contenta pas d'avoir donné des noms significatifs aux classes, il sentit la nécessité de corriger ceux des genres et des espèces; de trouver pour les genres des noms qui servissent à désigner toutes les plantes comprises dans chacun et à séparer celles d'un genre différent; de former pour les espèces des noms mixtes, composés du générique et du spécifique, au moyen duquel chaque plante fût individuellement distinguée de ses congénères et signalée de telle sorte que sa dénomination indiquât ses différences (*a*). Il résulta du travail étonnant de LINNÉE une méthode simple et une nomenclature accommodée à sa méthode, qui ne tardèrent point à faire de la botanique une science exacte, et à lui donner une forme philosophique qu'elle n'avait point avant que cet homme rare vînt y mettre l'empreinte de son génie.

Mais de toutes les sciences que nous avons parcourues aucune n'a subi dans sa nomenclature et dans ses idées l'étrange et heureuse révolution qui changea tout-à-coup la face de la chimie. Surchargée de dénominations arbitraires, souvent ridicules, toujours défectueuses, cette science fut long-temps dépourvue de principes et de méthode. Quelques faits isolés, incohérens, sans liaison, sans suite, incapables d'être ramenés à un système général, composaient alors toute la philosophie chimique, ou plutôt en effet, la chimie ne pouvait être ni philosophique ni raisonnée. Les noms que l'habitude avait mis en usage, étrangers à la nature des substances qu'ils désignaient, ou n'apprenaient rien de leurs combinaisons, ou n'en donnaient que de fausses idées. Ainsi les noms air déphlogistiqué, acide vitriolique, sel sédatif, esprit de tartre, principe astringent, bleu de prusse, antimoine diaphorétique, poudre d'algaroth, verre d'antimoine, pompholix, éthiops martial, safran de mars, sel alembroth, turbith minéral, eau phagédénique, colcothar, tartre vitriolé, arcanum duplicatum, sel fébrifuge de SYLVIUS, etc. Toutes ces dénominations et leurs semblables, ne nous font rien connaître des substances qui les ont reçues; elles nous laissent ignorer et leurs combinaisons et leurs propriétés chimiques; elles ne nous enseignent rien du tout. D'autres, plus vicieuses que celles-ci,

(*a*) LIN. philos. botan., pag. 225, 226 et 227.

font naître des préjugés et des erreurs. Elles nous trompent à chaque instant sur la nature réelle des corps auxquels on a voulu les attacher. Tels sont les mots huile de tartre par défaillance, huile de vitriol, beurre d'arsenic, beurre d'antimoine, fleurs de soufre, fleurs de zinc, foie de soufre, foie d'arsenic, car il n'existe dans le règne minéral, ni huile, ni beurre, ni fleurs, ni foie, et cette observation n'avait point échappée aux savans qui opérèrent l'étonnante révolution de la chimie et de sa nomenclature (*a*).

C'est en 1787 que MORVEAU présenta aux chimistes français le tableau d'une nomenclature méthodique qu'ils n'hésitèrent pas d'adopter. Les chimistes de l'académie des sciences de Paris se réunirent à lui pour perfectionner son système, et bientôt le langage de la chimie se trouva tellement confondu avec la science même, qu'il fut impossible de les séparer, et qu'on ne put désormais connaître l'un sans avoir appris l'autre LAVOISIER qui avait régénéré la chimie en France, présida encore à la création d'un langage nouveau ; et ce savant malheureux qui éternisa le nom français en l'incorporant, pour ainsi dire, aux objets impérissables de la nature, ne croyait pas qu'un jour il périrait sur l'échafaud destiné aux ennemis de la France !

En rectifiant le langage de la chimie, on réussit à donner aux substances des noms composés et représentatifs des principes qui entrent dans leurs combinaisons ou qui déterminent toutes leurs propriétés chimiques. On appela donc oxigène, ce principe de l'air atmosphérique qui constitue le caractère acide d'une substance ; hydrogène, celui qui, combiné avec l'oxigène, peut seul produire de l'eau ; acide carbonique, celui qui est formé par le charbon ; acides sulphurique, nitrique, phosphorique ceux que forment le soufre, l'azot, le phosphore, etc. Les combinaisons de ces acides avec des bases terreuses, alkalines ou métalliques, reçurent des noms propres à indiquer l'un et l'autre de leurs principes. Tels furent les sulfate, nitrate, phosphate de potasse ou de soude pour les combinaisons

---

(*a*) Méthode de nomenclature chimique par MORVEAU, LAVOISIER, BERTHOLET et FOURCROI, pag. 14.

alkalines ; sulphate, nitrate, phosphate, etc. de chaux, d'alumine, de barite, etc. pour les combinaisons terreuses, etc. Ainsi la réforme de la nomenclature chimique, accéléra les progrès de cette science, qui se trouva par son secours réduite à *une langue bien faite.*

Ce que nous disons de la chimie doit s'entendre de la minéralogie, qui marche d'un pas plus assuré et plus rapide depuis qu'elle a pris d'exactes analyses pour guide et pour soutien. On a reconnu depuis CRONSTED, que toutes les méthodes de division des minéralogistes ne pouvaient être bonnes si elles n'étaient fondées sur la connaissance des principes constituans de chaque minéral. La minéralogie est donc devenue chimique, elle a adopté un langage semblable, et déjà elle ressent les effets de cette philosophique adoption.

La même exactitude que nous remarquons dans les sciences naturelles ne se rencontre pas dans celle qui a l'homme pour objet. Considérée par rapport à la connaissance des opérations de l'ame, elle roule toujours dans un même cercle d'idées, en reproduisant de temps à autre une foule d'opinions semblables ou analogues. Elle se trompe à chaque instant : l'abus ou la fausse application des mots qu'elle emploie est la source principale de ses erreurs. Cette assertion trouve sa preuve dans l'étude de la logique, de la métaphysique, de la morale sur lesquelles on a écrit un si grand nombre de mauvais livres qui n'ont pu servir à reculer leurs limites. Considérée par rapport au développement des fonctions que le corps animal exerce, la science de l'homme est moins sujette à se tromper, mais elle ne s'avance cependant qu'au milieu des obstacles et des écueils.

Le premier obstacle qui se présente dans l'étude de l'homme, est la multitude de faits ou de phénomènes qu'elle embrasse, et qui diversifient son objet au point d'en faire le plus difficile et le plus compliqué de la nature. Mais l'inépuisable variété de ces phénomènes, la difficulté de les comprendre sous un système général, et l'impossibilité de les représenter tous sans multiplier leurs noms plus encore qu'ils ne le sont eux-mêmes, voilà d'autres obstacles à l'avancement de cette science, qui paraîtront insurmontables tant qu'on n'aura pas rectifié son langage. On ne peut disconvenir que son objet ne nuise à cette réforme avantageuse, puisque le langage d'une science est d'autant moins susceptible d'être perfectionné, qu'elle se rapporte elle-même à un plus grand nombre de choses difficiles à circonscrire et à déterminer. Telle est sans doute la raison qui retarda les progrès de la médecine, lorsque d'autres sciences marchaient d'un pas rapide vers la perfection. J'ai exprimé ailleurs le désir de voir corriger un jour sa fastidieuse nomenclature, mais je crains bien que mes vœux à cet égard manquent toujours de réalité (*a*).

§. III.

Vices du langage anatomique en général, et moyens de les corriger.

Toutes les parties de la science de l'homme n'offrent point autant de complication et de variété que la médecine. Celle qui travaille sur le sujet le plus constant, le plus simple, est sans contredit l'anatomie, parce que la structure et la situation des parties du corps humain sont arrêtées d'une manière plus fixe et moins variable que les phénomènes de la santé ou de la maladie. Si la nature se livre à des variétés de conformation qui trompent l'anatomiste, c'est rarement par rapport aux organes extérieurs situés à la surface du corps et qui servent à l'exercice du sentiment et du mouvement. Les os, les muscles, les organes des sens ne présentent donc pas de ces différences de structure multipliées. L'organisation des viscères et de toutes les parties récelées dans les grandes cavités se diversifie davantage, mais elle se soutient cependant la même dans le plus grand nombre d'individus de la même espèce; en sorte que l'homme offre véritablement à l'anatomie un sujet moins variable, plus simple qu'il ne paraît l'être dès qu'il devient celui de la physiologie ou de la médecine. Cette science où l'observation fait tout, jouit encore du précieux avantage

(*a*) Voyez mon discours préliminaire ajouté au cours complet de fièvres par feu DE GRIMAUD, professeur de l'université de Montpellier, pag. 40, la seule édition véritable, en quatre volumes in-8°.

d'être moins soumise aux opinions des hommes que ne le sont celles où le raisonnement fait plus. Elle peut dès-lors se flatter de réformer utilement son langage, puisque c'est un principe incontestable que la difficulté de dénommer exactement les choses, vient de cela seul qu'elles sont trop compliquées, ou que les opinions versatiles des hommes les changent à chaque instant. Les objets de l'anatomie, peu compliqués de leur nature, et ne pouvant donner beaucoup de prise à l'opinion, offrent donc tout ce qu'il faut pour recevoir des dénominations simples et invariables comme eux.

Cependant plus on se livre à l'étude de l'anatomie, plus on a lieu de se convaincre que son langage est vicié par une multitude innombrable de termes insignifians et impropres qui, n'ayant aucun rapport aux choses, ne peuvent en donner que des idées trompeuses. Par eux les erreurs se multiplient, les fausses vues se répandent, les suppositions s'accumulent et la science s'appauvrit.

1.° Un léger examen des termes les plus communs d'anatomie, suffira pour démontrer l'inexactitude et l'impropriété d'un très-grand nombre. Il en est qui, purement arbitraires, jettent du vague et de l'incertitude dans les descriptions les mieux soignées ; il en est qui manquent tellement de signification fixe, que les anatomistes peuvent les changer à volonté. Nous rangerons dans cette classe toutes les dénominations tirées de l'ordre numérique premier, second, troisième, etc. qui n'exprimant ni la situation, ni la forme, ni la figure, ni la connexion, mais seulement le nombre des parties, ne peuvent rien exprimer de vraiment anatomique. En conséquence il conviendrait de rejeter les noms de première, seconde, troisième phalange, etc. donnés à des pièces osseuses qui ne présentent point les mêmes rapports de grandeur. Ceux de premier, second des fléchisseurs : VESAL. de premier, second, troisième, quatrième, cinquième, sixième, etc. muscles du bras : VESAL. de premier, second, troisième, quatrième, etc. muscles du tibia : COLUMB. de premier, second, troisième muscle du triceps : WINSLOV. de premier, second, troisième adducteur de la cuisse ; de premier, second radial externe, etc. etc. et autres noms semblables donnés à des muscles qui diffèrent de situation, d'attaches et de figure. Ceux de premier, second, troisième tronc de veine ou d'artère ; ceux de première, seconde, troisième, quatrième, cinquième, sixième, etc. paire de nerfs donnés à des vaisseaux ou à des nerfs qui ne prennent pas la même origine, et qui ne se distribuent point à des parties communes. Cette manière de désigner les organes du corps humain fut celle des anciens anatomistes. GALIEN, SYLVIUS, VESALE, COLUMBUS, SPIGEL, AMBROISE-PARÉ la suivirent; elle trouve encore aujourd'hui des partisans qui l'appliquent à une branche considérable de l'anatomie.

Cependant les nombres sont des signes arbitraires, par lesquels on est convenu de représenter certaines idées de relation; ils ne signifient rien par eux-mêmes, et ils n'ont d'autre valeur que celle qu'on veut bien leur donner. L'ordre des nombres fixé pour tels muscles, tels vaisseaux, tels nerfs, pourra donc varier suivant qu'on adoptera telle ou telle manière de compter. Alors la place numérique de chaque os, de chaque muscle, de chaque vaisseau, de chaque nerf doit être transposée, et le nom qui répond à cet ordre de nombres ne saurait lui demeurer. Toute nomenclature fondée sur le dénombrement des parties, peut être renversée par le moindre défaut d'organisation qui supprime une ou plusieurs de ces parties; elle est enfin sujette à être altérée par les observations nouvelles qui dérangent l'ordre numérique des parties qu'on avait d'abord reconnu. C'est ainsi que les recherches de VICQ-D'AZIR, sur la distribution des nerfs, ont déjà changé la place que plusieurs occupaient dans le dénombrement des différentes paires.

2.° S'il est des termes d'anatomie dont la signification soit arbitraire et vague, il en est plusieurs qui ne signifient rien du tout. Chacun peut en effet remarquer dans les ouvrages des anatomistes, certains mots qui, examinés dans leur application, n'emportent aucune idée claire et distincte. Quel sens attacher à ces mots trou borgne, os innominés, etc. muscle accessoire, muscle succenturier, muscles sublime, humble, profond, pectiné, thénar, antithénar, mésothénar, parathénar, parties honteuses, artères, veines honteuses, pressoir d'hérophile, selle turcique, paire vague, nerf récurrent, nerf accessoire, bouquet anatomique, etc.? Comment assortir à des idées justes et saines, le ridicule de semblables expressions?

D'autres

D'autres moins absurdes, sans être plus réguliers, disent autre chose que ce qu'ils devraient rendre. Telles sont les dénominations de vraies et de fausses appliquées aux côtes, qui certes, sont toujours de véritables côtes. Celles de condile court ou petit condile imposée au tubercule le plus saillant de l'humérus, de condile long ou grand condile au tubercule le moins alongé. Celle de releveur propre de l'omoplate, attribuée à un muscle qui l'abaisse. Celles d'extenseur à des muscles qui fléchissent, de fléchisseur à des muscles qui étendent, comme j'aurai occasion de le répéter en faisant observer les vices de l'ancienne nomenclature miologique. Telles sont encore les expressions de veine cave, pour indiquer des veines qui ne sont pas seules excavées; de conduit artériel pour distinguer un canal qui est ligamenteux dans l'adulte; d'arbre de vie pour caractériser des traces que la substance intérieure du cervelet présente par une coupe verticale et dans laquelle la nature n'a point exclusivement placé le siége de la vie; de partie molle et partie dure pour désigner des nerfs dont la mollesse ou la dureté n'est sensible que relativement à d'autres qui le sont moins; de sympatique pour spécifier des nerfs auxquels la faculté de sympatiser n'appartient pas plus spécialement qu'au reste du système nerveux, etc.

3.° Un vice essentiel du langage anatomique, est d'employer souvent dans un sens absolu des termes qui expriment de simples relations. Les adjectifs grand, petit, vaste, grêle, supérieur, inférieur, court, long, droit, gauche, etc. nous fournissent des exemples de cet abus. Lorsqu'on parle des *grandes* et *petites* aîles du sphénoïde, des *grand* et *petit* condyle de l'humérus, des *grand* et *petit* trochanter du fémur, des *grand* et *petit* angle de l'œil, des *grand* et *petit* os du tarse, etc. il n'y a plus moyen de s'entendre. On ne se rend pas moins inintelligible lorsqu'on appelle *grand* ou *petit* droit, *grand* ou *petit* oblique certains muscles de l'œil, de la tête, du cou et du bas ventre; lorsqu'on appelle *grand* ou *petit* rond, *grand* ou *petit* suppinateur, *court* ou *long* extenseur, *grêle*, *vaste interne*, *vaste externe* d'autres muscles des extrémités. Les épithètes de *grand* os, de *grande* artère, de *grande* et *petite* saphène, de *petite* et *grande* mésaraïque, de *grand* et *petit* sympathique, de *grand* et *petit* hypoglosse; celles de bord *supérieur*, bord *inférieur*, face *externe*, face *interne*, *antérieure*, *postérieure*, toutes ces épithètes ne peuvent convenir à une bonne nomenclature, et doivent en être exclues, puisque la grandeur, la petitesse, la longueur, la brièveté, la situation ne sont pas des propriétés essentielles, mais seulement des qualités relatives d'une partie, qui ne peuvent servir à la faire connaître que sous un seul rapport.

4.° En remontant à la source des imperfections du langage anatomique, nous en découvrirons de nouvelles. Il est peu de mots usités en anatomie qui soient tirés immédiatement de son objet, ou qui soient pris dans la sphère de l'anatomie même. Plusieurs sont empruntés ou de choses différentes du corps humain, ou des sciences étrangères à celle qui s'en occupe. On les emploie par l'effet d'une application qui peut être vicieuse, ou d'une comparaison qui peut être inexacte. Il résulte de cet usage qu'on applique en même temps l'idée de l'objet qui a fourni le nom à la partie qui le reçoit, et cette confusion d'idées embarrasse l'esprit ou le jette dans l'erreur. Il sera facile de reconnaître les dénominations qu'il faut admettre ou rejeter parmi celles qu'on a puisées.

I. Dans la classe des êtres inanimés, comme couronne, rocher, crible, stilet, épine, charrue, caisse, tambour, atlas, essieu, flutte, pyramide, poulie, capuchon, mitre, porte, voûte, anneau, et autres objets qui ont servi à nommer l'os du front, la portion pierreuse de l'os temporal, l'os ethmoïde appelé cribleux, les apophyses stiloïde et épineuse, l'épine de l'omoplate, celle de l'os des isles, l'os vomer, la première vertèbre du cou, la seconde ou axis, le tibia, l'os pyramidal et le muscle de ce nom, les muscles trochléateurs, le muscle capuchon, les valvules mitrales, la veine porte, la voûte à trois piliers, la protubérance annullaire de l'os occipital, celle du cerveau, etc. etc.

II. Dans la classe des être vivans, comme aîle, écaille, mamelon, crête de coq, ongles, rate, sôle, lumbrics, cornes, jambe, araignée, vers, pied de cheval marin, queue de cheval et autres, d'où sont sortis les noms de grandes et petites aîles du sphénoïde, de la partie écailleuse de l'os temporal, de son apophyse mastoïde, de l'apophyse christa-galli, de l'os unguis, du muscle splénius, du muscle solaire, des muscles lumbricaux, des cornes d'ammon, de la lame cornée, des jambes du cerveau, de la membrane arachnoïde, de l'appendice vermiforme, des pèdes hyppocampi, de la queue de cheval formée par la moëlle épinière, etc.

III. Dans l'étude des sciences qui diffèrent de l'anatomie, et particulièrement dans celle de la géométrie, comme quarré, cube, angle, triangle, rhombe, losange, pentagone, trapèze, coin, perpendiculaire, rond, oblique, droit, transverse, cercle, ovale et autres, d'où sont dérivés les noms de os quarrés du nez, os cuboïde du tarse, muscle quarré des lombes, espace triangulaire, muscle triangulaire du pubis, muscle pentagone ou grand pectoral, muscle angulaire de l'omoplate, muscles rhomboïdes inférieur et supérieur, muscle losanger ou rhomboïde de l'omoplate, muscle trapèze ou capuchon, os cunéiforme du carpe et du tarse, muscles ronds, obliques, droits, transverses, processus circulaire, trou ovale, fosse ovale dans le cœur, centre ovale de VIEUSSENS dans le cerveau, etc.

Il n'est pas douteux que ces dénominations puissent être conservées, lorsqu'elles sont prises d'objets qui ont une ressemblance évidente et réelle avec les parties du corps humain qu'on leur compare. Mais on est aussi fondé à proscrire toutes celles qui sont déduites de rapports arbitraires, ou qui résultent d'une comparaison hasardée.

5.° La suite ordinaire et commune de ces divers abus, est une grande inconstance dans l'application et le choix des mots que les anatomistes ont étrangement variés. Il est peu de pièces osseuses, de muscles, de vaisseaux, de viscères qui n'aient reçu plusieurs noms différens, et chacune de ces parties est elle-même composée de beaucoup d'autres auxquelles différentes dénominations furent affectées. Ainsi le même os a porté successivement les noms de *inverecundum*, *puppis*, *sensus communis*, *sincipitis*, os coronal, os du front, os frontal; d'autres ceux de *paria*, *sincipitis*, *verticis*, *arcualia*, *nervalia*, *cogitationis*, *bregmatis*, *parietalia*, os pariétaux; ceux-ci sont appelés palpitans, *vertex*, *foliolum*, *folium triangularis*, *lacuna*, *tempora*, *lapidosa*, *saxea*, *parietalia*, *arcualia*, os temporaux, os des tempes; un autre fut dénommé *basilare*, *proræ*, *memoriæ*, *pixidis*, *nervosum*, *lambde*, os basillaire, occipital; les noms cribleux, *cribliforme*, *spongi forme*, *cunéiforme*, furent donnés à l'os ethmoïde; ceux d'hypsiloïdes, lambdoïdes, *os gutturis*, *os linguæ*, os *morsus adami*, *assessor*, *bicornis*, hyoïdes à une pièce osseuse qui forme la partie antérieure et saillante du cou; ceux de *sternum*, *ensiforme*, os de la poitrine, à cette pièce triangulaire qui établit antérieurement la région moyenne du thorax. Le même os destiné à soutenir le bras fut appelé *cleis*, *cleides*, *cleidion* par les Grecs; *jugulum*, *os jugulare*, *furcula*, *ligula*, *clavis*, *clavicula* par les Latins; *furcette*, fourchette d'en haut, clavette, les clefs, les gosiers, clavicule par les Français. Cet os triangulaire qui sert de défense postérieure à la poitrine, a été désigné par les noms *scoptulum*, *scutulum opertum*, *spatula*, *alæ*, *latitudo humeri*, *clipeus*, *scutum thoracis*, *scapula*, *os scapulæ*, *scapulum*, *humerus*, palleron, omoplate. La principale pièce osseuse des extrémités supérieures par les mots *brachion os brachii*, *adjutorium*, *cannabrachii*, *alkrokolia*, *olené*, os du bras, os adjutoire, la canne du bras, humérus; celle des extrémités inférieures qui lui répond, par les mots *termes*, *meros*, *meran*, *semen*, *coxa*, *agis*, *an chæos*, *crus*, fémur, os de la cuisse, os fémoral, féminal, etc. etc.

Cette variété de dénominations, est plus sensible encore, si l'on jette un coup-d'œil sur l'immense synonymie des muscles, telle que le célèbre Albinus (*a*) l'a recueillie et que je l'indiquerai moi-même à la fin de cet ouvrage. L'application inconstante et variable des mots qu'on attache aux parties du corps humain, représente le même objet, tantôt sous un point de vue, tantôt sous un autre et ne laisse rien de fixe dans l'esprit. Dès-lors le sens des choses s'altère, on crée plus de mots qu'on n'a d'idées, et cette surabondance pernicieuse nous réduit à n'en avoir point dont on puisse convenir pour s'entendre.

6.° C'est un usage antique et respectable de laisser aux choses nouvellement connues dans un art ou dans une science, les noms des savans qui les ont découvertes, Linnée veut qu'on accorde cette distinction flatteuse aux botanistes qui ont bien mérité de la science, et il la regarde, avec raison, comme la plus douce récompense de leurs pénibles

(*a*) Godf. Albini, historia musculorum, etc.

travaux (*a*). Les anatomistes, de tous les temps, obtinrent le même avantage, et des noms fameux sont demeurés à la trompe d'EUSTACHE, à l'aqueduc de FALLOPE, aux aîles d'INGRASSIAS, aux trous de VIDUSVIDIUS, à l'antre d'IGMORE, aux os VORMIENS, aux muscles de VERREYEN, au ligament de POUPART, au trou de BOTAL, à la valvule d'EUSTACHE, à l'isthme de VIEUSSENS, au pont de VAROLLES, au pressoir d'HÉROPHILE, au centre ovale de VIEUSSENS, à l'ophtalmique de WILLIS, à la scissure de SYLVIUS, aux glandes de MEIBONIUS, à l'humeur de MORGAGNI que le chaton du cristallin reçoit, etc. etc.

Cette manière de désigner les parties du corps humain, ne peut avoir pour fondement qu'une vaine gloire, et les mânes des anatomistes qu'elle honore ne souffriront pas sans doute en la voyant remplacée par une autre meilleure. Que nos modèles et nos maîtres en botanique, BAUHIN, DALECHAMP, TOUNEFORT, LINNÉE, JUSSIEUX continuent de vivre avec les plantes qu'ils ont aimées ; que leurs noms immortels demeurent attachés à ce règne vivant de la nature, et que leur souvenir touchant ne s'éteigne qu'avec lui ! C'est dans la mémoire des hommes que l'anatomiste doit se créer d'impérissables monumens. Les noms révérés des GALIEN, des VÉSALE, des FALLOPE, des EUSTACHE, des VIEUSSENS, pour être immortels, n'ont pas besoin de s'imprimer à la frêle organisation de nos corps, et de suivre nos dépouilles mortelles dans les tombeaux.

La situation, la forme, la figure, les connexions des parties que l'anatomie examine, n'ayant aucun rapport avec les noms des anatomistes qui les ont découvertes ou décrites, on ne peut lier ces deux choses ni confondre sous le même signe l'invention avec l'inventeur. Ajoutez que ces applications ne sont pas toujours justes, qu'on signale quelquefois, par le nom d'un homme, une découverte qui appartient à un autre, et que nous pouvons être, à chaque instant, trompés sur les véritables droits des anatomistes, qui ayant donné leurs noms à certaines parties, passent aussi pour en avoir donné les premières notions. Le trou ovale placé dans le centre des deux oreilletes du cœur, conserve encore le nom de BOTAL, quoiqu'on en lise

---

(*a*) CAROL. LIN. critica botanica, pag. 416.

la description dans les ouvrages de GALIEN (*a*). Celui de MEIBONIUS est resté à des glandes que CASSERIUS découvrit. (*b*). FALLOPE (*c*) parlait du ligament de POUPART un siècle avant qu'il pût prendre ce nom, et WORMIUS donna le sien à des os que les médecins de la plus haute antiquité connurent.

7.° Enfin, l'anatomie ne doit pas se borner à connaître le corps de l'homme; elle embrasse la connaissance de tous les animaux; elle se livre à la comparaison de plusieurs espèces différentes, pour mieux expliquer la structure et les fonctions de chacune; elle s'élève à des conséquences philosophiques et raisonnées que les faits particuliers d'organisation lui suggèrent; elle ne s'isole point dans la considération de tel ou tel cadavre; elle pénètre dans le sein de tous les êtres qui ont eu vie et qui s'en trouvent privés; elle parvient ainsi à rapprocher des faits disparates, à combiner des observations analogues, à les lier ensemble, à déduire des principes généraux, et à bâtir un système de connaissances fondé sur les rapports qui existent entre les êtres qu'elle compare. Mais pour atteindre ce haut degré d'élévation, l'anatomie a besoin d'un langage commun qu'elle puisse étendre à tout ce qui deviendra le sujet de ses recherches. Cependant la plupart des dénominations reçues, même les plus ordinaires, ne conviennent qu'à l'homme, puisqu'elles s'appliquent à des parties prises dans une situation perpendiculaire et qu'elles ne sont point faites pour d'autres parties placées dans une position différente. Le quadrupède qui marche, le poisson qui nage, le reptile qui rampe dans une direction horisontale, l'oiseau dont le corps à demi incliné est moitié perpendiculaire, moitié parallèle à l'horison; ces animaux, dis-je, ne peuvent offrir la même distribution d'organes qu'on observe dans l'homme. Les noms imaginés d'après la position de ces organes, comme *antérieur*, *postérieur*, *supérieur*, *inférieur*, etc. ne sauraient donc leur appartenir. Et cette

(*a*) Ob eam igitur causam vena cava in arteriam venosam est perforata. GALEN, de usu partium, lib. 15, cap. 6. Confer. cum BOTAL opusc. de mot. cord. et sang. initio.

(*b*) De auris auditûs organi structurâ.

(*c*) FALLOP., opera omnia, pag. 385.

vérité qui renverse les fondemens de la nomenclature anatomique, a été saisie dans le même sens par un des plus beaux écrivains anatomistes de ce siècle. « Les parties qui sont supérieures dans l'homme, dit VICQ-D'AZIR, » deviennent antérieures dans les quadrupèdes, dans les reptiles et dans » les poissons ; obliquement tournées en avant dans les singes et les » oiseaux. S'il s'agit des cuisses et des jambes, la position est la même dans » l'homme, le quadrupède et l'oiseau ; s'il est question du pied, ce qui » est supérieur chez l'homme, devient antérieur chez le quadrupède. » (a) D'après cette vue, il conseille d'abandonner tous les noms relatifs à des circonstances de situation et d'en substituer d'autres qui se rapportent aux parties environnantes. L'os ethmoïde a quatre faces, une supérieure, une inférieure, une antérieure, une postérieure. Les parties qu'elles avoisinent sont le cerveau, le palais, le nez, l'os sphénoïde : ne vaudrait-il pas mieux nommer ces faces cérébrale, palatine, nasale et sphénoïdale ? L'os sternum a deux faces, l'une antérieure et l'autre postérieure ; la première répondant aux mamelles pourrait avoir le nom de face mammaire ; la seconde regardant la plèvre devrait avoir celui de face plévrale. On distingue deux faces au pied, une supérieure chez l'homme, antérieure chez les quadrupèdes, mais qui chez tous les animaux s'articule avec la jambe, et qu'il faudrait en conséquence appeler face crurale ; l'autre inférieure chez l'homme, postérieure chez les quadrupèdes, mais qui forme toujours la plante du pied, et qui serait bien appelée face plantaire. Les anatomistes semblent s'être conformés à l'esprit de cette nomenclature pour les divisions de quelques pièces osseuses. Ainsi ils trouvent dans la clavicule une partie moyenne et deux extrémités ; ils donnent le nom de sternale à celle qui, antérieure, inférieure et interne, s'articule avec le sternum, lorsque celle qui, supérieure, postérieure et externe, avoisine le bras, prend la dénomination d'humérale.

Les termes pris de la position que les parties affectent ne sont pas les seules qui ne puissent s'accommoder à toutes les classes d'animaux ; ceux tirés de la figure et de la forme présentent le même désavantage,

(a) Trait. d'anat. et de physiol. de VICQ-D'AZIR, second cahier.

parce que la forme et la figure varient d'une espèce d'animal à l'autre. Le muscle biceps du bras n'a qu'une tête chez les quadrupèdes qui manquent de clavicules. Le nom de biceps lui serait donc mal appliqué, et c'est pourquoi VICQ-D'AZIR aime mieux l'appeler radio-scapulaire. Le muscle digastrique n'a qu'un ventre dans le chien, et il va néanmoins, comme chez l'homme, de l'apophyse mastoïde à la partie moyenne de l'os maxillaire. Le nom de digastrique ne convient donc point à ce muscle, et celui de mastoïdo-génien nous semble préférable.

Ces imperfections du langage anatomique qui viennent de nous frapper, et qui se répètent sans cesse dans les descriptions des meilleurs anatomistes, ont, de tout temps, rendu leurs progrès difficiles et lents. La mauvaise application des mots a produit l'obscurité des choses, et les descriptions les plus fidelles ont, au moins, perdu leur clarté. En prenant quelquefois les mots dans une acception naturelle et rigoureuse, on a prêté aux choses les propriétés qu'ils signifiaient, et les parties du corps humain examinées par des esprits prévenus, ont fait naître de fausses idées et de trompeuses observations. L'inconstance et la multiplicité de ces mots embarrassant sur le choix des meilleurs, ou indiquant un objet pour l'autre, ont jeté ceux qui savent dans l'incertitude, et ceux qui apprennent dans l'erreur; enfin, les mots destinés à peindre les objets de l'anatomie, n'ayant point une signification évidente et certaine, n'ont été d'aucun secours pour étudier, ni pour déterminer ces objets divers.

Portés que nous sommes à supposer une liaison étroite et nécessaire entre les noms et la signification qu'on leur donne, nous avons besoin de longues définitions pour nous prémunir contre ce penchant naturel, afin de savoir dans quel sens on reçoit les termes par lesquels on est convenu de désigner des choses qu'ils ne signifient point essentiellement. Il a donc fallu définir les mots usités dans les descriptions anatomiques, déclarer quel est le sens qu'on leur prête, et expliquer comment leur signification anatomique diffère de celle qu'on leur connaît dans l'acception commune.

Mais s'il est vrai que la langue de l'anatomie soit tellement imparfaite; s'il est vrai que les vices nombreux de sa nomenclature nuisent à ses travaux, c'est une chose bien digne de nos soins de rechercher les moyens par

par lesquels on peut remédier à ces imperfections du langage et à tous les inconvéniens qui en découlent. N'attacher aux mots que des idées claires et distinctes, proscrire ceux qui n'emportent l'idée de rien, tirer toutes les dénominations du sein de l'anatomie même en les mettant d'accord avec les circonstances remarquables de structure, employer constamment les mêmes termes dans le même esprit, et les approprier autant qu'il est possible à l'image sous laquelle chaque objet anatomique est présenté, construire enfin une nomenclature qui par la composition des mots, par leurs finales, par leur mutuelle correspondance, soit soumise aux règles invariables d'une méthode générale. Tel est le plan sur lequel il importe de réformer l'ancienne nomenclature d'anatomie, et c'est aussi le même qu'il faut suivre pour corriger celle des muscles en particulier.

Les premiers anatomistes ont senti la nécessité de ces réformes; quelques écrivains ont voulu nous en donner des principes et des essais. Les anciens négligèrent de s'en occuper; ceux qui les suivirent ne le purent pas tant qu'ils eurent des recherches plus utiles à faire; et les mêmes causes qui dans tous les siècles furent contraires aux progrès de la science, mirent aussi les plus grands obstacles au perfectionnement de son langage.

---

§. IV.

Aperçu historique des causes qui se sont opposées dans tous les temps au perfectionnement de l'anatomie et de son langage.

Le temps a laissé un voile épais sur la naissance de l'anatomie. Les historiens s'accordent cependant à dire, qu'elle ne marcha d'abord qu'au milieu des persécutions et des entraves. Un sentiment naturel qui nous porte à repousser l'aspect des cadavres, agissait avec toute sa force dans ces temps reculés. Un sentiment factice produit par les préjugés religieux, commun à toutes les premières nations, défendait de soustraire aux honneurs de la sépulture un homme mort dont la loi voulait qu'on respectât les dépouilles. A ces deux motifs se joignirent les écarts de l'imagination, accoutumée à chercher dans les restes inanimés du corps humain autre chose qu'un peu de matière. Tant de causes réunies ne permirent point aux premiers anatomistes d'étudier l'homme dans l'homme même, et les connaissances qu'ils puisaient dans des sources étrangères n'avaient encore ni certitude, ni précision. L'inspection des animaux et de leurs parties mises à découvert dans les sacrifices qu'on en faisait à la divinité, fut long-temps le seul moyen de pénétrer dans la connaissance de la structure animale. L'usage d'immoler des hommes s'introduisit chez plusieurs peuples devenus inhumains pour être religieux ; et les sacrifices de ce genre, imaginés pour assurer aux prêtres l'empire de la divinité sur l'homme, servirent au moins à manifester toute l'étendue de la puissance divine dans la structure du plus merveilleux de ses ouvrages. Le corps humain put donc être comparé avec celui des animaux sur l'autel où des hommes en délire croyaient expier leurs crimes par le plus grand de tous. Ainsi les prêtres furent d'abord les seuls anatomistes. Le besoin de revêtir d'un appareil imposant les fables qu'ils débitaient sur l'avenir, afin de subjuguer des peuples ignorans et crédules, les obligea d'interroger les corps des victimes jusques dans les replis secrets de leur organisation intérieure. Mais comme ils avaient intérêt de cacher les fondemens d'une science mensongère, ils désignaient les parties du corps animal qui servaient au sacrifice sous des noms mystérieux ou emblématiques, dont le sens n'était connu que des sacrificateurs. Quelques-uns de ces noms se conservèrent long-temps, et sont même encore en usage aujourd'hui. Tel est le mot *omentum*, qui, pris dans son acception littérale, signifie la première partie du présage, parce que dans l'ouverture du cadavre elle se montre la premiere. Telles sont encore les épithètes *honteuses*, *sacrées*, affectées à certains organes, parce qu'ils étaient couverts d'un voile pendant le sacrifice, et recueillies ensuite avec une sainte piété par les prêtres. Tel est enfin le nom de *sacrum*, pour désigner cet os qui faisait une partie principale du sacrifice, puisqu'on avait coutume de le brûler en présence des dieux.

L'anatomie resta bornée à ces tristes ressources et à d'autres plus stériles encore, accidentellement fournies par l'exposition des cadavres sur le champ de bataille, par l'observation des plaies, des tumeurs, des abcès, des fractures et autres maladies chirurgicales, par la vue des beaux modèles de dessein et de sculpture, et ces moyens réunis devaient apporter beaucoup de lenteur dans l'étude anatomique, beaucoup d'inconstance dans son langage : aussi trouve-t-on dans les écrits des historiens profanes ou sacrés, dans ceux des philosophes et des poètes, les mêmes parties du corps humain décrites sous des expressions qui n'offrent pas la moindre ressemblance.

Les mêmes raisons qui firent long temps un art mystérieux de l'anatomie, ne permirent point qu'elle prît d'autre forme tant que les prêtres la cultivèrent pour leur profit. Mais lorsque passant en Europe elle suivit les sciences et les arts sous le ciel fortuné de la Grèce, elle reçut bientôt l'impulsion favorable que les premiers grecs imprimèrent à toutes les parties des connaissances humaines. ESCULAPE s'en occupa, ses descendans s'en occupèrent, et la nombreuse famille des ASCLÉPIADES en perpétua l'étude parmi ses membres. GALIEN nous apprend que les premiers ASCLÈPIADES étaient tous anatomistes, que les pères transmettaient à leurs enfans les notions essentielles d'anatomie, comme les dogmes sacrés de la religion, et que la mémoire de ceux-ci pouvait en garder sans peine le souvenir. Ce ne fut qu'après l'extinction de cette famille de sages, que l'habitude des dissections et la tradition orale des faits anatomiques s'étant perdues, il fallut recourir aux livres qu'on écrivit alors pour conserver les élémens de cette science utile. Tant qu'on la crut assez importante pour en faire un objet traditionnel, on s'abstint d'en traiter, et l'on n'eut pas besoin d'imaginer un langage qui ne fût consacré qu'à elle.

HIPPOCRATE, le plus célèbre des ASCLÉPIADES, écrivit sur l'anatomie, mais d'une manière trop vague et trop confuse pour qu'on puisse mesurer au juste la profondeur de sa science. Il emploie des termes qui lui sont particuliers et qu'il n'est pas toujours bien facile d'entendre. En lisant ses écrits où il parle de l'anatomie, on voit qu'il n'a pas le dessein de tout dire, et qu'il se dispense de répéter à ses disciples tout ce que la tradition de ses pères peut leur avoir appris. DIOCLÈS fut le premier, suivant GALIEN, qui traita de l'administration anatomique, c'est-à-dire, de l'ordre et des préceptes qui constituent l'art de disséquer et de décrire

D 2

les parties du corps humain. La philosophie s'associa bientôt les faits anatomiques pour expliquer les phénomènes de la nature animale. On s'aperçut que l'étude de l'homme physique devait jeter un grand jour sur la connaissance de l'homme moral, et cette étude fixa l'attention, excita l'enthousiasme des philosophes. DÉMOCRITE, PITAGORE, ARISTOTE se livrèrent à la dissection des animaux; et ce dernier, heureusement favorisé par les bienfaits d'ALEXANDRE, composa un ouvrage immortel, où leur histoire est tracée de manière à prouver qu'il en connaissait la structure. ARISTOTE donna des noms à plusieurs parties qui n'en avaient pas reçu de ses prédécesseurs, et ils nous sont restés par une suite de l'autorité despotique qu'il exerça long-temps sur l'esprit des écoles.

Le zèle et le goût des philosophes pour l'étude de l'anatomie, ne parvinrent pas à pousser bien loin cette science, qui ne prit vraiment une forme un peu imposante que lorsque les médecins s'en furent emparé. On peut même dire qu'elle ne méritait pas le nom d'une science ou d'un art avant qu'HÉROPHILE l'eût cultivée. C'est lui qu'on accuse d'avoir disséqué des hommes vivans, et qui, à force de dissections et de recherches, s'éleva bien au-dessus des connaissances anatomiques de son siècle. Il s'occupa de donner des noms aux parties qu'il connaissait, et il vint à bout de faire une sorte de langage à l'anatomie qui n'en avait point encore. Les termes qu'il employa ne furent pas créés d'après un plan uniforme et réfléchi; il les imagina au hasard de les bien adapter, et le plus souvent il les emprunta de quelques objets dont la ressemblance apparente l'avait frappé. Ainsi il appela *pores optiques* les nerfs qui se portent au fond de l'œil, parce qu'il crut apercevoir dans ces nerfs une cavité qui n'existait pas dans les autres. Il nomma le premier intestin d'un mot grec *dodecadactylon*, qui signifie une longueur de douze pouces, parce qu'il lui jugea douze pouces d'étendue. Il appliqua le nom de *veine arterielle* au vaisseau qui passe du ventricule droit du cœur dans le poumon, parce que la tunique de ce vaisseau qu'il croyait être une veine, lui parut néanmoins avoir l'épaisseur d'une artère. Par une raison contraire il nomma *veine arterielle* le vaisseau qui des poumons se dirige au ventricule gauche. En comparant les membranes qui séparent les cavités du cœur à des cloisons solides, il trouva le nom de cloison nerveuse très-applicable à leur ressemblance. C'est à la suite de semblables comparaisons qu'il assigna les noms de *retine*, d'*arachnoïde* aux membranes de l'œil, de *choroïde* à celle qui se replie sur les ventricules du cerveau, qu'il comparait à la membrane du *chorion* dont le fétus est enveloppé. La dénomination de *pressoir*, resté à l'endroit où les sinus de la dure-mère vont aboutir, fut encore le fruit d'une ressemblance grossière, et celle de *parastatates glanduleux* pour indiquer des corps placés à la racine de la verge, qu'on a cru être les vésicules séminales, fut prise d'une analogie de structure; c'est ainsi qu'il les distingua des glandes situées à l'extrémité des testicules ou de leurs vaisseaux, lesquelles étant plus conformes à la structure vasculaire, furent dénommées *parastatates variqueux*. HÉROPHILE fut donc le premier qui tourna ses vues du côté de la nomenclature anatomique, et le crédit qu'il obtint parmi les anatomistes fut si puissant et si durable, que les plus modernes se sont fait une loi de conserver les noms qui nous viennent de lui.

ÉRASISTRATE, contemporain d'HÉROPHILE, livré comme lui aux recherches anatomiques, mais plus avide de spéculations et de raisonnemens, créa de séduisantes hypothèses; il disserta beaucoup sur les ressorts cachés de l'économie animale; et quoique certaines branches de l'anatomie se soient enrichies de ses découvertes, il ne changea cependant rien à sa nomenclature. Il ne parut aucun homme remarquable, et il ne survint aucune révolution considérable dans cette science, jusqu'au temps où GALIEN se montra. L'Empire romain ne compte pas d'anatomiste plus célèbre, et l'on s'étonne qu'il ait pu parvenir à ce point de mérite et de célébrité, lorsqu'on vient à considérer que les lois et les usages de Rome opposèrent aux exercices anatomiques de plus grands obstacles encore que les préjugés des premières nations. Borné à disséquer des cadavres de singes à la place des cadavres humains qu'il n'était pas alors facile de se procurer, il attribua souvent à l'homme ce qu'il avait vu dans la structure de ces animaux. Les lois et la religion commandaient un saint respect pour les morts, et l'usage de brûler leurs cadavres ne laissait aux anatomistes que la jouissance de ceux qui, abandonnés sur les grands chemins par le hasard, ou arrachés des tombeaux par la violence, ou privés de la sépulture par un oubli criminel, ne pouvaient servir qu'à des recherches momentanées. GALIEN n'eut donc et ne put avoir que des occasions rares de vérifier dans l'homme l'existence des parties qu'il avait observées. Il dut s'attacher à les compter et à les décrire plutôt qu'à leur donner des noms. L'ordre numérique fut le seul fondement de sa nomenclature. Cette manière de nommer les parties du corps animal d'après leur nombre, se perpétua jusqu'au temps de SYLVIUS, qui le premier désigna les muscles par des noms mieux appropriés.

Il se présente ici un espace de douze siècles perdus pour l'anatomie, pendant lesquels toutes les sciences plongées d'abord dans l'espèce de barbarie qui envahit l'Europe, renouvelées ensuite par les Arabes, dont une obéissance servile à l'autorité des anciens enchaîna le génie, devenues tour à tour la proie des nobles et des prêtres, dont les intérêts croisèrent si souvent ceux de la philosophie, défigurées par toutes les sortes d'opinions religieuses, demeurèrent dans un état de dégradation et d'avilissement d'où il ne semblait pas permis à l'homme de sortir. Aucune science, aucun art ne souffrit comme l'anatomie, et les outrages qu'elle reçut chez les sarrasins, chez les mahométans, chez les chrétiens et chez les juifs, furent portés au point qu'on osa traiter de *barbare* et d'*infame* la plus belle branche des connaissances humaines. On soumit aux formes ridicules employées par les scolastiques et les théologiens, des matières qui ne pouvaient être étudiées autrement que par l'observation et l'expérience. On ne chercha point à multiplier les faits, à constater ceux que les anciens avaient consignés dans leurs livres, à rechercher ceux qu'ils avaient ignorés ou mal vus ; on n'étendit jamais le champ des vérités, mais on ajouta souvent aux erreurs précédentes de nouvelles erreurs, et la science stationnaire ou rétrograde dans sa marche, n'eut besoin que d'une langue pauvre pour suffire à sa profonde pauvreté.

Les Arabes changèrent peu de choses aux dénominations grecques ; celles de *sumac*, *myrach* données aux principales divisions du corps ; celles de *siphac* au péritoine, de *zirbus* à l'épiploon, et autres que des auteurs plus modernes, tels que MUNDINUS adoptèrent, n'offrent rien de nouveau, si ce n'est les sons désagréables qu'ils portent à l'oreille. L'autorité de GALIEN et des Arabes sur les idées anatomiques se perpétua ; leur influence sur le langage et les travaux des anatomistes se fit sentir pendant la durée de plusieurs siècles. MUNDINUS qui travailla par lui-même ne put s'en affranchir, et tous ses contemporains restèrent, comme lui, attachés à l'ancienne anatomie. Reproduite, en Italie, par les soins de MUNDINUS et de BERENGER, en France, par ceux de GUI de CHAULIAC et de CHARLES ÉTIENNE, elle se soutint jusqu'au milieu du seizième siècle dans le même état. Alors parurent les GONTIER, les SYLVIUS, qui commencèrent à la dépouiller de ces formes antiques ; ce dernier sur-tout changea les noms de plusieurs os ou de leurs parties, et il rectifia la nomenclature de la plupart des muscles, fondée jusqu'à lui sur le dénombrement qu'on en avait fait.

A travers tant d'obstacles et de contradictions, se préparaient les époques glorieuses pour l'anatomie, où les VÉSALE, INGRASSIAS, COLUMBUS, BOTAL, FALLOPE, EUSTACHE, VAROLLE, BAUHIN, DULAURENS brillèrent à l'envi ; et cinquante ans de travaux entre les mains de ces grands hommes, furent plus utiles à la science qu'une longue suite de siècles n'avaient pu l'être. Dépourvus de notions exactes sur une foule d'objets, les anatomistes de ces temps fameux employèrent toutes les forces de leur génie à en acquérir ; ils travaillèrent beaucoup, non pour savoir mieux, mais pour savoir davantage ; trop occupés à multiplier leurs recherches, à expliquer et à étendre leurs découvertes, ils durent négliger les simples vices du langage. L'épuration des mots ne parut pas mériter un travail dont ils croyaient pouvoir faire un meilleur usage. On ne peut toucher avantageusement à la nomenclature d'une science que lorsqu'on est arrivé à connaître presque tous les objets de son ressort. On ne peut du moins que dans cette hypothèse se promettre d'en établir une composée de mots qui correspondent régulièrement à l'idée des objets qu'on veut rendre. Cependant COLUMBUS et FALLOPE assignèrent des noms à quelques muscles. BAUHIN imagina la plupart de ceux que les modernes ont admis. Certains furent nommés d'après la connaissance de leurs attaches, tels que le stilo cerato-hyoïdien, geni-hyoïdien; d'autres d'après leur figure, comme les gastrocnemiens, les grands et petits ronds, le deltoïde, etc. ceux-ci d'après leur position, comme le plantaire, le sus et sous épineux, etc. quelques-uns d'après leur volume, leur structure, leurs usages, tous reçurent de BAUHIN les noms qu'on trouve encore de nos jours dans la fastidieuse synonymie des muscles.

Pendant le dix-septième siècle l'esprit de recherches se soutint, et les plus importantes découvertes s'empressèrent d'éclore. Le théâtre anatomique fut successivement occupé par les hommes qui remplissent, même aujourd'hui, les plus belles pages de l'histoire. Chacun de ces personnages que la postérité reconnaissante a déjà placé aux premiers rangs, s'attachaient à suivre certaines parties de la structure animale, pour en épuiser la description jusques dans les moindres détails. Ainsi l'anatomie des organes des sens attira particulièrement l'attention de CASSERIUS. Celle de RIOLAN se fixa sur un grand nombre d'objets; l'érudition la plus vaste caractérisa ses écrits; des faits d'anatomie comparée les embellirent, et la critique des opinions reçues en augmenta le volume et le prix. ASELLIUS s'illustra par la découverte des vaisseaux lactés, et consacra les dernières années de sa vie à en tracer l'histoire. HARVÉE rassembla tous les faits, toutes les expériences qui servent de preuve à la circulation du sang; et ce phénomène dont la connaissance fut attribuée aux anciens par la prévention, dont l'existence fut contestée par la jalousie, ne devait être reconnu qu'après avoir exercé seul pendant long-temps le zèle et le génie d'un anatomiste. A l'étude constante de ce fait zoologique, HARVÉE joignit celle de la fonction par laquelle les animaux se reproduisent, et sa vie entière suffit à peine aux observations et aux recherches qu'il multiplia sur ce double sujet. Les travaux de THOMAS BARTHOLIN et d'OLAUSRUDBECH se dirigèrent en même temps sur la connaissance des vaisseaux lymphatiques; chacun en revendiqua pour lui la découverte, et d'excellentes descriptions furent le fruit de leurs mutuels efforts. PECQUET, RHODIUS, VANHORNE, RUISCH, NUCH, NOUGUÈS les imitèrent; mais PECQUET se rendit sur-tout célèbre pour avoir découvert le réservoir du chyle; RUISCH pour avoir perfectionné l'art des injections, et pleinement développé

développé la structure vasculaire ; NUCH pour avoir exécuté l'histoire la plus complète des glandes. Précédé par WARTON qui avait donné une idée générale de la structure, de la division des espèces de glandes, et plus spécialement des glandes salivaires ; par STENON, qui étendit ses idées sur toutes les glandes de la bouche, NUCH fut suivi dans la même carrière par CLOPTONHAVERS, à qui l'anatomie des glandes sinoviales et articulaires doit toute son exactitude. La considération minutieuse des tégumens et des viscères occupa très-longuement le célèbre GLISSON, et ses écrits chargés de réflexions inutiles qui tiennent de l'école, ne laissent entrevoir qu'une idée neuve, celle de l'irritabilité des fibres que d'autres on su mettre à profit. Dans le cours de ses continuelles études, le laborieux MALPIGHI se proposa de dévoiler la substance ou la structure, soit des viscères, soit des glandes et la formation du poulet ; il embrassa quelques erreurs systématiques, et trop prévenu en faveur de l'organisation membraneuse et cellulaire, il perdit bien du temps à prouver qu'elle est presque dominante par-tout ; mais de cette prévention même résulta un travail achevé sur ce genre de structure et de substance. WILLIS qui dévança les connaissances de son siècle, et anticipa, pour ainsi dire, sur l'esprit philosophique du nôtre, WILLIS s'acquit une gloire immortelle par son traité du cerveau et des nerfs, auxquels toutes ses prétentions d'anatomiste paraissent se borner. LOWER le disciple et l'ami de WILLIS, après avoir aidé son maître dans ses ouvrages anatomiques, s'attacha lui-même à traiter de la structure du cœur, et cela seul fournit long-temps matière à ses méditations. GRAAF observa et décrivit avec soin les parties de la génération de l'un et l'autre sexe. BORELLI s'immortalisa par l'application d'un principe de mécanique au mouvement des muscles, et les autres branches de l'anatomie ne l'intéressèrent que faiblement. DUVERNEI marqua chaque année de sa vie par d'importantes découvertes, sur-tout à l'égard de l'ouïe et de tous les organes des sens. Le système nerveux offrit un champ vaste au genie observateur de RAYMOND VIEUSSENS qui ramassa par des efforts longs et pénibles tout ce qui peut appartenir à la névrologie humaine : l'ouvrage de cet anatomiste honore en même temps et la mémoire de son auteur, et l'école célèbre qui le forma. THEOPHILE BONNET tourna ses vues du côté de l'anatomie pratique, et des faits précieux trouvèrent place dans les collections immenses qu'il publia. Aux noms de ces grands hommes, nous pouvons associer ceux de GASPARD BARTHOLIN, D'HABICOT, de SPIGEL, de DIEMMERBROECH, D'IGMORE, de SWAMERDAM, de MAYOU, de MERI, de BIDLOO, de MANGET, de VERREYEN, de COUPER, de LITRE et de plusieurs autres qui méritent d'être mis au second rang, parce que nous leur devons des observations et des ouvrages utiles.

Malgré l'espèce d'indifférence que la plupart de ces écrivains affectèrent dans le choix et l'application des mots, il en est qui sentirent l'utilité de faire certaines corrections à la nomenclature. RIOLAN donna des noms particuliers à presque tous les muscles, principalement à ceux qui meuvent la mâchoire inférieure, le larynx et le pharynx. GLISSON trouva que la région ombilicale était désignée par un terme insignifiant et vague ; les deux noms, *épicolique* droite et *épicolique* gauche, qu'il substitua, expriment les deux divsions qu'on y remarque, ainsi que leur correspondance avec les parties contenues dans la cavité du bas-ventre. SPIGEL commença son ouvrage sur la formation du corps humain, *de corporis humano fabricâ*, par une explication succincte des noms que les anatomistes employaient pour indiquer les organes placés à l'extérieur du corps. Il rappelle leur étymologie grecque, en interprète le sens et note quelquefois ce qu'il y a de vicieux. Il reconnaît combien le nombre et la variété de ces mots rendent obscure et difficile l'étude de la nature humaine. « Tractatio autem hæc etsi primâ fronte levis admodùm esse » videatur, non tamen levis in eâ sese offert difficultas quòd nomina » illa quibus externæ partes veniant infinita pœne sint, tum quòd partes » ipsæ plurimæ existunt, tum quia auctores varietate vocum delectati » fuisse videntur. »

Après le tableau rapide que je viens de tracer, il est aisé de voir que pendant la durée du siècle précédent, les anatomistes ont choisi certaines parties de la science pour en faire l'objet essentiel de leurs travaux, afin de les connaître dans toute l'étendue possible ; en sorte que chacun a voulu épuiser la matière qu'il s'était proposé de suivre, sans se soucier beaucoup de saisir l'ensemble des objets qui ressortent de l'anatomie. Cette science était encore alors au période marqué pour l'acquisition des faits, pour la distribution des détails et pour le développement de ses parties. Elle n'était point arrivée à l'époque difficile où l'on peut construire un ordre, un enchaînement qui réunisse tous ces faits autour d'un système général et régulier. L'esprit d'observation et de recherches agissait dans toute sa force, l'esprit de philosophie et de méthode ne pouvait agir. La pente des idées n'était donc pas favorable à la marche analitique qui eût été nécessaire pour créer une langue exacte, ou pour corriger les vices de celle qu'on avait déjà ; il fallut attendre un instant plus propice, et ce siècle fertile en découvertes ne laissa pas de le préparer. Toutes les branches de l'anatomie mieux éclairées, quelques-unes déjà perfectionnées, plusieurs bientôt disposées à l'être, faisaient apercevoir l'espérance de l'amener un jour à ce point de perfection qui nécessite la réforme du langage ; nous y sommes parvenus aujourd'hui, et ce fut l'ouvrage du dix-huitième siècle.

L'esprit philosophique qui fut l'esprit dominant de ce siècle, accéléra sensiblement les progrès de l'anatomie, et dissipa bientôt l'espèce de désordre dans lequel la science de l'homme était plongée. On songea davantage aux découvertes déjà faites et moins à celles qui restaient à faire. On crut qu'il serait utile de réunir toutes les observations éparses, et l'on fit dès-lors plus de cas d'une méthode anatomique propre à les rapprocher toutes, que de la découverte d'un rameau de veine ou d'artère. Les anatomistes qui ont écrit pendant cet espace de temps, se sont montrés, comme les écrivains de tous les genres, supérieurs dans l'art d'exposer sous un jour favorable les idées les plus difficiles ; ils ont su par beaucoup d'ordre, de précision et de clarté, les mettre à la portée des esprits qui paraissent les moins capables de les saisir. Ils ont produit des ouvrages moins étonnans par leur nombre, leur étendue et leur nouveauté, que remarquables par la distribution, la suite et l'enchaînement des matériaux. Semblables aux anatomistes du siècle précédent, ils se sont livrés souvent à des recherches particulières, dont les résultats ont été nouveaux; mais conduits par une manière de philosopher meilleure, ils ont travaillé avec plus d'avantage, et sur ce que leurs prédécesseurs pouvaient savoir, et sur ce qu'ils avaient appris eux-mêmes. Voilà pourquoi les traités d'anatomie qui appartiennent au siècle présent, inférieurs, peut-être en général, à ceux du dix-septième par le genie des découvertes et de l'invention, l'emportent néanmoins par le talent d'éclairer et d'instruire. Un coup-d'œil sur nos richesses anatomiques, justifie ce jugement.

C'est en effet à ce siècle que nous devons les ouvrages admirables de VALSALVA, de MORGAGNI, de DOUGLAS, de WINSLOV, d'ALBINUS, de BERTIN, de HALLER, de MASCAGNI, de HUNTER, que la génération précédente n'aurait pas eu, peut-être, la force de produire, et qui ont applani les difficultés de la route à suivre pour les générations futures. VALSALVA écrivit sur la structure de l'oreille humaine un des traités les plus complets qui existent. Il s'éloigna de la marche ordinaire, et se permit une foule de rapprochemens heureux échappés aux anatomistes qui avaient traité avant lui de la même matière. Il découvrit plusieurs parties, fit une description neuve de beaucoup d'autres, changea les noms de certaines, et déduisit des conséquences de quelques faits connus par ses prédécesseurs, mais que personne jusqu'alors n'avait eu la sagacité de saisir. Son disciple, MORGAGNI, contribua beaucoup à étendre sa renommée. Commenté et corrigé par lui, VALSALVA parut orné de beautés qui lui manquent, exempt de défauts qui le déparent dans ses propres écrits. C'est la plume de MORGAGNI qui donna naissance ensuite aux ouvrages d'anatomie dont notre siècle peut le plus s'honorer. Dans ses *adversaria* il décrivit des parties inconnues jusqu'à lui, il rétablit des découvertes ignorées ou omises de son temps, enfin il releva des fautes graves dont plusieurs anatomistes n'avaient su se défendre. Il vint à bout de réduire la plupart des connaissances anatomiques qu'on avait acquises à une juste valeur, et, dirigé presque toujours par un goût éclairé, un jugement sain, une critique judicieuse, il bannit de l'anatomie tout ce qui lui était étranger, pour dresser une série de vérités incontestables qu'il puisa dans l'observations du corps humain. Le livre immortel *de sedibus et causis morborum*, plus original que le précédent, non moins admirable par l'ordre et la régularité du plan, supérieur à tous les ouvrages de ce genre par la manière de raisonner et de conclure, offrit aux réflexions des anatomistes médecins une masse prodigieuse de faits et de conséquences, qui mènent à découvrir les causes cachées des maladies d'après les notions simples de l'anatomie. Il fixa des règles pour les bonnes ou mauvaises applications de cette science à l'art de guérir, ainsi que pour distinguer les circonstances où elles sont utiles de celles où elles seraient infructueuses.

La description exacte des muscles de l'homme, et la comparaison fidelle de ces muscles avec ceux du chien, furent les deux objets que DOUGLAS se proposa principalement de remplir. Il évita la confusion dans l'arrangement des muscles. Il rapporta le nom sous lequel chacun était connu en fixant l'idée précise de son origine, de sa marche, de son insertion, de ses usages et de ses différences comparatives. Il sema dans cet ouvrage des faits précieux, des réflexions lumineuses, et les traits prononcés d'un bon esprit qui ne se manifesta pas moins dans son esquisse de bibliographie anatomique, et dans sa description du péritoine et de la membrane cellulaire. Les notions d'anatomie éparses et divisées dans un grand nombre d'ouvrages, n'étaient point encore réunies dans un seul, lorsque WINSLOV entreprit de les rassembler dans son exposition anatomique. Il réussit à les développer d'une manière claire et précise. Il se prescrivit un ordre presque mathématique, dont il ne s'écarta jamais en démontrant les différentes parties de la science. Cet ordre adapté à l'histoire des principaux organes du corps humain, empêche les répétitions inutiles, facilite les descriptions et soulage la mémoire. Aussi a-t-il compris une multitude d'objets dans son livre, et cela par une méthode si sévère qu'il serait impossible de réduire à de moindres termes tout ce qu'il a voulu dire. Lorsqu'il traite des muscles il indique leurs usages en les expliquant d'après les principes de la mécanique dont il n'emprunte, d'ailleurs, que ce qu'il y a d'applicable à la théorie du mouvement musculaire. ALBINUS a travaillé sur un plan bien plus vaste, et d'après un ordre qui n'est pas moins méthodique. Outre les discours remplis d'osbservations qui intéressent l'anatomie comparée, et de préceptes judicieux concernant la manière d'étudier l'anatomie humaine, l'histoire des os et celle des muscles du corps humain, une collection superbe de planches et de gravures, ses ouvrages comprennent six ou sept livres de remarques anatomiques sur divers points des sciences de l'homme et de la nature. Dans son histoire des os il rapporte les différens noms sous lesquels les anatomistes les décrivent, et il les décrit lui-même avec une clarté et un laconisme qui n'ont pas d'exemple. Il ne se contente point d'indiquer toutes les éminences et les cavités d'un os ; mais encore il en trace la figure, la grandeur et la position. Ce qui donne à cette histoire des os une supériorité qu'aucune ne possédait alors, mais que plusieurs ont approché depuis en se modélant sur elle. Dans l'histoire des muscles il a suivi une marche nouvelle, soit pour les distribuer, soit pour les décrire. Il divise la totalité du corps en régions auxquelles tous les muscles se rapportent, et il les décrit ensuite comme on les dissèque, en passant d'une région à l'autre. Avant que de faire la description particulière d'un muscle, il rappelle tous ceux qui concourent à mouvoir la même partie; il montre la situation générale de ces muscles réunis et la position respective de chacun. Il joint à cela une longue synonymie, où les noms attribués à chaque muscle sont exposés et quelquefois avantageusement changés. Il servit à Bertin de guide et de modèle pour composer un traité d'ostéologie, où la vérité et l'exactitude des détails s'unissent à la régularité et à la correspondance des descriptions qui en constituent l'ensemble. Haller appliquant à l'explication des phénomènes de l'économie animale, les plus minutieuses connaissances de l'anatomie qu'il perfectionna, fit marcher d'un pas égal l'étude de la structure des organes et celle des fonctions. Les vues anatomiques auxquelles il se livra dans l'examen physiologique du corps humain, l'amenèrent à connaître, et quelquefois à supposer une infinité de rapports entre l'organisation de chaque partie et les usages qu'elle doit remplir. Il démontra, découvrit, corrigea ou compléta des objets essentiels d'anatomie, sur lesquels on peut lire beaucoup d'observations et de mémoires dans l'immense recueil de ses œuvres. GUILLAUME HUNTER se conformant au même esprit, mérita les mêmes éloges, et la physiologie avança par les progrès qu'il fit faire à l'anatomie. Il fut un de ceux qui ressuscitèrent de nos jours l'histoire des vaisseaux lymphatiques, oubliée depuis THOMAS BARTHOLIN, et qui concoururent à en développer le véritable système. MASCAGNI a nouvellement poussé bien plus loin ce travail, en ramassant tout ce que l'érudition, l'expérience et l'observation peuvent apprendre sur l'origine, la direction, la distribution et le mouvement de ces vaisseaux, qui marchent confondus avec le tissu cellulaire et les glandes. Son ouvrage plein de recherches curieuses, de discussions savantes, de faits précieux, de vérités incontestables, est de plus orné de très-belles planches copiées fidellement sur la nature, et incomparables sur-tout par l'ensemble d'anatomie qu'elles renferment. La pente des idées vers cette importante matière a produit les superbes préparations des vaisseaux lymphatiques, dont les célèbres anatomistes d'Édimbourg, de Londres, de Pavie, de Modène, de Florence, de Vienne ont décoré leurs cabinets, et qui pour notre honte, en France, sont encore à naître.

Si une branche négligée de l'anatomie nous étonne par la rapidité des progrès qu'elle a faits dans ces derniers temps, nous n'aurons pas de peine à concevoir comment notre siècle a pu produire, sur toutes les parties de cette science, un si grand nombre de bons traités qui en facilitent l'étude, qui en éclaircissent les objets, qui en rapprochent les principes, et qui en exposent les vérités sous des formes plus commodes et plus simples. Sans parler des écrits où BOHÉRAVE, ASTRUC, BIANCHI, HAMBERGER, BORDEU, SENAC, TISSOT, mêlant les notions de l'anatomie à celles de la physiologie ou de la médecine, cherchèrent dans la structure du corps humain, tantôt la raison des phénomènes de la santé et de la maladie, tantôt une base solide à des opinions nouvelles. Sans parler de ceux où SANCTORINI, DEIDIER, CHESELDEN, HEISTER, VERDIER, LIEUTAUD, ont fait entrer une foule d'observations, de découvertes, de démonstrations, d'aperçus et de développemens sur toutes les branches de l'anatomie, soit philosophique, soit pratique. Sans parler de tout ce que GOËLIK, HALLER, GOULIN et PORTAL ont publié d'intéressant et d'utile sur l'histoire de cette science, on a vu dans le courant du siècle MECHEL, les deux MONRO, SCHELDON, SCARPA, CRUIKSHANK, COTUNI, d'AUBENTON, BROUSSONNET, épuiser ce qu'il y avait à dire sur le système des os, perfectionner ce qu'on avait dit sur le système des nerfs, indiquer ce qu'il restait à découvrir sur le système des vaisseaux lymphatiques, et frayer une route à nos recherches sur l'anatomie des animaux. On a vu FERREIN élever une théorie spécieuse sur la formation de la voix, d'après la connaissance approfondie des organes dont la voix paraît dépendre. On a vu WINTRINGHAM mesurer avec précision la densité, l'épaisseur et la force des tuniques des vaisseaux artériels et veineux, lorsque WEITBRECHT à qui l'anatomie doit une excellente histoire des ligamens, prouvait par des expériences que la pulsation des artères est un effet du choc qui les déplace à chaque instant. On a vu l'anatomie de l'œil, acquérir toute la perfection dont elle était susceptible, par les travaux de ZINN, lorsque CAMPER travaillait avec le même avantage à combiner la meilleure démonstration anatomique possible du bras et du bassin. Enfin à des époques plus voisines de nous, SABATIER mit au jour un livre élémentaire où toutes les branches de l'anatomie sont traitées avec tous leurs détails, et dans un si bel ordre qu'il ne laisse ni doute ni incertitude. DESSAULT se bornant à extraire de cette science les notions les plus propres à éclairer la pratique chirurgicale, porta bientôt cette dernière à un degré qu'on ne pouvait, sans le secours de l'anatomie, espérer d'atteindre si promptement. VICQ-D'AZIR enfin doué d'une belle imagination, mais dévoré d'une ambition plus vaste encore, entreprit un grand ouvrage d'anatomie physiologique et comparée, qui serait devenu immortel si en le composant il eût attaché moins de prix aux suffrages des riches et des grands du jour dont il voulait capter la bienveillance, qu'à l'opinion de la postérité sévère dont il ne craignit point assez le jugement. L'immense quantité de faits curieux qu'il embrassa, les aperçus piquans que leur comparaison fit naître sous sa plume, et le plan hardi qu'il annonça dans ses premiers discours, firent d'abord présager une révolution heureuse pour l'anatomie ; mais les difficultés innombrables qui l'arrêtèrent bientôt,

bientôt, les ressources prodigieuses qui devinrent nécessaires à ses premiers essais, la manière lente et pénible dont ses descriptions se succédèrent, la subtilité de ces descriptions où le cerveau représenté par coupes ingénieuses décelait le travail de l'imagination plutôt que de la nature, tout attesta l'existence d'un beau projet dont la beauté même rendait impossible l'exécution.

Voilà ce que le dix-huitième siècle a fait pour l'anatomie. Quelle idée ne se formerait-on pas de nos richesses dans ce genre, si aux ouvrages de tant de grands hommes, on vient à joindre les travaux des académies ou des sociétés savantes qui forcèrent la nature à leur dévoiler les secrets de nos corps. Les collections précieuses sorties de leur sein, renferment tantôt des faits intéressans, des observations isolées, tantôt des dissertations bien écrites, des mémoires profondément pensés sur quelque branche particulière de la science, tantôt le résultat des recherches annuelles de tous les anatomistes d'un même pays, et ce moyen de propager l'instruction anatomique fut encore un bienfait du siècle présent. Mais nos progrès accélérés dans l'étude et la connaissance du corps humain, ayant pour première cause ceux de la philosophie générale, ont eu pour effet direct d'en soumettre les principes aux règles de la méthode et de l'analyse. On a senti que l'anatomie comme les autres sciences, ne risquerait plus de se perdre dans un cahot de notions incomplètes, incohérentes, assemblées par le hasard et reçues par la crédulité, lorsque la réflexion et l'ordre présideraient à ses ouvrages. L'esprit des anatomistes est donc devenu philosophique, le raisonnement s'est marié à l'observation, l'art d'analyser les faits a soutenu le talent de les voir, et la bonne manière de traiter les sciences s'étant introduite dans celle-ci, elle a pu seulement alors tourner à son profit une multitude de travaux demeurés inutiles vers la fin du siècle dernier.

Ainsi les succès de la philosophie ont étendu, ont favorisé ceux de l'anatomie, qui rendue moins difficile est bientôt devenue plus familière. Mais cette influence de la raison s'est bornée jusqu'à présent à faire prendre aux vérités anatomiques une forme déterminée et constante.

Elle n'a point encore imprimé la même régularité à son langage. Elle semble cependant l'avoir bien préparé à recevoir le ton et les allures d'une méthode analitique.

Dans le nombre des anatomistes qui remplirent l'espace de ce siècle, plusieurs aperçurent les vices des termes qu'ils employaient ; presque tous les respectèrent par préjugé ; à peine en compte-t-on qui proposèrent de les corriger ou de les refondre ; aucun n'osa tenter la correction ou la réforme qu'ils jugeaient nécessaires. MORGAGNI, DOUGLAS, ALBINUS, se plaignirent souvent de l'inconstance et de la variété des mots qui peuvent successivement réveiller différentes idées dans l'esprit, et nous ouvrir une source intarissable d'erreurs. WINSLOV n'a point ignoré ces inconvéniens, sur-tout par rapport aux noms des muscles, et ils semble avoir jugé que ceux tirés des attaches seraient les plus *instructifs et les mieux assortis* (*a*). LIEUTAUD convaincu que l'ancienne nomenclature était chargée de vices, la suivit cependant pour éviter, dit-il, la confusion qui naîtrait d'un langage nouveau. VICQ-D'AZIR, reconnut et fit connaître combien la langue des anatomistes est vicieuse, et il proposa d'en créer une nouvelle d'après des principes mieux raisonnés (*b*). Ces hommes célèbres en se bornant à d'inutiles vœux, n'en préparèrent pas moins la réforme précieuse, dont la nomenclature des muscles a ressenti le premier avantage, et dont CHAUSSIER nous a le premier offert l'exemple et le modèle. Ce travail intéressant commencé pour la myologie, mérite qu'on le continue avec ardeur, qu'on le perfectionne avec discernement et qu'on l'achève enfin, en tâchant de l'étendre à toutes les branches de l'anatomie. L'exécution d'un semblable projet exige le concours de plusieurs anatomistes, pleins de patience et d'habileté. Tous ceux qui en ont senti les avantages, doivent réunir leurs efforts pour l'accélérer, et le silence d'un seul pourrait devenir funeste au sort d'une méthode utile, qu'il importe de propager et de répandre avec rapidité.

(*a*) Voy. exposition anat. de la struc. du corps hum. de WINSLOV, page 164, *in-4.°*

(*b*) VICQ-D'AZIR, trait. d'anat. et de phys., second discours.

§. V.

Observations critiques sur la nomenclature propre à chaque partie de l'anatomie, et plus spécialement sur celle de la myologie.

Quand on examine la nomenclature des différentes branches de l'anatomie, on trouve qu'elle n'offre pas les mêmes inconvéniens dans toutes, qu'elle semble pour certaines avoir été construite sur un plan à peu près méthodique, et que pour d'autres, la nature des objets qu'elle exprime ne permet pas qu'on y touche. De cette dernière classe sont les parties du système osseux et du système viscéral, auxquelles l'ostéologie et la splanchnologie se rapportent. Il y a peu de choses à changer dans les dénominations générales de ces deux branches, elles doivent être la plupart retenues, comme pouvant servir de fondement grammatical à celles que nous donnerons ensuite aux différentes parties qui ont des rapports de situation, de connexion, de correspondance avec les os et les viscères.

Le langage ostéologique est composé ou de noms qui désignent chaque pièce osseuse en totalité, comme os frontal, os occipital, os pariétal, clavicule, humérus, fémur, etc.; ou de noms qui indiquent les principales éminences et cavités de chaque pièce, comme apophyse, éminence mastoïde, styloïde, zigommatique, coracoïde, acromion, condyle court, condyle long, grand trochanter, petit trochanter, etc.; cavités costiloïdes, glénoïdes, etc.; trou borgne, occipital, auditif, stylomastoïdien, ptérigoïdien, épineux, optique, palatins, maxillaires, ovale, etc.; fosses orbitaires, temporales, palatines, sus-épineuse, sous-épineuse, etc.; échancrure sciatique, etc.; ou enfin de termes qui distinguent les grandes divisions d'un même os, en faces, bords, angles, extrémités comme interne, externe, antérieur, postérieur, supérieur, inférieur. La même pièce osseuse ayant reçu plusieurs noms divers, ainsi que je l'ai exposé page 19, il importe de se fixer sur celui qui paraît le plus conforme à l'usage, et c'est de quoi nous nous occuperons lorsqu'il s'agira de poser les bases de la nouvelle nomenclature des muscles. Les éminences, cavités, trous, échancrures, qu'on observe sur la même pièce, portent quelquefois des noms insignifians et incapables de les spécifier, puisqu'ils se répètent dans la description de plusieurs os; tels sont les mots condyles qui se disent de l'occipital, de la mâchoire, de l'humérus, des phalanges, du fémur; épine qui se dit de l'omoplate, des vertèbres, de l'os des îles; col qui s'applique à l'humérus, au fémur; apophyses transverses qu'on retrouve à l'occipital, au sphénoïdes, aux vertèbres. Parmi ces noms, il en est plusieurs auxquels ont fait signifier des choses bien différentes. Ainsi, par condyles on entend des éminences articulaires arrondies sur leur sommet, à l'occipital et à la mâchoire inférieure, tandis que ce sont de simples protubérances marquées pour l'attache des muscles à l'humérus. Par épine, on denote des éminences saillantes et taillées en pointes aux vertèbres, tandis qu'on appelle du même nom une éminence considérable, élevée et placée en courbe sur l'étendue de l'omoplate. Enfin, il est des parties qui d'après leur ressemblance, mériteraient d'être confondues ou d'être rassemblées au moins par des dénominations communes, et qui cependant ont reçu des noms dépourvus de toute espèce d'analogie. A la partie antérieure et externe du fémur, la grosse éminence raboteuse à laquelle les muscles rotateurs de la cuisse sont attachés, se nomme grand trochanter; lorsqu'une éminence semblable à la partie antérieure et externe de l'humérus destinée à recevoir l'attache des muscles rotateurs du bras, est appelée grosse *tubérosité de l'humérus*. Les mêmes protubérances destinées aux mêmes usages, prennent les noms de condyles dans l'humérus, et de tubérosités dans le fémur. Des impressions produites par l'empreinte des muscles, sont nommées tantôt arcades comme les arcades sourcilières, tantôt lignes comme la ligne demi-circulaire de l'os temporal, etc. A ces défauts considérables du langage ostéologique, joignons ceux de la nomenclature fondée sur des rapports de position, par laquelle on veut marquer ce qui est antérieur ou postérieur, supérieur ou inférieur, externe ou interne, dans une pièce osseuse, comme lorsqu'on dit la face interne, externe, le bord inférieur, postérieur, l'angle supérieur, inférieur de tel os. Mais je me suis suffisamment expliqué sur ces genres de locution qui, outre mille désavantages, ont celui-là très-grave de ne pouvoir convenir qu'aux espèces d'animaux dont la situation naturelle est d'être perpendiculaire ou droite. Il est d'ailleurs tellement difficile de les déterminer d'une manière invariable et fixe, que les ouvrages des anatomistes sont à cet égard remplis de contradiction, puisque les uns prennent pour antérieures les choses que d'autres veulent dire externes, pour gauches ou droites celles que d'autres voyent internes, etc.

La nomenclature de la splanchnologie peut être soumise aux mêmes distinctions. Les noms attachés à chaque viscère en particulier, sont déjà consacrés par un antique usage, et ne présentent rien en général qui puisse nous empêcher de les admettre. Il serait en effet ridicule qu'on ne voulût plus appeler le cerveau, les poumons, l'estomac, le foie, les reins, les intestins, la vessie de leurs noms, et qu'il fût nécessaire de les oublier. Quant aux termes par lesquels on désigne les parties et les divisions de chaque viscère, il en est de défectueux, il en est de convenables, et la règle qui peut déterminer en cela notre jugement, doit être celle que nous avons suivie envers les os. Mais comme il n'existe pas une grande correspondance, une relation directe entre les viscères et les muscles, il suit que les dénominations des uns sont moins liées à celles des autres, et que la nomenclature bonne ou mauvaise de la splanchnologie, nous intéresse peu dans le dessein où nous sommes de réformer le langage myologique.

Malgré les défauts nombreux qu'il est facile de relever dans le choix et la composition des mots affectés à l'angéologie, il est impossible de disconvenir que la nomenclature des vaisseaux artériels et veineux, répond en quelque sorte à notre système méthodique, ou qu'elle n'en est pas du moins grandement éloignée. Les noms des artères et des veines expriment assez bien leur marche et leur situation; il sont presque tous relatifs aux parties que ces vaisseaux avoisinent le plus; ils conservent une correspondance régulière par leur étymologie ou leur composition avec les noms que ces parties ont reçus. Les artères qui se dirigent vers la tête sont appelées carotides du mot grec *karo* qui signifie tête ; on nomme celles qui se distribuent à la glande tyroïde, *tyroïdienne* , à l'os hyoïde hyoïdienne, à la langue sublinguale , au pharynx pharyngienne , aux lèvres labiale ou maxillaire externe , sourcillières aux sourcils, au front frontale , à l'occiput occipitale, au nez nazale , aux tempes temporale , à l'intérieur des narines ethmoïdale , aux membranes du cerveau meningée, à l'oreille auriculaire , au cerveau cérébrale , à l'œil ophtalmique , à l'œsophage œsophagienne, aux mamelles mammaires , sous les clavicules sous-clavières , au médiastin médiastine, au poumon pulmonaire, au mésentère mésentérique, à l'estomac stomachique , au foie hépathique, à la rate splénique , aux reins renale, aux lombes lombaires, à l'omoplate ou le scapulum sous-scapulaire , au bras brachiale, à l'humérus humérale, le long du radius radiale, le long du cubitus cubitale, à la fosse iliaque iliaque , à la cuisse crurale, à la partie postérieure de la cuisse poplitée, le long du tibia tibiale, le long du péroné péronière, à la plante des pieds plantaire. La nomenclature des rameaux, des divisions, des subdivisions , est faite dans le même esprit que celle des principaux troncs. Toujours elle se compose par les noms où l'anatomiste va les chercher. Les veines sont à peu près désignées comme les artères qu'elles accompagnent , de sorte que le nom d'un vaisseau soit artériel, soit veineux , suffit le plus souvent pour faire connaître la place qu'il occupe. Mais les termes de l'angéologie quoique plus instructifs et mieux adaptés, ne sont pas néanmoins tous exempts de reproches. Ils ne donnent qu'une idée incomplète de la position et de la marche des artères, ils n'en représentent qu'une seule circonstance, un seul rapport; ils ne signalent qu'une seule partie lorsqu'elles s'étendent à plusieurs , ils n'en fixent ni l'origine ni la fin. Les dénominations qu'on leur prête ne sauraient être justes si elles n'embrassent le trajet d'un vaisseau, depuis son origine jusqu'à l'endroit où, changeant de direction, il devrait aussi changer de nom. L'artère appelée sous-clavière aurait besoin d'un mot qui exprimât non-seulement sa naissance et sa marche sous les clavicules, mais aussi son étendue jusqu'au bord supérieur de la première côte où elle se termine entre les attaches inférieures des muscles scalènes, pour se transformer en axillaire. Je l'appellerais volontiers *sous-clavièro-costale*. Mais, je m'écarte de mon dessein.

L'exactitude et le bon emploi des noms attribués à la plupart des artères et des veines, ne nous dispensent point de blâmer ceux qu'une application vicieuse attache mal-à-propros à plusieurs. De ce nombre sont les mots aorte, coronaires, circonflexes, communicantes de Willis, calleuses, tuberculeuses, honteuses, transversale de l'épaule, transversale du cou, profonde supérieure, profonde inférieure, etc. On peut compter encore ceux qui ne rappellent la situation particulière des vaisseaux, qu'à l'aide des épithètes interne, externe, antérieur, postérieur, supérieur, inférieur, comme carotide, iliaque externe, carotide, iliaque interne, plantaire interne et externe, sacrée, iliaque antérieure, tibiale antérieure et postérieure, mésentérique supérieure et inférieure, intercostale, thorachique supérieure, etc. Le sens de ces épithètes fondé sur des relations variables, incertaines et changeantes, n'est point tel qu'il le faut, pour recueillir constamment la véritable idée des artères ou des veines qu'on a voulu spécifier par leurs secours.

Dans la nomenclature de la névrologie, on a suivi trois modes différens, 1.° l'ordre numérique des nerfs, et de là sont sortis les noms de première, seconde, troisième, etc., paire; 2.° leurs usages présumés d'après lesquels on a dit nerfs olfactifs, nerfs optiques, nerfs moteurs des yeux, nerfs pathétiques, nerfs moteurs externes, nerfs auditifs, symphatiques, etc.; 3.° leur situation anatomique d'après les parties auxquelles ils se distribuent, comme nerfs maxillaires, nerfs sous-occipitaux, nerfs diaphragmatiques, sept paires cervicales, le plexus brachial, nerfs d'orsaux distingués en dix paires, nerfs lombaires, poplité, plantaire, intercostal, plexus stomachique, hépatique, splénique, renal, mésentérique, rameaux frontal, lacrymal, nazal, sphéno-palatin, etc. Les dénominations prises des nombres ont déjà été évaluées, page 15. Celles déduites des usages restreignent l'action de chaque nerf, trompent quelquefois sur l'idée qu'on s'en forme, et nourrissent l'erreur d'attribuer au système nerveux seul la faculté de sentir. Enfin celles tirées de la position ne comprennent pas tout ce qui peut en retracer l'image. Pour remédier à ces inconvéniens, il serait désirable, 1.° qu'on nommât chaque tronc nerveux principal par un mot composé, dont les mots primitifs fussent dérivés de la partie où il prend son origine, et de l'ensemble de celles qui reçoivent ses divisions; 2.°. qu'on désignât les rameaux par le nom du tronc d'où ils proviennent, joint à celui des parties auxquelles ils vont se rendre. La première paire de nerfs appelés olfactifs, naît de la partie antérieure et inférieure du cerveau au-dessous des corps canelés ou striés et se distribuent aux narines; elle va par rameaux détachés se terminer d'abord à l'os ethmoïde, ensuite à la membrane pituitaire. Pourquoi ne pas nommer le tronc principal *cerebro* ou *striatonarinal*? La division qui se termine à l'ethmoïde *cerebro ou striatonarinal ethmoïdien*, et celle qui se perd dans la membrane pituitaire *cerebro ou striatonarinal pituitaire*? Revenons à notre objet.

Les anatomistes ne se sont jamais livrés à une plus grande confusion, que lorsqu'ils ont voulu créer des noms aux muscles. Ils les ont tellement multipliés, ils les ont empruntés de choses si disparates, ils ont si peu consulté la nature, qu'il est fastidieux de les énumérer tous, impossible de les soumettre à des règles constantes et difficile d'en rechercher l'origine. L'arbitraire, l'hypothétique, les fausses comparaisons, l'équivoque, tous les vices de raisonnement ont présidé à ce fatras de nomenclature. Il semble qu'on ait eu dessein de combiner toutes les circonstances sensibles et appréciables d'un muscle, afin que de leurs combinaisons infinies il résultât le plus grand nombre de dénominations imaginables ou possibles.

1.° On a puisé dans l'opinion qu'on avait de leurs usages les noms des muscles abducteurs, accélérateurs, adducteurs, releveurs, constricteurs, cremaster ou suspenseur, du mot grec *krémâm* suspendre, diaphragme du mot grec *diaphratto* clorre transversalement, extenseur, fléchisseur, releveur, masseter, du mot grec *massaômai* manger, pronateur, supinateur, sphincter du mot grec *sphingo* constringo, etc. Cette manière de dénommer les muscles est, comme l'on voit, très-arbitraire, très-défectueuse et très-propre à entretenir l'erreur; car elle varie selon la diversité des opinions, elle change

change à mesure que les observations nouvelles démontrent dans les mêmes muscles des usages qui ne leur étaient pas d'abord attribués, elle ne peut convenir à ceux dont les usages ne sont point exactement connus, et elle nourrit enfin les fausses idées qu'on pourrait avoir sur l'action de plusieurs. En lisant divers traités de myologie, on a lieu de se convaincre du peu d'accord qui règne entre les auteurs relativement aux noms empruntés des usages. Le même muscle qu'on appelle releveur de la lèvre supérieure est nommé abducteur des aîles du nez par SPIGEL; celui qui passe pour abducteur du pouce chez ALBINUS, est désigné pour extenseur de la première phalange chez COUPER, DOUGLAS, WINSLOV. Un autre est abducteur de l'index pour SPIGEL, qui dans l'opinion de COUPER, DOUGLAS et WINSLOV, doit être un extenseur du même doigt. L'abducteur du pouce de la main est regardé comme partie du fléchisseur par COLOMBUS, SPIGEL et COUPER. Dans le fléchisseur du petit doigt de la main, COLOMBUS, SPIGEL et COUPER, ne trouvent qu'une portion de l'abducteur. COUPER prend pour adducteur du pouce celui que d'autres disent abducteur de l'index.

Il est peu de muscles qui ne remplissent qu'un seul usage; il en est plusieurs à qui l'on a découvert récemment des usages nouveaux. Tel qui meut l'avant-bras sur le bras, peut aussi, comme le remarquent SABATIER et CHAUSSIER, mouvoir le bras sur l'avant-bras, l'épaule sur le bras, le radius sur le cubitus. Tel depuis peu de temps s'est montré capable d'exécuter des mouvemens auxquels on ne l'avait jamais cru propre; le long supinateur, par exemple, avait toujours paru borné à produire des mouvemens de supination, jusqu'à ce que les observations d'HEISTER, vinrent prouver qu'il était disposé de manière à pouvoir fléchir l'avant-bras. WINSLOV pense même que c'est là sa fonction la plus naturelle, et que dès-lors pour le bien caractériser, le mot de longradial serait préférable à celui de supinateur. Tel enfin, par un nom contraire à son véritable usage, peut tromper sur l'effet qu'on a droit d'en attendre. On appelle ainsi releveur propre de l'omoplate un muscle qui n'a d'autre action que de l'abaisser. Enfin, un vice radical de cette méthode, consiste en ce qu'elle est déduite de la mécanique et de la physiologie, plutôt que de l'anatomie même; qu'elle suppose des explications sur le mécanisme du mouvement musculaire, qu'elle ne répond point à l'arrangement, à la distribution des muscles, et ne peut servir à diriger le jeune anatomiste dans l'examen qu'il voudrait en faire.

2.° La figure ou la forme extérieure de certains muscles a décidé les noms de capuchon, de deltoïde, de lombricaux, de pyramidal, pyriforme, de quarré, de rhomboïde, de scalène, de rond, de dentelé, de solaire, de splénius, de trapèze, de triangulaire, etc. Mais outre que la figure des muscles n'est pas toujours celle qu'on leur prête dans ces dénominations, car rien ne ressemble moins à un quarré, à un rond, à un triangle, que ceux auxquels on a attribué des noms tirés de ces figures; il est de plus incontestable que la même forme extérieure étant commune à plusieurs muscles, il n'est pas possible d'y trouver un signe qui les différencie nettement. La figure des lombrics valut le nom de lombricaux à quatre muscles de la main et du pieds; de pyramide celui de pyramidal à deux muscles du bas-ventre et à un autre de la cuisse; de triangle celui de triangulaire à des muscles du sternum, des lombes et de la cuisse. Enfin, quoique la figure d'un muscle puisse intéresser l'anatomiste, sa situation et ses correspondances l'intéressent bien davantage, et l'on est bien éloigné d'avoir une idée juste de ces trois choses en ne considérant que la première.

3.° La texture, la composition et les principales divisions des muscles, fournirent des noms au biceps, au bicorne, au complexus, au digastrique des mots grecs *dis* deux fois, et *gastêr* le ventre, aux jumeaux, au triceps. Mais la texture musculeuse est sujette à des variations qui ne permettent pas d'établir sur cette base une nomenclature constante. DOUGLAS dit avoir trouvé trois têtes au biceps de l'avant-bras. D'autres exemples confirment cette observation. Ce muscle est au contraire réduit à une seule tête chez les animaux non claviculés. Voyez page 24. On a vu au muscle digastrique de la mâchoire inférieure trois et même quatre branches bien formées, plus minces, mais plus larges que les deux autres corps charnus de ce muscle, et qui pouvaient être considérés comme autant de ventres séparés et distincts. On ne lui connaît au contraire qu'un seul corps dans le chien, (DOUGLAS). Voyez page 24. Ce n'est pas seulement la composition des muscles qui varie, c'est aussi le sentiment des anatomistes qu'on a peine de concilier sur cet article ; ils appellent compliqué (complexus) un muscle dont la texture est beaucoup plus simple que celle de beaucoup d'autres ; ils laissent le nom de jumeaux à deux petits muscles de la cuisse, quoique COLOMBUS ait démontré qu'ils se réunissent en un seul muscle creux, à travers lequel passe le tendon de l'obturateur interne. DOUGLAS fait quatre muscles différens du triceps. Enfin, il y a parmi les auteurs trop de contrariété et d'opposition à cet égard, pour qu'on puisse rien conclure d'uniforme et de régulier.

4.° Plusieurs muscles, d'après la direction de leurs fibres, sont appelés droits, obliques, transverses, orbiculaires, convergens, divergens. On a beaucoup multiplié les dénominations pareilles, et l'on aurait pu en admettre encore un plus grand nombre ; car comme il n'y a point de muscles où les fibres ne suivent quelqu'une de ces directions, il n'y en a point qui ne puissent recevoir quelqu'un de ces noms-là. CHAUSSIER observe d'ailleurs qu'ils n'expriment pas toujours la véritable disposition des fibres musculaires, comme on l'aperçoit dans le muscle grand droit postérieur de la tête, petit droit postérieur de la tête, droit interne de la jambe. *Expos. des musc. pag.* 30.

5.° On a fondé la désignation de quelques-uns sur des rapports souvent arbitraires de grandeur, de volume et d'étendue ; de là les épithètes grand, moyen, petit, long, court, gros, grêle, très-large, très-long, vaste. Mais ces mots n'emportent que des idées de relations, n'offrent rien d'absolu, et laissent beaucoup d'équivoque sur leur véritable sens. J'ai déjà relevé le vice de ces termes, dont l'emploi s'est généralement introduit dans toutes les branches de l'anatomie. Voyez page 17.

6.° On doit évaluer de la même manière tous les noms assignés aux muscles, d'après leur situation relative antérieurs, postérieurs, latéraux, transverses, supérieurs, inférieurs, internes, externes, sublime, profond et autres, qui indiquent seulement la place qu'un muscle occupe par rapport à ses voisins dans telle partie du corps ; et suivant telle division de ses parties. Voyez pages 17 et 22.

7.° La nomenclature des muscles est devenue plus anatomique, lorsqu'on a considéré leur situation absolue, et qu'on leur a donné des noms correspondans,

A. Aux parties près lesquelles ils sont placés, comme brachial du mot grec *brachiôn* bras, anconé du mot grec *ankôn* coude, crural, cubital, iliaque, sus-épineux, sous-épineux, scapulaire, intercostaux, inter-osseux, inter-épineux, inter-transversaires, inter-vertébraux, palmaires, plantaire, pectoral, péronier, poplité, psoas, du mot grec *psoai* les lombes, radial, sous-clavier, temporal, dorseaux, occipitaux, etc. Ces dénominations seraient bonnes s'il s'agissait de comprendre une classe entière de muscles, et de rappeler à la fois tous ceux qui occupent une même région. Mais elles ne sauraient suffire lorsqu'on a dessein de signaler chaque muscle en particulier, de les isoler tour-à-tour et de les décrire en détail. Le mot pectoral convient à tous les muscles situés dans la région de la poitrine, et par cela même il ne peut convenir à chacun de ces muscles considérés séparément. On compte plusieurs intercostaux, plusieurs inter-osseux, plusieurs inter-vertébraux, plusieurs radial, qui diffèrent les uns des autres, et cependant leurs noms semblent tous les confondre.

B. Aux parties qu'ils contribuent à mouvoir comme œsophagien des mots grecs *édo phago* manger ; pharyngien du mot grec *pharynx* le pharynx ; céphalo pharyngien du mot grec *képhalê* tête ; crico-pharyngien du mot grec *krikos* cerceau, *pharynx* pharynx ; glosso-pharyngien, des mots grecs *glossâ* langue et pharynx ; hyo-cerato-pharyngiens, milo-pharyngiens du mot grec *pharynx* ; Ptérigo-pharyngiens du mot grec *ptéron* aîle ; salpingo-pharyngiens du mot grec *salpinx* trompe ; stylo-pharyngiens, sindesmo-pharyngiens du mot grec *syn* ensemble, *désmos* lien ; tyro-pharyngiens du mot grec *thyra* porte ; hélix, anthélix, tragus, anti-tragus, stapédieu. Cette méthode de nomenclature est excellente, et elle ne demande que de légères corrections pour devenir parfaite.

C. Aux parties qu'ils concourent à former comme buccinateur, grand, moyen , petit fessier , crural , grastrocnémiens du mot grec *gastèr* ventre, *hémo* distribuer. Le nombre des muscles qui se réunissent pour former une même partie étant quelquefois considérable, c'est une chose vicieuse de les confondre sous un seul mot, c'en est une impossible d'établir entr'eux les divisions qui doivent exister , si au lieu de les distinguer par des noms propres, on leur en donne qui soient communs à tous, ainsi qu'on est obligé de le faire pour trois muscles dont la réunion constitue les fesses , et qui tous les trois portent le nom de fessiers.

Mais on a été bien plus près d'embrasser l'esprit d'une bonne méthode , lorsqu'on a cherché dans les attaches même des muscles le principe de certaines dénominations. C'est en effet par ses attaches que la véritable situation d'un muscle est déterminée. C'est d'elles que doivent sortir toutes les idées de leurs principales circonstances anatomiques ; c'est par conséquent à elles de fournir la composition des termes capables d'en retracer l'image. Lespèce de nomenclature que nous avons fondée sur cette base est défectueuse lorsqu'elle se borne à exprimer,

A. Le premier point d'attaches appelé point d'origine dans le langage ordinaire, d'où sont nés les noms graphoïdes ou stiliforme , du mot grec *graphos* stilet ; pectiné , ptérigoïdien , sacré , sacro-lombaire , transversaire, zigomatique, du mot grec *zeugo* joindre ,

B. Du second point d'attaches vulgairement appelé point d'insertion, d'où dérivent les noms ciliaires , mastoïdien, demi-épineux , épineux.

Cette nomenclature est au contraire exacte , conforme à un bon plan et digne d'être imitée, lorsqu'elle embrasse à la fois,

C. Les deux points d'attaches ou d'origine et d'insertion , ainsi qu'on le voit dans les exemples suivans , basio-glosse , carato-glosse du mot grec *kérata* les cornes ; coraco-brachial du mot grec *korax* corbeau ; caraco-hyoïdien , crico-arithénoïdien , crico-thyroïdien, genio-glosse du mot grec *ghénys* le menton ; genio-hyoïdien , glosso - staphilin du mot *staphylè* la luette , milo-hyoïdien, occipito-frontal, palato-staphilin, salpingo - staphilin , sterno-hyoïdien , sterno-thyroïdien , stylo - condro-hyoïdien des mots *kondros* cartilage ; stylo - hyoïdien , stylo - arithénoïdien, thyro-staphilin, trachelo-mastoïdien, hyo-thyroïdien. Je ne parle pas de plusieurs autres propriétés des muscles, sur lesquelles la nomenclature de quelques-uns s'est établie, comme leur substance qui fit donner des noms au demi-membraneux, au demi-nerveux, au demi-tendineux; la couleur qui fit surnommer livide le pectiné; enfin l'ordre numérique qui décida toutes les dénominations employées pour les muscles, depuis GALIEN jusqu'à VÉSALE. Voyez page 15.

A la vue de cette nombreuse et dégoûtante synonymie; à la vue des principes différens et contradictoires qui enfantèrent cette exubérance nominale, on est tenté de chercher une règle invariable et commune, à laquelle toute la nomenclature des muscles soit soumise. Celle que des auteurs recommandables avait d'abord indiquée, que CHAUSSIER a ensuite exécutée, et que j'ai tâché enfin de rendre plus exacte et plus complète, m'a paru réunir tous les avantages qu'on peut attendre de nos connaissances actuelles. Son but vraiment anatomique est de nous faire connaître la situation des muscles par le nom qu'elle leur impose. Sa méthode simple et facile nous conduit à composer nous-mêmes pour chaque muscle, le nom qui en retrace la meilleure idée. Elle dirige, elle éclaire, elle abrége la marche de l'anatomiste; elle affermit, elle soulage sa mémoire; elle le ramène sans cesse, non aux mots, mais aux objets dont il veut conserver le souvenir. Plus étendue que l'ancienne, elle est cependant moins difficile à comprendre toute entière. Plus générale, elle est moins abstraite; plus composée, elle a moins de complication dans ses termes; si elle ne dispense pas de savoir les dénominations reçues, rien aussi ne peut dispenser de connaître les choses qu'elle exprime, rien ne peut suppléer les descriptions abrégées qu'elle en offre. Si on ne la considère pas comme une langue propre à remplacer celle que nous avons, il faut la regarder du moins comme une méthode d'étudier avantageuse. Si on n'adopte pas ses termes pour désigner les muscles, il faut les employer du moins pour les caractériser à l'exemple des botanistes qui se servent de phrases courtes et concises, afin de rassembler sous un petit nombre de mots tous les caractères d'une plante. Les phrases myologiques du nouveau système de nomenclature mériteraient donc d'être retenues, comme les phrases botaniques, lors même qu'on les croirait incapables d'une application immédiate à la manière de s'énoncer.

Mais avant qu'on développe le système méthodique, ou la collection des termes qui composent l'ensemble de la nouvelle nomenclature des muscles, il est nécessaire de définir l'esprit dans lequel on l'a rédigé, d'assigner ses bases fondamentales, et de discerner toutes les modifications qu'elle peut subir. On entendra plus facilement le vocabulaire lorsqu'on en aura conçu les principes, et l'on sera moins rebuté par la difficulté des mots, lorsque les choses qu'ils signifient seront déjà bien déterminées.

En tout ce qui tient à l'esprit d'une langue scientifique, la nomenclature de myologie conserve avec celle de la chimie la plus étroite conformité. C'est le même dessein, c'est la même loi, ce sont les mêmes principes qu'on observe de part et d'autre. Elles sont faites sur un semblable plan; elles offrent les mêmes avantages, donnent les mêmes résultats, et ne diffèrent enfin que par la nature des objets auxquels on les adapte. Le chimiste occupé de composition et d'analyse, a dû se créer un langage qui lui rappelle les principes constituans des corps. Il a dû nommer d'abord les substances les plus simples, et chercher ensuite dans la combinaison de ces dénominations premières celles des substances composées. L'anatomiste étudie l'organisation ou la structure du corps animal; rien de ce qui concerne la forme, la figure, la situation, le rapport de ses parties ne peut lui être étranger. Tout ce qui facilite l'intelligence de ces choses et en grave le souvenir l'intéresse. Or il est clair que pour un muscle la situation, la figure, la forme et les rapports sont des circonstances subordonnées à l'ordre successif des points où il s'attache depuis son origine jusqu'à sa fin, et que ce dernier article enveloppe presque tous les autres. L'expression abrégée des propriétés les plus essentielles d'un muscle, peut donc se renfermer dans la seule indication de ses attaches.

Et d'abord comme une certaine suite d'adhérences fixe tous les muscles à leur place, il suffit d'en bien désigner la série pour faire connaître la place qu'ils occupent. Dès-lors on peut considérer la situation d'un muscle comme essentiellement déterminée par les divers points qui l'unissent aux parties du squelette sur lesquelles il est situé. La direction ou la marche des muscles est encore fondée sur la même série d'attaches, puisque c'est toujours d'un point d'attache à l'autre qu'ils se dirigent dans leur trajet. Enfin, la forme et la figure de ces corps charnus sont dépendantes de la direction donnée, soit à leurs fibres, soit aux masses fibreuses qui en résultent, et elles sont aussi comprises dans l'arrangement ou la suite des points d'attache.

Mais comment faut-il procéder pour choisir parmi ces points divers, ceux qui sont les plus propres a retracer tout ce qu'il importe de voir dans un muscle? On sent déjà qu'une ou deux attaches isolées ne sauraient suffire dans la plupart des muscles, pour nous offrir une idée satisfaisante de leur véritable situation et moins encore de leur figure. Vous ne sauriez, en effet, juger sur l'indication d'un ou deux points seulement qu'un muscle a telle étendue, qu'il décrit tel espace, qu'il est dans telle position; et tant que vous n'exprimerez pas toutes les attaches qui l'éloignent en divers sens de la première, vous ne pourrez rien apprendre qui doive engager à lui attribuer cette place plutôt qu'une autre. La première, ou la seconde, ou la dernière attache, imprime bien telle direction spéciale au muscle; mais il n'y a que la suite de toutes les attaches réunies qui puisse former l'ensemble des directions, auquel l'emplacement de chaque muscle doit être rapporté. Ainsi la distance qui sépare tous les points connus où tel muscle se fixe, mesure l'espace qu'il occupe et par conséquent détermine son volume ou son étendue; la distribution de ces points sur certaines pièces osseuses, décide sa position, et l'arrangement des lignes qu'on peut établir des uns aux autres, fixe à peu près sa figure. S'ils sont séparés par un long intervalle comme celui de la poitrine au bassin, le muscle sera grand et large comme l'oblique externe du bas-ventre; s'il existe de ces points à l'os des îles, au pubis, aux côtes, à l'abdomen, on concevra que ce muscle est situé entre toutes ces pièces osseuses sur les parties antérieures et latérales du bas-ventre et de la poitrine; enfin si l'on considère que ces quatre points principaux sont disposés de manière qu'on peut tracer entre eux quatre

quatre lignes égales des côtes à l'abdomen, de l'abdomen au pubis, du pubis à l'extrémité postérieure de l'os des îles, et de cette extrémité aux côtes, on conclura que sa figure est quadrilatère (a). Le nom *ilio-pubi-costo-abdominal* que je lui ai donné, répond parfaitement à son état anatomique. Il serait facile de distinguer par une semblable analyse, quels sont les points d'attaches qui déterminent essentiellement la situation des autres muscles, et quels sont dès-lors ceux qu'on ne peut se dispenser d'admettre dans leur nouvelle nomenclature.

Chaussier n'en a pas toujours fait signifier un nombre suffisant dans la sienne. Il s'est le plus souvent borné aux deux principaux points d'origine et d'insertion, en négligeant d'autres attaches intermédiaires, sans lesquelles il serait quelquefois impossible de bien apprécier la manière dont les muscles se trouvent situés. En sorte que les noms qu'il leur donne n'emportent pas toujours l'idée de leur emplacement ou de leur position. Ainsi, le muscle grand oblique du bas-ventre est nommé par Chaussier *costo-abdominal*, de ses attaches aux côtes et à l'abdomen, et cependant on sait qu'il passe sur l'épine du pubis et qu'il longe la crête de l'ilium. Pourquoi exclurions-nous de sa nomenclature les mots propres à indiquer ses rapports avec l'ilium et le pubis ? Pourquoi craindre de multiplier les termes élémentaires de chaque dénomination ? Pourquoi en admettre certains préférablement à d'autres, qui ne servant pas moins pour établir l'état anatomique d'un muscle, doivent servir aussi pour en former le nom ? Dans les corrections que je me suis permis de faire à la nomenclature de Chaussier, j'ai remplacé certains termes par d'autres plus composés, qui embrassent un plus grand nombre de points d'attaches, et représentent dès-lors les muscles avec une idée plus exacte de leur position. Les mots que je substitue, quoique moins brefs, seront prononcés et retenus avec autant de facilité. On pourra

(a) Cette manière de déterminer la figure des muscles n'est peut-être point assez rigoureuse, assez constante pour que je veuille ici la garantir de toute exception. Il suffit de prouver, par un exemple, que notre méthode de dénommer les muscles, a quelquefois la supériorité sur les autres à cet égard.

d'ailleurs supprimer dans le langage tous les mots intermédiaires de la phrase employée pour dénommer un muscle, ne prononcer que les deux extrêmes, et n'articuler la phrase entière que lorsqu'il s'agira de les caractériser. J'appelle *ilio-pubi-costo-abdominal*, le muscle grand oblique du bas-ventre; *pubi* peut être supprimé dans la prononciation ordinaire, et rétabli ensuite dans la signification de cette phrase myologique, pour énoncer les caractères anatomiques du muscle qui en est l'objet. On sait d'ailleurs que les muscles du larynx et du pharynx portent des noms aussi composés, qui néanmoins se retiennent et se prononcent sans peine. A tous ces avantages, mes corrections joignent celui de désigner quels sont les points d'attache fixes qui servent d'appui à tous les mouvemens, et qui remplissent la fonction de puissance, quels sont ceux qui mobiles, cèdent au mouvement et jouent le rôle de résistance. Les plus fixes sont toujours énoncés les premiers, et les plus mobiles à leur suite.

Afin de tracer avec avantage le plan que je me suis proposé, il reste à rechercher quels sont les objets de l'anatomie qui, considérés comme les plus simples, doivent fournir les dénominations élémentaires et les bases fondamentales du système de nomenclature. Ces objets sont plus ou moins faciles à saisir selon qu'ils se rapportent, ou à des muscles qui n'ont que deux attaches, ou à des muscles qui en ont un plus grand nombre. Ces derniers outre deux attaches principales tiennent à d'autres parties, soit osseuses, soit charnues par des points qui, chez les uns sont disposés de manière à décider leur situation, et qui chez les autres n'y changent rien. Appliquons l'esprit de notre méthode à chacune de ces divisions.

---

§. VI.

Des parties de l'anatomie sur lesquelles la nouvelle nomenclature des muscles est fondée.

Les os et les viscères sont les aboutissans ou les soutiens de toutes les parties dont le corps humain est composé, car il n'est pas de muscles, il n'est pas de nerfs, de veines ou d'artères qui ne tiennent à des os ou qui ne se distribuent à des viscères. Le système osseux et le système viscéral entretiennent des relations immédiates avec les autres systèmes, et déterminent leur position respective ainsi que celle de leurs divisions. L'ostéologie et la splanchnologie doivent donc servir de fondement au reste de l'anatomie. Les noms donnés aux objets de ces deux branches, peuvent fournir les bases de toutes les dénominations à peu près comme les noms des substances simples ou non composées, fournissent en chimie les mots par lesquels on désigne les corps mixtes qu'elles composent. C'est sur-tout avec les différentes parties du système osseux que les muscles conservent des rapports. C'est d'elles que les noms nouveaux dérivent presque tous, et il sera facile de les construire à quiconque aura une connaissance exacte de tout ce qui concerne l'ostéologie. Cependant on a changé les noms de certaines parties osseuses, et on en a substitué d'autres qui conviennent mieux à la nouvelle nomenclature des muscles. J'ai adopté la plupart des changemens proposés dans l'ouvrage de CHAUSSIER, et je vais rappeler ici les plus importans à savoir. Ainsi, il donne le nom de sus-acromien au bord de la clavicule placé au-dessus de l'apophyse appelé acromion, et celui de sous-acromien au bord du même os situé au-dessous. Il préfère le nom de scapulum à celui d'omoplate, et les mêmes motifs m'engagent à cette préférence. La correspondance qui existe entre les extrémités supérieures et inférieures, l'analogie que la conformation de l'humérus présente avec celle du fémur ont fait appeler *trochiter*, cette grande éminence raboteuse située à la partie antérieure et externe de l'humérus destinée à recevoir l'attache des muscles rotateurs du bras, et cette dénomination se rapproche du mot *trochanter*, donné à une éminence semblable placée à la partie antérieure et externe du fémur, qui sert à l'attache des muscles rotateurs de la cuisse. C'est dans la même vue qu'on a distingué par le nom de *trochin* la petite tubérosité ou éminence qu'on observe à la partie interne de l'humérus. Cette petite tubérosité de l'humérus répond à celle qui dans le fémur se nomme ordinairement petit trochanter, et que CHAUSSIER a appelé *trochantin*. De là les dénominations de *sus-*

spini-scapulo-trochiterien, que j'assigne au muscle sus-épineux qui s'attache au-dessus de l'épine de l'omoplate, ou scapulum à la grosse tubérosité de l'humérus, ou trochiter ; de *sous-spini-scapulo-trochiterien*, au muscle sous-épineux qui s'attache au-dessous de la même épine et à la même éminence de l'humérus, etc. ; celle de *sous-scapulo-trochinien* donné au sous-scapulaire, qui de la fosse sous-scapulaire se fixe à la petite tubérosité de l'humérus ou trochin ; celle de *prelombo-cruri-trochantin* donné au muscle psoas, qui de la face antérieure et latérale des apophyses transverses des vertèbres lombaires, passe sous l'arcade crurale et se fixe au petit trochanter ou trochantin du fémur ; *d'iliaco-trochantin* au muscle iliaque, qui de la fosse iliaque se termine à la même éminence du fémur. Une des éminences destinée à l'articulation du bras avec l'avant-bras, une de celles qui servent à l'articulation de la cuisse avec la jambe, et qu'on appelle poulie de l'humérus, poulie du fémur, peuvent recevoir le nom de *trochlées*. La seconde éminence articulaire de l'humérus qu'on nomme petite tête peut s'appeler *condyle*, puisque par ce mot les anatomistes désignent généralement toute éminence articulaire qui n'est pas exactement arrondie, mais un peu aplatie. Les deux éminences raboteuses connues sous le nom de condyle interne, condile externe de l'humérus sont désignées avec plus de précision, l'une ou le condyle interne par le mot *d'épitrochlée*, comme étant située au-dessus de la *trochlée* ou poulie de l'humérus ; l'autre ou le condyle externe par le mot *d'épicondyle*, comme étant placée au-dessus du condyle articulaire ou tête de l'humérus. Les doigts de la main, les orteils du pied sont composés de trois pièces osseuses qu'on appelle première, seconde, troisième phalanges ; pour les distinguer et faciliter la nouvelle nomenclature des muscles qui s'y attachent, nous les nommerons, avec CHAUSSIER, phalange, phalangine, phalangette. (Ouvrage cit. pag. 87 et suiv.)

Tels sont les principaux changemens qu'il était essentiel de faire aux dénominations admises pour signifier différentes parties du système osseux avec lesquelles les muscles conservent des rapports anatomiques. Nous nous servirons quelquefois des mots *sus*, pour indiquer une partie située au-dessus d'une autre, *sous* pour en énoncer une placée au - dessous, *pré* pour celle qui est antérieure, etc. Enfin s'il est d'autres changemens que la nomenclature myologique réformée nécessite, nous aurons soin de les faire connaître à mesure qu'ils trouveront leur place dans chaque région.

Il est des muscles qui tiennent d'une part à des os, et de l'autre à des parties molles, cartilagineuses, charnues, membraneuses, etc. De cette classe sont presque tous les muscles qui appartiennent aux organes des sens. Nous désignons ceux-là par des noms composés, dont le premier mot est relatif à la partie dure et le dernier à la partie molle ; ainsi, dans la région orbitaire, le grand oblique de l'œil est appelé *optico-trochlei-scleroticien*, le petit oblique *maxillo-scleroticien*, etc. Dans la région auriculaire, le supérieur de l'oreille est appelé *petro-conchinien*, le releveur de l'oreille *temporo-conchinien*, etc. D'autres muscles intimement unis à l'organe cutané, admettent le nom de cet organe dans leur nomenclature, comme le muscle sourcillier que nous nommons *cutaneo-sourcillier.*

Enfin il en est un fort important par la fonction majeure qu'il exécute dans l'économie animale, et qui ne pouvant être bien désigné par ses attaches, nous a paru mieux caractérisé par un mot qui indique sa véritable position. C'est le diaphragme qui placé entre la cavité de la poitrine et celle du bas-ventre, et remplissant l'intervalle qui sépare le thorax de l'abdomen, a été nommé *thoraco-abdominal.*

§. VII.

Des muscles qui n'ont que deux attaches distinctes.

Les muscles qui n'ont pas plus de deux attaches distinctes ont été, d'après notre méthode, les plus faciles à nommer. Il n'a s'agi que de trouver deux mots propres à exprimer l'une et l'autre de ces attaches. On ne pouvait manquer de désigner ainsi leur véritable situation. Leur nomenclature présente, par cela même, plus d'uniformité et de constance. Il est impossible de les méconnaître d'après les noms nouveaux qu'ils ont reçus. Parmi les muscles de la tête et des extrémités, plusieurs nous offrent ce caractère : ainsi le muscle releveur de la paupière supérieure qui du fonds de l'orbite se fixe à cette paupière, est appelé *orbito-sus-palpebral* ; celui qui du bord de l'os maxillaire se porte aux deux paupières, et qui est connu sous le nom d'orbiculaire, prend celui de *maxillo-palpebral*. Le digastrique qui de l'apophyse mastoïde se termine à l'apophyse geni de l'os maxillaire inférieur, est nommé *mastoïdogenien*. Les *stylo-hyoïdien*, *milo-hyoïdien*, *genio-hyoïdien*, *sterno-hyoïdien*, et la plupart de ceux qui concourent aux mouvemens du larynx, du pharynx et de la langue, sont aussi bornés à deux attaches distinctes, et en conséquence, ils ont très-anciennement reçu des noms propres à les rappeler. Dans le nombre des muscles qui meuvent les extrémités, plusieurs s'étendent directement d'une partie à une autre sans avoir d'attaches intermédiaires. La simplicité de leur marche détermine celle de leurs noms : tels sont le brachial attaché à l'humérus et au cubitus que nous appelons *humero cubital*, les gastrocnémiens fixés au fémur et au calcaneum qui sont nommés *bifemoro calcanien*. Mais il en est pour qui la nature a tellement multiplié les points d'attaches, que des dénominations aussi simples ne sauraient donner une idée exacte de leur situation. Il a donc fallu se servir à leur égard d'une nomenclature plus composée, employer de longues phrases, choquer l'oreille par la dureté de certains sons, et sacrifier l'élégance à l'exactitude du langage.

---

§. VIII.

Des muscles qui ont plus de deux attaches distinctes.

Le nombre des muscles qui ont plus de deux attaches distinctes est bien plus considérable. Leur nomenclature est plus compliquée, plus difficile, plus embarrassante dans le discours, et cependant on ne peut la simplifier sans manquer le but qu'on se propose ; car dans l'intention où nous sommes de peindre à l'esprit la position des muscles par les noms qu'on leur attribue, il ne suffit pas de s'arrêter à la désignation de quelques attaches plus ou moins apparentes, il faut envelopper dans la même expression toutes celles qui contribuent à déterminer la manière dont chaque muscle est situé. C'est dans cette partie que j'ai souvent changé ou rectifié la nomenclature de CHAUSSIER. Afin de mieux concevoir cette branche de notre système, nous devons distinguer dans cette classe, 1.° les muscles qui ont plus de deux attaches distinctes, mais dont la situation n'est décidée que par les deux principales; 2.° les muscles qui ont plus de deux attaches distinctes, et dont la situation est établie d'après toutes ou d'après plusieurs.

Le nom des premiers se compose comme s'ils n'avaient pas plus de deux attaches; car nous nous contentons alors de désigner les deux qui nous paraissent tenir le premier rang. Ainsi quoique le muscle droit du bas-ventre ait plus de deux attaches distinctes, puisqu'on lui en connaît à l'extrémité xiphoïde du sternum, aux cartilages de la cinquième, sixième et septième des vraies côtes et de la première des fausses, enfin à l'os pubis; cependant comme ses attaches au sternum et au pubis semblent être du premier ordre et qu'elles suffisent pour fixer sa véritable situation, je pense que les mots *pubio sternal* doivent aussi suffire à le dénommer. J'ai suivi le même plan pour tous les muscles de ce genre; et dans le nombre de leurs attaches, j'ai toujours tâché de choisir celles qui, plus importantes, pouvaient servir à leur nomenclature. Mais cette base ne saurait convenir à la méthode de nommer les muscles du second genre, puisque la connaissance de leur état suppose nécessairement celle d'un nombre plus considérable d'attaches. Il est évident que pour conserver l'idée de leur position, pour exprimer nettement tout ce qui peut contribuer à l'établir, les noms de ces muscles doivent dériver des noms réunis de toutes les attaches qui ont rapport à cette position. Mais comme dans le nombre de ces attaches, il en est qui sont plus importantes et d'autres qui le sont moins, la méthode a voulu que pour éviter de les confondre on affectât aux moins essentielles une terminaison qui puisse marquer cette différence. Dans cette vue toutes les terminaisons en *o*, *en*, *al*, *aire* sont données aux premières, la terminaison en *i* est réservée aux secondes. Nous appelons donc *ilio-pubi-costo-abdominal* le muscle grand oblique du bas-ventre, parce que ses attaches aux côtes, à l'ilium, au pubis et à l'abdomen sont nécessaires pour bien concevoir sa situation ; celles à l'ilium, aux côtes et à l'abdomen étant les plus importantes, ont reçu des terminaisons en *o* et en *al*, celle au pubis l'étant moins se termine en *i*. C'est dans le même sens que nous avons nommé *ilio-lumbo-costi-abdominal* le muscle petit oblique du bas-ventre, que CHAUSSIER appelle seulement *ilio-abdominal* ; *lumbo-ili-abdominal* le transverse, que CHAUSSIER nomme *lumbo-abdominal*, et que nous avons fait des extensions semblables à la nomenclature de plusieurs autres muscles demeurée incomplète dans l'ouvrage de CHAUSSIER. Je me suis du reste constamment efforcé de distinguer dans les dénominations que j'adopte, les points d'attaches fixes qui constituent la puissance, des points mobiles qui forment la résistance en plaçant les noms des premiers au commencement de la phrase, et ceux des autres à la fin.

---

§. IX.

De la meilleure méthode de classification des muscles.

Quoiqu'il importe beaucoup de donner des noms convenables aux divers objets de l'anatomie, il ne faut pas croire cependant que dans l'étude de cette science on doive se borner uniquement à imaginer des dénominations exactes, et à bien désigner les parties qu'on veut décrire. Il est une chose non moins intéressante et non moins digne de nous occuper, c'est de classer les nombreux matériaux des études anatomiques, d'établir entr'eux les divisions dont ils paraissent anatomiquement susceptibles et de les ranger dans un ordre fondé sur les principes de la science à laquelle ils appartiennent. On l'a souvent répété, il n'y a point de science sans méthode, et toute méthode suppose l'arrangement et la classification au moins arbitraires de nos idées. Le langage des sciences, lui-même, ne se perfectionne que

que lorsqu'elles sont parvenues à un système d'arrangement plus parfait. Nous en avons des exemples dans les mathématiques, la géométrie, la botanique, la chimie, la minéralogie, qui n'ont éprouvé la réforme utile de leur langage qu'après en avoir fait une essentielle dans leur méthode, puisque, comme je viens de le prouver, c'est du sein même de quelque méthode extraordinaire et neuve qu'elles ont fait sortir un langage nouveau. On savait exprimer les objets de la géométrie sans le secours des signes numériques, même du temps d'EUCLIDE, qui dans ses élémens se sert de lignes et non de nombres pour énoncer les plus savantes opérations. Les méthodes géométriques existaient donc déjà, la langue de l'algèbre n'existait pas encore, celle-ci ne fit que les perfectionner et les étendre en les rendant, plus faciles et plus sûres; mais les meilleures méthodes de la géométrie furent antérieures à l'invention des signes algébriques. Une nomenclature des plantes mieux appropriée à leurs caractères distinctifs, suivit les classifications systématiques que les botanistes en firent d'après la connaissance de ces caractères. Ce ne fut aussi qu'après avoir créé de nouveaux principes à la chimie, ce ne fut qu'après avoir lié et coordonné ces principes en un système général, qu'on s'occupa de corriger la langue de cette science, de refondre toutes ses anciennes dénominations et de les accommoder à ses nouvelles vues. C'est enfin depuis que les minéralogistes ont adopté les systèmes chimiques qu'ils commencent à se rendre plus exacts dans leurs distributions, plus intelligibles dans leur langage.

La division générale du corps humain, la classification méthodique des parties qui le composent, sont donc les deux moyens qui doivent nous conduire à la description fidelle de chacune, et sur lesquels il faut insister d'abord dans l'étude de l'anatomie. Les anciens ont connu et rempli le premier de ces objets; mais ils ont négligé ou pleinement ignoré le second. Ils n'ont suivi aucun ordre d'arrangement dans les descriptions particulières qu'ils nous ont laissées. C'est peut-être faute de ces distributions exactes que les connaissances des anciens sur l'anatomie nous paraissent bien bornées, en comparaison de celles qui distinguent les modernes, parce qu'ils nous les ont transmises sous des formes confuses qui les obscurcissent, tandis que les modernes ne présentent leurs idées qu'avec un ordre admirable qui en augmente le prix. Cependant si nous considérons que les ouvrages des anciens contiennent de grandes vérités anatomiques qui en supposent d'intermédiaires, que l'étude de l'anatomie était familière aux philosophes autant qu'aux médecins de l'antiquité, que la plupart des termes propres à cette science sont dérivés de la langue grecque, qui est une des plus anciennes du monde; si à ces considérations nous ajoutons l'autorité de GALIEN et d'un grand nombre d'anatomistes qui l'ont suivi, nous aurons lieu de penser que les anciens étaient plus avancés, plus instruits en anatomie qu'on ne l'imagine communément. Ainsi nous n'aurons pas de peine à prouver que les faits anatomiques étant familiers aux anciens, c'est une conséquence naturelle que notre apparente supériorité à leur égard, vient de ce que le défaut de distribution et d'ordre dans leurs écrits ne nous a point permis d'apprécier au juste leurs découvertes et leurs vues. Plusieurs causes les empêchèrent de classer nettement les objets de leurs descriptions et de leurs recherches. Les obstacles que l'horreur des cadavres et les préjugés religieux opposèrent d'abord à la culture de l'anatomie, la nécessité où les anatomistes se trouvèrent d'étudier la structure de l'homme dans celle des animaux, l'usage qui s'introduisit de représenter par des ouvrages de sculpture les parties du corps humain, et de consulter ces ouvrages pour en propager la connaissance, l'impossibilité de multiplier les livres comme nous par le secours de l'imprimerie, et de les charger de ces détails nécessaires à un arrangement méthodique, qu'ils sacrifiaient au besoin d'être conçis en se réservant de les communiquer à leurs disciples par la tradition orale; enfin, la multitude de choses et l'immense variété d'objets auxquels les médecins, les philosophes qui s'occupaient d'anatomie, voulurent lier les faits de cette science qu'ils firent toujours marcher avec la philosophie et les arts, évitant même d'en faire le sujet d'aucun traité particulier. Toutes ces causes et plusieurs autres, étouffèrent chez les anciens l'esprit de classification et d'arrangement qui s'est développé avec tant d'avantage parmi nous.

C'est sur-tout par rapport à cette branche de l'anatomie qui traite des muscles qu'on a manqué d'ordre dans tous les temps, et qu'il eût été néanmoins plus nécessaire d'en mettre, parce que le nombre et la variété des objets qu'elle comprend ne peuvent être bien conçus si on ne les présente dans un bel ordre à l'esprit. Les ouvrages des anatomistes qui précédèrent GALIEN, font à peine mention de la myologie. HIPPOCRATE en parle d'une manière si stérile, si sèche qu'il paraît en avoir négligé tous les détails. Le seul muscle qu'il ait spécifié dans ses écrits est celui qu'il appelle *psoas*, dont nous avons même conservé le nom. MARINUS, au rapport de GALIEN, est le premier qui ait apporté quelque exactitude à décrire les muscles; mais cependant GALIEN préfère la méthode de ses maîtres, PELOPS, LYCUS et ŒLIANUS. Comme eux il a suivi l'ordre le plus naturel et le plus simple. Il a rangé tous les muscles d'après leurs situations respectives, en les démontrant à mesure qu'ils s'offraient à la vue dans la suite des dissections. Il commence par ce muscle large et mince placé à la partie antérieure du cou qu'il appelle *platisma myoïdes*, et qui méritait d'être décrit le premier, comme étant le plus superficiel de tous. C'est le même que WINSLOW nomme muscle *peaucier*. Il passe ensuite successivement aux muscles des lèvres, du nez, du front, des yeux, de la mâchoire inférieure, de la tête à l'omoplate, de l'omoplate seule, des mouvemens propres à la tête, de la trachée-artère, du larynx, des clavicules, de l'os hyoïde, de la langue, du palais, du cou, du bras, de l'avant-bras, de la main, du thorax, de l'épine, du bas-ventre, des testicules, de la vessie, des parties génitales, du bassin, de la cuisse, du genou, de la jambe, du pied (*a*). Cet ordre vraiment anatomique et le seul capable de diriger dans la recherche des muscles, serait exempt de reproches si leur situation générale et particulière se trouvaient toujours telles que GALIEN les a exprimés. Mais ses descriptions souvent inexactes et obscures, ont le défaut majeur de ne pas bien désigner le point où un muscle commence et le point où il finit.

La plupart des anatomistes se conformèrent à ce plan jusqu'au milieu du seizième siècle, où VESALE introduisit une méthode différente dans la distribution des muscles. Il les divisa non d'après la situation qu'il leur connaissait, mais d'après les usages qu'il voulut leur supposer, unissant

---

(*a*) Vid. GALEN. oper. de dissect. muscul.

tous ceux qui semblaient concourir à la même fonction, séparant ceux qui paraissaient remplir des usages différens. Il distingua donc la substance musculeuse qui sert à mouvoir la peau du front, les muscles qui meuvent les paupières, les yeux, la bouche, les lèvres, les aîles du nez, et successivement tous ceux qui exécutent les mouvemens de la mâchoire inférieure, de l'os hyoïde, de la langue, du larynx, du bras, de l'omoplate, de la tête, etc. etc. En sorte qu'il compta pour muscles d'une partie tous ceux qui pouvaient contribuer à la mouvoir dans quelque sens. Il fit différentes classes de muscles selon qu'ils déterminent l'extension ou la flexion du bras, la supination ou la pronation du radius, la flexion du cubitus et autres mouvemens des pièces osseuses qui composent les extrémités supérieures et inférieures (*a*). Ce plan quoique défectueux obtint la préférence, et fut adopté par les plus grands anatomistes qui suivirent. WINSLOW qui en reconnut bien les vices, ne laissa pas de s'y conformer dans ses ouvrages. Il évita plusieurs inconvéniens dans lesquels VESALE était tombé, parce qu'il sut mieux évaluer le mécanisme des organes soumis aux puissances musculaires. Ayant moins égard aux forces absolues des muscles qu'à leur situation relative, il estima l'action de chaque muscle moins par le mouvement qu'il produit sur une partie, que par celui qu'il l'a détermine elle-même à produire sur une autre. De là ses principales divisions des muscles qui meuvent les os de l'épaule sur le tronc, des muscles qui meuvent l'os du bras sur l'omoplate, des muscles qui meuvent le rayon sur l'os du coude, des muscles qui meuvent le carpe sur l'avant-bras, de ceux qui meuvent l'os de la cuisse sur le bassin, la jambe sur la cuisse, le tarse sur la jambe, la tête sur le tronc, etc. etc.

Ce que j'ai allégué contre la prétention de nommer les muscles d'après l'idée qu'on se forme de leurs usages, doit s'appliquer à cette manière de les classer. La diversité d'opinions sur les usages qu'on attribue aux mêmes muscles, la difficulté de discerner des muscles différens qui remplissent des fonctions semblables, tandis qu'un seul et même muscle exécute quelquefois diverses sortes de mouvemens, l'impossibilité de

---

(*a*) Vid. VESAL. de corporis humani fabricâ, tom. I, pag. 194 et suiv.

découvrir par cette méthode un muscle dont le mécanisme serait inconnu ou ignoré ; ces motifs et bien d'autres suffisent sans doute pour rejeter la classification des muscles déduite de leurs usages prétendus. Frappé de ces considérations, ALBINUS revint à la méthode de GALIEN qu'il rectifia, et fut dans la suite imité par SABATIER, VICQ-D'AZIR, et enfin par les plus célèbres anatomistes. Mais pour rendre leurs distributions claires, exactes et faciles, ces auteurs s'accordèrent à diviser d'abord toute la surface du corps en différentes régions, dont ils circonscrivirent d'une manière bien précise le nombre et l'étendue. Cette division une fois faite, ils ont pu facilement rapporter à chaque région les muscles qu'on y trouve et saisir ainsi leur position, soit générale, soit relative. ALBINUS admit quarante-huit régions dans le corps de l'homme et quarante-six dans celui de la femme. De ces quarante-huit régions quarante-cinq sont communes aux deux sexes, trois sont propres au sexe masculin, une seule est propre au sexe féminin. Parmi les communes il en compte trente-quatre qui étant paires ou doubles et se répétant de chaque côté du corps, réduisent ce nombre à celui de dix-sept. Parmi celles qui sont propres à l'homme, deux offrent la même répétition ou la même parité et peuvent se réduire à une. Les autres communes sont impaires et restent au nombre de onze. La troisième propre à l'homme et celle propre à la femme sont également impaires, en sorte que si l'on additionne toutes les régions essentiellement différentes, on n'en trouvera que trente pour le corps de l'homme et vingt-neuf pour celui de la femme (*a*). SABATIER a formé son plan sur celui d'ALBINUS, et il a décrit les muscles par couches ou régions en suivant l'ordre des parties sur lesquelles ils se trouvent situés. Il en a fait vingt-quatre classes ou divisions qui, nettement circonscrites, embrassent tous les muscles du corps humain, à l'exception de ceux qui appartiennent aux organes des sens ou de la génération, et à d'autres parties comprises dans le ressort de la splanchnologie (*b*). VICQ-D'AZIR attaché à la méthode d'ALBINUS, entreprit de la perfectionner ; mais il la compliqua de subdi-

---

(*a*) Vid. GODF. ALBINI, histor. musculorum.

(*b*) Traité d'anatomie par SABATIER, tom. I.

visions souvent inutiles ou inappréciables, quelquefois obscures ou confuses. Il porta le nombre de régions essentiellement distinctes à quarante, et il divisa chaque région en sections qu'il multiplia plus ou moins, suivant qu'on y rencontre un plus ou moins grand nombre de muscles dont la position respective diffère. C'est ainsi que la troisième région d'ALBINUS répondant aux muscles de la face est subdivisée par VICQ-D'AZIR en huit sections, 1.° frontale, 2.° palpébrale, 3.° maxillaire supérieure, 4.° nasale, 5.° inter-maxillaire, 6.° maxillaire inférieure, 7.° labiale, 8.° cutanée (*a*).

Les méthodes de ces auteurs ont toutes quelque chose de défectueux. Celle d'ALBINUS présente des divisions qui ne sont pas toujours bien tranchantes, et parmi lesquelles plusieurs sont surchargées de muscles, tandis que d'autres en contiennent très-peu. Ajoutez que toutes ses régions établies d'une manière souvent trop arbitraire, ne conservent quelquefois entr'elles aucune correspondance. Le plan de VICQ-D'AZIR a le défaut de faire presque autant de divisions ou subdivisions qu'il y a de muscles, d'en imaginer beaucoup plus que la nature n'en a fait, et d'embarrasser les descriptions au lieu de les simplifier ou de les éclaircir. Afin de se former une méthode exempte de ces défauts, j'ai pensé qu'il fallait éviter également et la réserve d'ALBINUS, et la profusion de VICQ-D'AZIR, et que sans multiplier les sections à l'infini, il suffisait d'admettre un plus grand nombre de régions, en prenant pour mesure les bornes réelles qui les séparent. En conséquence, j'ai tracé sur toute la surface du corps humain quarante-sept régions qui se succèdent et se suivent naturellement. Je leur ai donné des noms composés dans l'esprit de la nouvelle nomenclature, et je ne doute pas qu'à l'aide de ces divisions exactes on ne puisse facilement se rappeler les muscles qu'on connaît, et découvrir ceux qu'on ne connaît pas. Le corps ainsi divisé m'a fourni les régions suivantes :

Première région, Épicrânienne ou du crâne. *Calva.*

Seconde, Frontale ou du front.

Troisième, Palpébrale ou des paupières.

(*a*) Vid. Encyclopédie méthodique, tom. II, part. II, art. anat., pag. 572.

Quatrième, Orbitaire ou des orbites.
Cinquième, Auriculaire externe ou des oreilles.
Sixième, Auriculaire interne ou de l'ouïe.
Septième, Malaire ou latérale de la face.
Huitième, Nasale ou des narines.
Neuvième, Labiale ou des lèvres.
Dixième, Ptérigo-maxillaire ou interne de la face.
Onzième, Maxillaire inférieure ou du menton.
Douzième, Trachelo-thorachique ou superficielle antérieure du cou.
Treizième, Trachelo-hyoïdienne ou profonde antérieure du cou.
Quatorzième, Laryngienne ou du larynx.
Quinzième, Palatine ou du palais.
Seizième, Glossienne ou de la langue.
Dix-septième, Pharyngienne ou du pharynx.
Dix-huitième, Costo-sternale ou antérieure du thorax.
Dix-neuvième, Spino-costale ou latérale du thorax.
Vingtième, Thoraco-plévrale ou interne du thorax.
Vingt-unième, Abdominale ou de l'abdomen.
Vingt-deuxième, Thoraco-abdominale ou diaphragmatique.
Vingt-troisième, Dorso-cervicale ou du dos et du cou.
Vingt-quatrième, Dorso-lombaire ou du dos et des lombes.
Vingt-cinquième, Cervico-occipitale ou postérieure du cou et de la tête.
Vingt-sixième, Spinale ou postérieure de la colonne épinière.
Vingt-septième, Préspinale ou antérieure de la colonne épinière.
Vingt-huitième, Transverso-spinale ou latérale de la colonne épinière.
Vingt-neuvième, Iliaque externe ou des fesses.
Trentième, Iliaque interne ou du bassin.
Trente-unième, Annulaire ou de l'anus.
Trente-deuxième, Perineo-sexuelle ou du périné et des organes sexuels.
Trente-troisième, Scapulaire ou de l'épaule.
Trente-quatrième, Humero-claviculaire ou antérieure du bras.
Trente-cinquième, Humero olecrânienne ou postérieure du bras.
Trente-sixième, Cubito-palmaire ou antérieure de l'avant-bras.

Trente-septième, Cubito-olecrânienne ou postérieure de l'avant-bras.
Trente-huitième, Palmaire ou de la main.
Trente-neuvième, Sus-palmaire ou externe de la main.
Quarantième, Femoro-peronienne ou externe de la cuisse.
Quarante-unième, Femoro-rotulienne ou antérieure de la cuisse.
Quarante-deuxième, Femoro-pubienne ou interne de la cuisse.
Quarante-troisième, Femoro-poplité ou postérieure de la cuisse.
Quarante-quatrième, Creti-crurale ou antérieure de la jambe.
Quarante-cinquième, Poplité crurale ou postérieure de la jambe.
Quarante-sixième, Sus-plantaire ou supérieure du pied.
Quarante-septième, Plantaire ou inférieure du pied.

Ces quarante-sept régions qui partagent la totalité du corps humain, embrassent toute l'étendue du système musculaire, et il n'existe pas un muscle qui ne puisse s'y ranger. L'énumération rapide de ceux qu'on rencontre dans chaque région suffira pour nous en convaincre. Ainsi nous rapporterons,

A la première région, épicrânienne où du crâne, formée par la réunion des os frontal, pariétaux et occipital, l'épicrânè ou occipito-frontal.

A la seconde région, frontale ou du front, formée par la face externe et convexe de l'os frontal, les frontaux partie de l'occipito-frontal et les sourcilliers.

A la troisième région, palpébrale ou des paupières, établie autour des cartilages et des bords orbitaires, l'orbiculaire des paupières et le releveur de la paupière supérieure.

A la quatrième région, orbitaire ou des orbites, située dans la cavité des orbites, le grand oblique de l'œil; le petit oblique de l'œil, le droit supérieur, le droit inférieur, le droit interne, le droit externe.

A la cinquième région, auriculaire externe ou des oreilles, placée en dedans et en dehors des cartilages, le supérieur de l'oreille, l'antérieur de l'oreille, le postérieur de l'oreille, le grand hélix, le petit hélix, le tragicus, l'anti-tragicus, le transverse de l'oreille.

A la sixième région, auriculaire interne ou de l'ouïe, placée dans les

les cavités intérieures de cet organe, l'antérieur du marteau, le supérieur ou externe du marteau, l'interne du marteau, le muscle de l'étrier.

A la septième région, malaire ou latérale de la face, s'étendant depuis la suture écailleuse jusqu'à l'angle postérieur de la mâchoire inférieure, et comprenant le processus demi-circulaire de l'os pariétal, l'os des tempes et la fosse temporale, une portion de l'os de la pommette, de la fosse zigomatique, une portion de la face externe de l'os maxillaire supérieur et du bord avéolaire du même os, enfin les branches de l'os maxillaire inférieur et les alvéoles voisines; à cette région répondent le crotaphite ou temporal, le buccinateur, le masseter.

A la huitième région, nasale ou des narines, comprenant les cartilages, la cloison et les os du nez, l'abaisseur des aîles du nez, le pyramidal, le releveur de l'aîle du nez et de la lèvre supérieure, le constricteur des narines.

A la neuvième région, labiale ou des lèvres, située entre les arcades alvéolaires et le menton, le releveur de la lèvre supérieure, le releveur de l'angle de la bouche, le nasal de la lèvre supérieure, l'orbiculaire des lèvres, le grand zigomatique, le petit zigomatique.

A la dixième région, ptérigo-maxillaire ou interne de la face, située entre la face interne des apophyses ptérigoïdes et celle de toute la branche de la mâchoire inférieure, le ptérigoïdien interne, le ptérigoïdien externe.

A la onzième région, maxillaire inférieure ou du menton, embrassant le corps et les branches de l'os maxillaire inférieur, depuis le bord alvéolaire jusqu'à la base du menton, l'abaisseur de la lèvre inférieure ou quarré, le releveur du menton, le digastrique.

A la douzième région, trachelo-thorachique ou superficielle antérieure du cou, comprise entre les côtés de la face et la partie supérieure du thorax, le sterno-cleido-mastoïdien, le peaucier.

A la treizième région, trachelo-hyoïdienne ou profonde antérieure du cou, s'étendant de la base du menton, l'os hyoïde, la face postérieure de la première pièce du sternum, au bord supérieur de l'omoplate, stylo-hyoïdien, milo-hyoïdien, genio-hyoïdien, sterno-hyoïdien, omopla-hyoïdien, sterno-thyroïdien, hyo-thyroïdien.

A la quatorzième région, laryngienne ou du larynx, comprenant les cinq cartilages du larynx, depuis l'épiglotte jusqu'à la trachée-artère, les crico-thyroïdiens, les crico-arithénoïdiens postérieurs, les crico-arithénoïdiens latéraux, les thyro-arithénoïdiens, les arithénoïdiens obliques, l'arithénoïdien transversal, le thyro-épiglotique, l'arithéno-épiglotique, le glosso-épiglotique.

A la quinzième région, palatine ou du palais, comprenant le voile et la voûte du palais, depuis la base de la langue jusqu'à l'origine du pharynx, glosso-staphilin, palato-pharyngien, petro-salpingo-staphilin, spheno-salpingo-staphilin, palato-staphilin.

A la seizième région, glossienne ou de la langue, étendue depuis les arcades alvéolaires, la face interne du corps de l'os maxillaire inférieur, l'os hyoïde et les parties latérales de la tête, jusqu'à la partie inférieure et antérieure de l'arrière-bouche et la base de la langue, le genio-glosse, le stylo-glosse, le l'hyo, le basio et le chondroglosse qui ne sont qu'un seul et même muscle divisé en trois portions, le lingual.

A la dix-septième région, pharyngienne ou du pharynx, se portant de la base du crâne à la naissance de l'œsophage, le stylo-pharyngien, le petro-salpingo-pharyngien, le constricteur supérieur du pharynx formant les ptérigo, péristaphili, syndesmo-pharyngiens, le constricteur moyen du pharynx formant l'hyo et le glosso-pharyngien, le constricteur inférieur du pharynx donnant les crico et thyro-pharyngiens.

A la dix-huitième région, costo-sternale ou antérieure du thorax, formée par la face externe du sternum, celle de la portion cartilagineuse des vraies côtes et la clavicule, le grand pectoral, le petit pectoral, le sous-clavier.

A la dix-neuvième région, spino-costale ou latérale du thorax, depuis la colonne épinière jusqu'au sternum, le grand dentelé, les intercostaux externes, les sus-costaux.

A la vingtième région, thoraco-plévrale ou interne du thorax, embrasant toute la cavité intérieure du thorax que la plèvre tapisse, intercostaux internes, triangulaire du sternum, sous-costaux.

A la vingt-unième région, abdominale ou de l'abdomen, comprenant toute l'enceinte extérieure du bas-ventre, le grand oblique, le petit oblique, le transverse, le droit, le pyramidal.

A la vingt-deuxième région, thoraco-abdominale ou diaphragmatique, répondant à l'espace qui sépare la cavité de la poitrine de celle du bas-ventre, le diaphragme.

A la vingt-troisième région, dorso-cervicale ou du dos et du cou, s'étendant depuis l'os occipital jusqu'aux vertèbres lombaires, le trapèze, le rhomboïde, le petit dentelé postérieur et supérieur, l'angulaire.

A la vingt-quatrième région, dorso-lombaire ou du dos et des lombes, le très-large du dos, le petit dentelé postérieur et inférieur.

A la vingt-cinquième région, cervico-occipitale ou postérieure du cou et de la tête, depuis l'occiput jusqu'aux premières vertèbres du dos, le splenius de la tête, le splenius du cou, le grand complexus, le petit complexus, l'oblique supérieur, le grand droit postérieur de la tête, le petit droit postérieur, l'oblique inférieur.

A la vingt-sixième région, spinale ou postérieure de la colonne épinière, allant des vertèbres cervicales à l'os sacrum, et comprenant toute la face postérieure du canal médullaire, le sacro-lombaire, le long dorsal, l'épineux du dos, le transversaire épineux, les inter-épineux, les inter-transversaires.

A la vingt-septième région, prespinale ou antérieure de la colonne épinière, située le long de la face antérieure du canal médullaire, le grand droit antérieur, le petit droit antérieur, le petit droit latéral, le long du cou, le petit psoas, le grand psoas.

A la vingt-huitième région, transverso-spinale ou latérale de la colonne épinière, s'étendant des apophyses transverses aux corps de toutes les vertèbres composant le canal médullaire, les scalênes, le quarré des lombes, lischiococcigien.

A la vingt-neuvième région, iliaque externe ou des fesses, formée par les os des îles et répondant aux grandes fosses iliaques externes, le grand fessier, le petit fessier, le moyen fessier, le pyriforme ou pyramidal, l'obturateur interne, les jumeaux, le quarré.

A la trentième région, iliaque interne ou du bassin, formée par les os des îles, l'os sacrum et répondant à la cavité du bassin, le grand iliaque, le sphincter de la vessie, le releveur de l'anus.

A la trente-unième région, annulaire ou de l'anus, située autour de l'ouverture externe de l'intestin rectum et des tégumens qui le recouvrent ; le sphincter cutané de l'anus, le sphincter interne.

A la trente-deuxième région, perineo-sexuelle ou du périné et des organes sexuels, comprenant la verge, le scrotum et les testicules chez l'homme ; le vagin, le clitoris, l'urètre et les grandes lèvres chez la femme ; le transverse du périné, lischiocaverneux ou érecteur de la verge, le bulbocaverneux ou accélérateur, le constricteur de la prostate, *compressor prostatæ*, chez l'homme ; le constricteur du vagin, l'érecteur du clitoris chez la femme.

A la trente-troisième région, scapulaire ou de l'épaule, comprenant le scapulum ou l'omoplate, la partie postérieure de la clavicule et la partie supérieure de l'humérus, le deltoïde, le sus-épineux, le sous-épineux, le petit rond, le grand rond, le sous-scapulaire, le coraco-brachial.

A la trente-quatrième région, humero-claviculaire ou antérieure du bras, répondant à la face antérieure de l'humérus, le biceps, le brachial interne.

A la trente-cinquième région, humero-olecrânienne ou postérieure du bras, répondant à la face postérieure de l'humérus, le triceps brachial distingué en trois anconnés.

A la trente-sixième région, cubito-palmaire ou antérieure de l'avant-bras, répondant aux faces externes et internes du cubitus et à la face antérieure du radius, le rond pronateur, le radial interne, le palmaire grêle, le sublime, le cubital interne, le long fléchisseur du pouce, le profond, le quarré pronateur.

A la trente-septième région, cubito-olecrânienne ou postérieure de l'avant-bras, répondant à la face postérieure du cubitus et aux faces interne et externe du radius, le long supinateur, le premier radial externe, le second radial externe, l'extenseur commun des doigts, l'abducteur du petit doigt, le cubital externe, le petit anconné, le court supinateur, le long abducteur du pouce, le court extenseur du pouce, le second ou long extenseur du pouce, l'extenseur propre de l'index.

A la trente-huitième région, palmaire ou interne de la main, répondant à la paume de la main et embrassant la face interne du carpe, du métacarpe et des doigts, le palmaire cutané, le cours abducteur du pouce, le métacarpien du pouce, le court fléchisseur du pouce, l'adducteur du pouce, le petit hypothénar, le métacarpien du petit doigt, les lumbricaux, les inter-osseux internes.

A la trente-neuvième région, sus-palmaire ou externe de la main, répondant au dos de la main et comprenant la face externe du carpe, du métacarpe et des doigts, les inter-osseux externes.

A la quarantième région, femoro-peronienne ou externe de la cuisse, s'étendant depuis l'épine antérieure et supérieure de l'os des îles, jusqu'à l'articulation du fémur avec la jambe dans la direction du péroné, le fascia lata.

A la quarante-unième région, femoro-rotulienne ou antérieure de la cuisse, s'étendant depuis le pubis jusqu'à l'articulation du fémur avec la jambe du côté de sa face antérieure répondant à la rotule, le pectiné, l'obturateur externe, le coûturier, le grêle antérieur, le triceps crural.

A la quarante-deuxième région, femoro-pubienne ou interne de la cuisse, depuis l'épine du pubis jusqu'à l'articulation du fémur avec la jambe du côté de sa face interne, la grêle interne, le premier adducteur, le second adducteur, le troisième adducteur.

A la quarante-troisième région, femoro-poplité ou postérieure de la cuisse, depuis la tubérosité de l'ischium jusqu'à l'articulation du fémur, avec la jambe du côté de la face postérieure du genouil répondant au pubis, le demi-nerveux, le demi-membraneux, le biceps.

A la quarante-quatrième région, creti-crurale ou antérieure de la jambe, répondant à la crête du tibia et à l'espace qui sépare antérieurement le tibia du péroné, le jambier antérieur, l'extenseur propre du pouce, le long extenseur commun des orteils, le court péronier, le long péronier, le moyen péronier.

A la quarante-cinquième région, poplité-crurale ou postérieure de la jambe, répondant à l'espace qui sépare postérieurement le tibia du péroné, depuis le pli du genouil jusqu'au calcaneum, les jumeaux, le solaire, le plantaire grêle, le poplité, le long fléchisseur du pouce, le long fléchisseur commun des orteils, le jambier postérieur.

A la quarante-sixième région, sus-plantaire ou supérieure du pied, formée par la face convexe ou le dos du pied au-dessus de la plante, les pédieux ou abducteur des doigts, les inter-osseux supérieurs du pied.

A la quarante-septième région, plantaire ou inférieure du pied, formée par la face concave ou plante du pied, le court fléchisseur commun des orteils, les lumbricaux, l'abducteur du pouce, le court fléchisseur du pouce, le transversal des orteils, l'abducteur du petit doigt, le court fléchisseur du petit doigt, les inter-osseux inférieurs du pied.

Telles sont les principales divisions dans lesquelles tous les muscles du corps humain peuvent facilement se ranger ; elles les présentent tous dans l'ordre le plus naturel, de manière qu'on est toujours certain de les trouver là où ils sont indiqués par leur distribution et par leur nombre. Ma méthode de classification facilite donc à la fois l'étude et les recherches anatomiques ; elle dirige également l'esprit et la main des anatomistes ; elle est exempte de tous les défauts des autres méthodes sans perdre aucun de leurs avantages ; elle simplifie sans obscurcir ; elle rassemble ou sépare ce qui doit être divisé ou réuni ; elle met chaque muscle à sa place et circonscrit celle qu'il doit occuper ; elle s'éloigne enfin des méthodes ordinaires, et, quoique fondée sur des principes déjà suivis par d'autres écrivains, elle peut à bien des égards passer encore pour nouvelle.

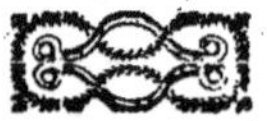

DISSERTATION

SUR UNE NOUVELLE MANIÈRE DE DÉCRIRE LES MUSCLES DU CORPS HUMAIN,

POUR SERVIR D'EXPLICATION AUX TABLEAUX QUI SUIVENT.

ON ne cesse de reprocher aux anatomistes les minutieuses et longues descriptions dont ils chargent leurs écrits. Les démonstrateurs qui répètent servilement ces écrivains prolixes s'efforcent à leur tour de faire entrer dans la tête de leurs disciples par de fastidieuses redites, les noms des éminences, cavités, apophyses, trous, bords, angles, faces, etc., des parties dures ou molles qu'ils prétendent décrire, et composant sur de petits détails une démonstration interminable, ils réussissent à faire des anatomistes de mémoire, plutôt que des anatomistes de réflexion. Qu'on attache autant d'importance qu'on voudra à montrer un trou, une fente, une échancrure, une bosse, une éminence dans un os ; à le diviser et rediviser sans cesse en face interne, face externe, face antérieure, face postérieure, face de toutes les façons ; bord supérieur, bord inférieur, bord antérieur, angle externe, interne, droit, gauche, bords et angle de tous côtés ; qu'on discute, tant qu'il plaira, sur la structure et la forme d'une production osseuse que personne ne peut voir ; qu'on imagine dans la disposition ou l'arrangement des fibres d'un muscle, toutes les combinaisons propres à fournir le plus plus grand nombre de phrases possible dans une démonstration. Que d'autres plus scrupuleux encore et moins avares de leurs temps, continuent de l'employer à chercher dans le cadavre des choses dont leurs prédécesseurs ont parlé, sans s'être mis en peine de les avoir trouvés ; à suivre le plus loin qu'ils le peuvent un rameau de nerfs, de veines et d'artères; à essayer les meilleurs scalpels pour imiter les différentes coupes du cerveau, devenues déjà si nombreuses qu'elles obscurcissent dans certains livres la connaissance anatomique de cet organe; à compter scrupuleusement les membranes et les substances d'un viscère, et à recueillir avec pompe les plus minces circonstances, les plus secrets replis de l'organisation humaine. J'admire le travail de ces hommes courageux, qui prouvent par de tels efforts la tenacité de leur mémoire et de leur patience, bien plus que la solidité de leur jugement; mais ils se rendraient bien autrement utiles à la science, si au lieu de l'embarrasser en la surchargeant de stériles détails, ils proposaient des moyens pour la simplifier, pour l'éclaircir, pour en abréger l'étude. L'ennui, le dégoût, le regret d'un temps perdu cesseraient enfin d'être les tristes apanages de quiconque veut pénétrer dans le sanctuaire de l'anatomie.

Les bons esprits qui s'épuisent et se dessèchent en suivant d'une manière pénible une longue série de démonstrations, pourraient embrasser aisément la science entière sous des formes plus concises; ils emploîraient moins de temps à étudier l'anatomie pure et les autres sciences qui peuvent la rectifier ou l'enrichir, ne seraient pas comme aujourd'hui pour eux un objet d'abandon ou de négligence. Le génie borné des anatomistes ordinaires éprouverait moins de peine à se renfermer dans son étroite sphère, et il parviendrait plutôt au seul genre de connaissances qu'il lui soit permis d'atteindre. Enfin, l'homme supérieur que son intelligence appelle à de plus vastes conceptions, ne serait pas long-temps distrait par une étude stérile des grandes pensées qui l'occupent, et le coup-d'œil du génie suffisant pour saisir une description bien nette, il connaîtrait bientôt dans toute son étendue une science dont les rapports avec d'autres lui deviendrait ensuite plus faciles à comprendre. N'étant point obligé de donner à la partie descriptive de l'anatomie le degré d'attention nécessaire aujourd'hui, il s'élèverait rapidement à des études raisonnées, et les plus beaux objets de la nature viendraient s'offrir à ses profondes méditations. Ainsi, chacun gagnerait à s'écarter un peu de la route ordinaire, si par des méthodes plus courtes et plus faciles, on venait à bout de posséder l'anatomie avec plus de perfection en moins de temps. On

On a lieu de penser que l'anatomie étant dans le fait aussi simple, aussi aisée à apprendre, ne paraît difficile et repoussante que par le défaut des plans qu'on a toujours suivis pour l'enseigner. Il est étonnant que personne n'ait imaginé une manière plus claire, plus précise de décrire les objets de cette science, et qu'on n'ait pas obtenu de nos jours de plus commodes descriptions qu'à son origine. La principale difficulté est de trouver une méthode qui soit exempte d'inconvéniens, et dont les avantages ne soient pas altérés par un mélange de défauts contraires. Car comment éviter un excès sans craindre de tomber dans un autre ? Comment diminuer la longueur de nos descriptions sans qu'elles perdent de leur clarté ? Et comment empêcher qu'elles soient obscures sans augmenter leur volume ? Veut-on les rendre faciles à retenir, on risque d'omettre quelques points essentiels de leurs sujets. Veut-on y faire entrer tout ce que leur sujet présente, on y mêle des choses qui leur sont étrangères. Un défaut corrigé peut en amener quelqu'autre qui le remplace.

Afin de prévenir tous ces inconvéniens à la fois, il faut remonter à leur source commune, et les attaquer dans la malheureuse habitude d'écrire sur des objets qui sont du ressort des sens et de la mémoire, comme sur les matières qui appartiennent à la réflexion et à l'esprit. Il est vraisemblable en effet, que si au lieu de traiter les sciences de démonstration par des discours volumineux et superflus, on inventait une manière équivalente, mais plus sensible, plus simple, moins embrouillée, plus commode de réunir leurs matériaux sous un moindre espace et de les exposer en même-temps à tous les yeux, on éviterait la confusion et l'obscurité des méthodes ordinaires, sans ôter rien à l'exactitude et au nombre de choses qu'elles expriment. Or, le projet de représenter les muscles du corps humain à l'aide de plusieurs tableaux bien nettement exécutés, qui rappellent toutes leurs circonstances avec précision, me semble posséder tous les avantages qu'on puisse désirer. Ces sortes de descriptions abrégées, évidentes pour tout le monde, sont tracées sous peu d'espace et saisies en peu de temps. L'expérience justifiera bientôt que la connaissance des muscles reduite à ces formes vraiment descriptives sera plus promptement acquise, et laissera dans la mémoire de plus durables

L

impressions. Enfin, la commodité des tableaux myologiques est telle qu'en adoptant même le mode ordinaire des anatomistes, on fera toujours bien de les consulter, soit pour mettre plus d'ordre et de régularité dans leurs explications, soit pour en garder plus sûrement le souvenir. Ces motifs et plusieurs autres devraient suffire, sans doute, pour engager ceux qui les apprécient à traiter non-seulement toutes les branches de l'anatomie, mais en général toutes les sciences démonstratives sur ce plan.

J'ai imaginé de dresser des tableaux myologiques où les circonstances principales de chaque muscle sont rappelées d'une manière commode et rapide. Les descriptions simples et faciles qu'on y trouvera, ne sauraient donner lieu ni à l'obscurité, ni à l'équivoque. Elles suffiront soit pour mener à une connaissance prompte et parfaite de la myologie ceux qui viennent d'en commencer l'étude, soit pour réveiller des notions à demi effacées dans l'esprit de ceux qui ne peuvent pas depuis long-temps s'en occuper.

Il faut d'abord considérer deux objets dans ces tableaux :

Le premier est de présenter dans un ordre de distribution naturel tous les muscles du corps humain, et de réunir sous le même point de vue, en même-temps, tous ceux qui placés sur les mêmes parties ont entr'eux de grandes relations.

Le second est de mettre sous les yeux une description courte, méthodique et simple de chaque muscle, dans une forme telle que tout le monde puisse la saisir d'un coup-d'œil.

Afin de remplir ce double objet, chaque tableau est divisé en dix colonnes perpendiculaires, à la tête desquelles sont placés les titres généraux qui annoncent les divers articles sur lesquels la description doit rouler. Le nombre de ces articles est relatif à la mesure des tableaux, et l'on en compte dix qui suivent l'ordre numérique des colonnes :

1.° Les noms, 2.° la situation, 3.° les premières attaches, 4.° les points où elles se fixent, 5.° la marche ou direction, 6.° les dernières attaches, 7.° les points où elles s'insèrent, 8.° la composition et la figure, 9.° les connexions, 10.° les usages. Chacune de ces colonnes est divisée en autant de cases distinctes qu'il y a de muscles compris dans un même tableau. Toutes les cases d'une colonne situées les unes au-dessus des autres, forment une ligne perpendiculaire à laquelle tous les muscles du tableau répondent. Les cases de toutes les colonnes assemblées les unes à côté des autres, font une ligne horizontale qui embrasse la description particulière de chaque muscle; en sorte que par cette disposition tous les muscles des mêmes parties sont représentés dans les cases perpendiculaires, en même-temps que chacun d'eux est exactement décrit dans les cases horizontales.

La première colonne est, comme son titre l'annonce, destinée à indiquer les noms anciens et nouveaux: je ne l'ai point chargée de la nombreuse synonymie dont j'ai mieux aimé faire le sujet du dictionnaire qui termine mon ouvrage. Parmi ces noms, il en est toujours un que les anatomistes modernes s'accordent à préférer, et qui par une adoption presque exclusive est devenu le seul usité dans leurs écrits. J'ai constamment désigné pour nom ancien celui qui m'a paru être adopté par le plus grand nombre d'auteurs, et je me suis ordinairement conformé à la nomenclature de WINSLOW, d'ALBINUS, de DOUGLAS et de SABATIER.

L'esprit qui m'a dirigé dans la composition des noms nouveaux, doit être connu par la lecture des discours précédens. Je me suis efforcé de les faire correspondre le plus exactement possible à l'état anatomique des muscles qu'ils doivent désigner, et je n'ai pas craint de faire entrer quelquefois plusieurs termes élémentaires dans leur construction. J'ai pensé que mes phrases myologiques seraient toujours assez courtes si elles étaient assez claires, et que les mots dont elles se composent ne seront jamais trop multipliés si elles deviennent plus significatives par leur secours. En partant des attaches d'un muscle pour le dénommer, j'ai voulu admettre toutes celles qui concourrent à déterminer sa véritable situation : il résulte de là que certains muscles ont reçu des dénominations très-simples, lorsque d'autres en portent de très-compliquées, mais qu'elles sont toujours suffisantes pour les spécifier. Ainsi, le mot *arcadi-temporo-maxillaire* n'est pas moins bon pour désigner le crotaphite, que celui de *zigomato-maxillaire* pour indiquer le masseter, quoique ce dernier soit plus simple dans sa composition. Les phrases *ilio-pubi-costo-abdominal*, *ilio-lumbo-costi-abdominal*, *lumbo-ili-abdominal*, ne sont pas moins adaptées à l'oblique externe, l'oblique interne et le transverse du bas-ventre, que la phrase plus courte *pubio-sternal* peut l'être au muscle droit de la même région.

En affectant les noms *occipiti - dorso - sus - acromien* au trapèze, *cervici-dorso-basi-scapulaire* au rhomboïde, *dorsi-lumbo-sacro-humeral* au grand dorsal, *sus-spini-scapulo-trochiterien* au sus-épineux, etc. on ne s'est montré ni moins exact ni moins clair, qu'en attribuant ceux de *humero-cubital* au brachial interne, *cubito-radial* au pronateur quarré, *iliaco-trochantin* à l'iliaque, *ilio-rotulien* au grêle antérieur, *trifemoro-rotulien* au triceps crural, etc. etc.

Dans la seconde colonne on fixe la situation absolue des muscles : il est facile de voir qu'elle est presque toujours énoncée par les dénominations nouvelles comprises dans la colonne précédente. On trouve en effet parmi les parties qu'on rappelle pour noter la situation de chaque muscle celles-là même qu'on a retenues pour former sa nomenclature. Ainsi, le muscle *occipito-frontal* est situé depuis la ligne demi-courbe supérieure de l'os occipital, jusqu'à l'arcade sourcillière de l'os frontal. Le releveur de la paupière supérieure est appelé *orbito-sus-palpebral*, et d'après sa situation il va du fonds de l'orbite à cette paupière. Le grand oblique ou oblique supérieur de l'œil est nommé *optico-trochlei-scléroticien*, et il se trouve placé le long de la partie supérieure et interne de l'orbite, depuis le trou optique jusqu'à la sclérotique. Le droit interne de l'œil situé entre le côté interne de l'orbite jusqu'à la même membrane du globe, a pris le nom de *orbito-intus-scléroticien*. On a donné ceux de *temporo-conchinien* au supérieur de l'oreille, entre l'os temporal et les cartilages de la conque ; de *zigomato-conchinien* au releveur ou antérieur de l'oreille, entre le zigoma et les mêmes cartilages ; d'*arcadi-temporo-maxillaire* au crotaphite sur le plan demi-circulaire de l'os des tempes dans les fosses temporales et zigomatiques jusqu'à l'os maxillaire inférieur ; de *zigomato-maxillaire* au masseter couché sur la branche de la mâchoire inférieure, depuis l'arcade zigomatique jusqu'à l'angle de cette mâchoire ; de *sterno-clavio-mastoïdien* à un muscle étendu sur la partie antérieure du cou, depuis le derrière de l'oreille jusqu'à la partie supérieure du sternum. L'ancienne nomenclature laissait apercevoir le même dessein d'annoncer la situation anatomique par les noms qu'elle donnait au *stylo-hyoïdien* qu'on trouve à la partie supérieure et latérale du cou derrière la mâchoire inférieure et le digastrique, depuis l'apophyse styloïde jusqu'à l'os hyoïde; au *milo-hyoïdien* qu'on remarque à la partie antérieure et un peu latérale du cou au-dessous de la mâchoire inférieure, depuis les lignes miloïdiennes jusqu'à l'os hyoïde; au *genio-glosse* qu'on voit derrière la symphyse du menton au-dessus de l'os hyoïde, depuis la face interne de la mâchoire inférieure jusqu'à la base de la langue.

En suivant l'ordre de ces tableaux, il sera facile de nous convaincre que la situation des muscles est toujours exprimée dans les nouvelles dénominations quelques composées qu'elles nous paraissent. Ainsi, les noms *costo-basi-scapulaire* affecté au grand dentelé, signale sa position sur la partie latérale du thorax, entre les huit premières côtes et la base de l'omoplate ou scapulum. *Sterno-costo-clavio-huméral* assigné au grand pectoral, annonce qu'il est placé sur les parties antérieures, supérieures et latérales de la poitrine, depuis le devant du sternum et les deux tiers sternaux de la clavicule, jusqu'à la sixième ou septième des vraies côtes (vertebro sternales), d'une part, et jusqu'à l'humérus de l'autre. *Ilio-pubi-costo-abdominal* dénote que l'oblique externe du bas-ventre occupe les parties antérieures et latérales de tout l'abdomen et du quart inférieur de la poitrine, depuis les huit ou neuf premières côtes jusqu'à l'os des îles, et depuis les lombes jusqu'à la ligne blanche. *Occipiti-dorso-spini-sus-acromien* fait sentir que le trapèze est étendu sur la partie postérieure du cou et du dos, depuis l'occiput, les vertèbres cervicales et dorsales, jusqu'au bord supérieur de l'épine de l'omoplate (scapulum), et celui de la clavicule au-dessus de l'apophyse acromion. *Sus-spini-scapulo-trochiterien* dit assez que le sus-épineux est logé dans la fosse sus-épineuse du scapulum, et qu'il s'étend jusqu'à la grande tubérosité de l'humérus que nous appelons trochiter. Je pourrais multiplier les exemples qui prouvent qu'on n'a jamais manqué de comprendre l'idée de la position absolue dans la nomenclature des muscles, et que dès-lors la seconde colonne de nos tableaux peut en quelque sorte servir de fondement à la première.

Ainsi, *pubio-femoral* est le nom d'un muscle placé à la région antérieure de la cuisse, et qui de la crête du pubis se porte au fémur. *Ilio-creti-tibial* est celui d'un autre, qui dans la même région va de l'épine antérieure et supérieure de l'os des îles à la crête du tibia. *Tibio-peronei-calcanien* celui d'un troisième, qui après avoir embrassé les faces postérieures du tibia et du péroné dans une grande étendue, descend jusqu'à l'extrémité postérieure du calcaneum. Puisque dans notre système la nomenclature et la situation des muscles se confondent et se lient tellement que l'une est dérivée de l'autre, c'était une conséquence nécessaire de rapprocher aussi sous des cases voisines ces deux choses dans nos tableaux.

Les premières attaches, considérées par rapport à la masse musculaire, forment l'objet de la troisième colonne. Je décris en peu de mots leur composition, leur forme, leur figure; je détermine si elles sont tendineuses, aponevrotiques, charnues, ou si elles participent de ces diverses substances; je fixe leur nombre, leur étendue, leur volume, leur épaisseur, et je dis tout ce qu'il y a d'utile à savoir sur les attaches d'un muscle examinées, non dans la partie étrangère qui les reçoit, mais dans la portion musculeuse qui les fournit.

Ces mêmes attaches considérées par rapport aux points où elles se fixent appartiennent à la colonne suivante; et comme la nouvelle nomenclature est établie sur la connaissance de ces points, il est clair que cette colonne répond encore à la première, et qu'elles se soutiennent et s'éclairent mutuellement. Les points auxquels un muscle s'attache ne sont pas également mobiles; il en est un qui jouissant d'une plus grande fixité se rapproche du centre sur lequel la puissance motrice doit s'exercer, tandis que d'autres ont une telle mobilité qu'ils cèdent plus souvent à l'action du mouvement musculaire et suivent de plus près la résistance. Les points d'attache sont en général d'autant plus fixes qu'ils existent à de moindres distances du point d'appui, de l'hypomochlion ou centre de mouvement, ils sont d'autant plus mobiles qu'ils s'en éloignent davantage. Le mathématicien anatomiste Borelli a démontré que le point d'appui des forces musculaires est dans le centre d'articulation des pièces osseuses que les muscles sont appliqués à mouvoir. C'est donc dans le voisinage des cavités articulaires que les points les plus fixes doivent être cherchés. Or, en m'étayant de ce principe, j'ai réuni aux avantages nombreux de ma nomenclature celui de distinguer constamment les points d'attache fixes des points mobiles, et cela par l'ordre dans lequel les mots de chaque dénomination se succèdent; ainsi je place d'abord les termes relatifs aux points fixes, et je termine la phrase myologique par ceux qui concernent les points mobiles. Le point fixe du muscle orbiculaire des paupières est bien certainement au bord de l'os maxillaire, et son point mobile aux paupières; c'est pourquoi nous avons énoncé *maxillo* le premier et *palpébral* le second. Les muscles de l'œil ont leurs points fixes dans l'orbite, et leurs points mobiles à la sclérotique, de là les noms *optico-trochlei-scléroticien*, *maxillo-scléroticien*. (Voy. pag. 94 et 96 des tableaux.) Dans le nouveau nom du grand pectoral on trouve d'abord *sterno-costo-clavi*, et c'est l'indication du point fixe comme *huméral* l'est du point mobile; dans celui du grand dentelé on voit *costo* et ensuite *basi-scapulaire*; dans ceux des muscles oblique externe, oblique interne, transverse, grand droit du bas-ventre, vous observerez par une suite de la même loi l'expression des points fixes au commencement et celle des points mobiles à la fin; car il n'est pas douteux que ces muscles fixement attachés à l'os des îles, au pubis et à la colonne vertébrale, ne fassent céder le sternum et l'abdomen comme des points d'attaches plus mobiles, et qu'ils ne les tirent en arrière et en bas; c'est pourquoi j'ai nommé *ilio-pubi* avant *costo-abdominal*, *ilio-lumbo* avant *costi-abdominal*, et pour le muscle droit j'ai préféré le nom de *pubio-sternal* à celui de *sterno-pubien* qu'il avait déjà reçu. Autant que les objets me l'ont permis, j'ai observé la même marche à l'égard de toutes les nouvelles dénominations, et je ne m'en suis écarté que relativement aux muscles où le point fixe ne peut être bien distingué du point mobile.

La cinquième colonne comprend la marche ou la direction de chaque muscle, elle annonce la suite des changemens qu'il éprouve dans son trajet, et c'est toujours la série successive des points d'attache qui détermine ces changemens. On voit s'il se porte d'un point à l'autre en droite ligne, obliquement, transversalement, de haut en bas, de bas en haut, de devant en arrière, d'arrière en avant, de gauche à droite, de dehors en dedans, s'il se réfléchit ou se courbe, s'alonge ou se contourne.

Dans la sixième colonne on s'est proposé le même but que dans la troisième, les dernières attaches y sont décrites en tant qu'elles appartiennent au muscle comme les premières l'ont été.

La septième colonne comparée à la quatrième offre la même ressemblance. Elle s'occupe d'objets parfaitement analogues, et l'on y considère les dernières attaches par rapport aux points où elles s'insèrent. Ces derniers points peuvent être regardés comme mobiles, et d'après l'esprit de notre méthode, ils sont énoncés à la fin de chaque dénomination, ainsi que je l'ai expliqué et prouvé par plusieurs exemples en parlant de la quatrième colonne, page 86.

La huitième colonne qui comprend la composition et la figure des muscles, offre sur ce double sujet des aperçus qu'on ne rencontre point dans la plupart des traités d'anatomie. Je crois avoir suivi avec quelque avantage la distribution et le mélange des substances qui composent chaque muscle, ainsi que la direction et l'arrangement de ses fibres constituantes. C'est sur-tout ici que la netteté, le laconisme et la sévérité des descriptions m'ont paru nécessaires. J'ai usé d'un style bref, rapide et propre à peindre beaucoup de choses sous peu de mots, imitant celui dont les botanistes se servent depuis LINNÉ pour décrire et caractériser les plantes. Il est peu d'anatomistes qui aient bien exactement déterminé la composition et la figure des muscles, et les ouvrages les plus estimés ne m'ont fourni que de bien faibles ressources à cet égard : aussi me suis-je vu presque réduit à mes propres recherches sur le cadavre auprès duquel j'ai fait ou vérifié mes descriptions. Le célèbre DESSAULT (*a*) ne négligeait

(*a*) Je ne cite pas sans attendrissement le nom de cet homme à qui la chirurgie française doit une partie de sa splendeur actuelle. Mais repoussons une juste douleur : des élèves nombreux feront revivre son genie, et la postérité ne recueillera point sans honneurs la mémoire de ce grand homme, depuis que la plume d'un de ses disciples s'est chargée de la lui transmettre. Voyez l'éloge de DESSAULT par mon ami PETIT, chirurgien en chef de l'hôpital civil de Lyon, où il continue d'honorer par d'utiles travaux le maître qu'il célébra par d'éloquens discours.

pas ces parties intéressantes de la myologie descriptive, et il en traitait avec autant d'exactitude que de vérité dans ses cours. Il avait entrepris d'associer le scalpel de l'anatomiste au compas du géomètre, et de ramener à des figures géométriques toutes celles des os et des muscles. J'ai poussé plus loin ces curieuses applications, sur-tout, par rapport à plusieurs pièces osseuses dont j'ai déterminé les figures d'une manière tellement géométrique, qu'on pourrait en construire de pareilles sans avoir jamais vu les pièces qu'elles représentent.

Ainsi, j'ai assigné des figures géométriques à l'os frontal, en disant qu'il est *recourbé de bas en haut dans les quatre cinquièmes supérieurs de sa surface, de manière à former des segmens de cercle inégaux et croissans, aplati dans son cinquième inférieur, de manière à donner des lignes presque parallèles*: au pariétal en observant que *si l'on établit quatre triangles égaux sur ses côtés, le reste sera une portion de sphère formée par la réunion de plusieurs cercles concentriques, et que sa figure est dès-lors un assemblage de cercles concentriques, formant une portion de sphère au milieu, terminée par des triangles égaux*: à l'occipital en prouvant que *si on le divise en sections égales, il doit résulter des rhombes inégaux*: au sphénoïde en faisant voir que sa figure résulte *d'un cube presque parfait à sa partie moyenne, terminé par des angles d'inégale grandeur, dont les deux extrêmes deviendraient opposés au sommet par un demi-cercle de révolution l'un sur l'autre.* J'ai exprimé de la même manière les figures du temporal, du vomer et de presque tous les os, à la description desquels j'ai tâché d'adapter les principes de la géométrie, dans mon cours de physiologie anatomique et dans une dissertation particulière.

Je suis parti d'un autre principe pour évaluer la figure des muscles en m'efforçant de la comprendre dans les nouveaux noms que je leur ai donné. Si l'on réfléchit à ces noms, on verra que je les compose de mots fournis par divers points d'attache, qui sont ordinairement disposés de telle sorte qu'en tirant des lignes des uns aux autres, on parvient presque toujours à tracer leur figure. En effet, la plupart de ceux qui sont bornés à deux attaches, ont une figure alongée que détermine assez bien la seule ligne qu'on puisse directement conduire de l'une à l'autre. Nous en avons des exemples dans le *milo-hyoïdien*, le *genio-hyoïdien*, le *sterno-hyoïdien*, dans les muscles des régions orbitaire, nasale, labiale, dans un grand nombre des extrémités supérieures et inférieures. Si les points d'attache qui entrent dans la nomenclature sont au nombre de quatre, et que des lignes tirées des uns aux autres fassent un quarré, la figure du muscle sera quadrilatère. Ainsi l'oblique externe du bas-ventre admet quatre mots dans sa dénomination; *ilio-pubi-costo-abdominal* indiquent des attaches à l'illum, au pubis, aux côtes et à l'abdomen. De ces quatre points on peut tirer autant de lignes à peu près égales des côtes à l'abdomen, de l'abdomen au pubis, du pubis à l'extrémité postérieure de l'os des îles, et de cette extrémité aux côtes, il est donc quadrilatère. L'oblique interne nommé *ilio-lumbo-costi-abdominal*, d'après quatre points sur lesquels on peut facilement construire un quarré est encore quadrilatère. Si les points que le nom signifie, sont disposés de manière qu'on puisse tracer entre eux des lignes qui forment un trapèze ou losange, la figure du muscle sera trapézoïde, comme on le voit dans le trapèze que j'ai appelé *occipiti-dorso-sus-acromien*. Si de semblables lignes il résulte un rhombe, le muscle aura une figure rhomboïde. Il en aura une triangulaire si la même opération vient à donner un triangle. Examinez pour vous en convaincre la disposition des attaches au cou, au dos et à la base du scapulum, qui ont fait donner au rhomboïde le nom de *cervici-dorso-basi-scapulaire*, celles au sternum et au côtes qui firent nommer *sterno-costal* le triangulaire du sternum, etc. etc.

Les connexions de chaque muscle avec d'autres muscles qui l'avoisinnent, sont exposées dans la neuvième colonne. Il ne manque à ce travail que d'avoir noté les relations qu'ils entretiennent avec les artères, les veines, les nerfs, les glandes et autres parties du système animal. Espèce d'anatomie fondée sur des rapports qui nous intéressent bien plus que les minces détails auxquels se réduit communément la contemplation infructueuse d'un organe isolé.

Enfin, la dixième et dernière colonne rappelle les principaux usages des muscles, évalués d'après les plus simples notions de la mécanique.

Le mouvement qui transporte l'animal sur les objets avec lesquels il soutient des rapports, s'exécute par le moyen des os et des muscles. L'action des muscles sur les os est rendue sensible par tous les mouvemens de progression, d'extension que l'animal produit. Mais il est d'autres effets qu'on ne peut se dispenser de rapporter aux puissances musculaires, tels sont les actes de mastication, de respiration, d'érection et autres de toute espèce que j'ai mis au nombre des usages que les muscles peuvent remplir. On a réussi quelquefois à leur donner des noms qui comprennent jusqu'à l'idée de ces usages. On en voit des exemples dans les muscles qui servent à la supination et à la pronation de l'avant-bras: car, comme leurs mouvemens s'exécutent d'une manière spéciale sur le radius, ils vont tous se terminer à cet os, ils marchent dans une direction oblique qui est aussi la sienne, et leur nomenclature a dû par conséquent faire mention de lui. C'est pourquoi nous avons nommé le rond pronateur *epitrochlo-radial*, le quarré pronateur *cubito-radial*, le long supinateur *humero-sus-radial*, le court supinateur *epicondylo-radial*, dénominations qui font assez entendre que ces muscles ont pour fonction essentielle d'imprimer des mouvemens latéraux au radius.

Je me suis permis quelques abréviations dans le cours de mes tableaux, afin qu'ils pussent occuper moins d'espace. J'écris donc souvent supér. pour supérieur, infér. pour inférieur, antér. pour antérieur, postér. pour postérieur, latér. pour latérales, etc. etc. Occipit. pour occipital, sphéno. pour sphénoïde, transvers. pour transversal, etc. etc. Ces abréviations peuvent être entendues sans équivoque, et je crois les avoir employées sans inconvénient.

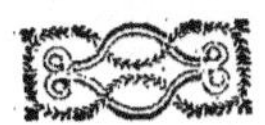

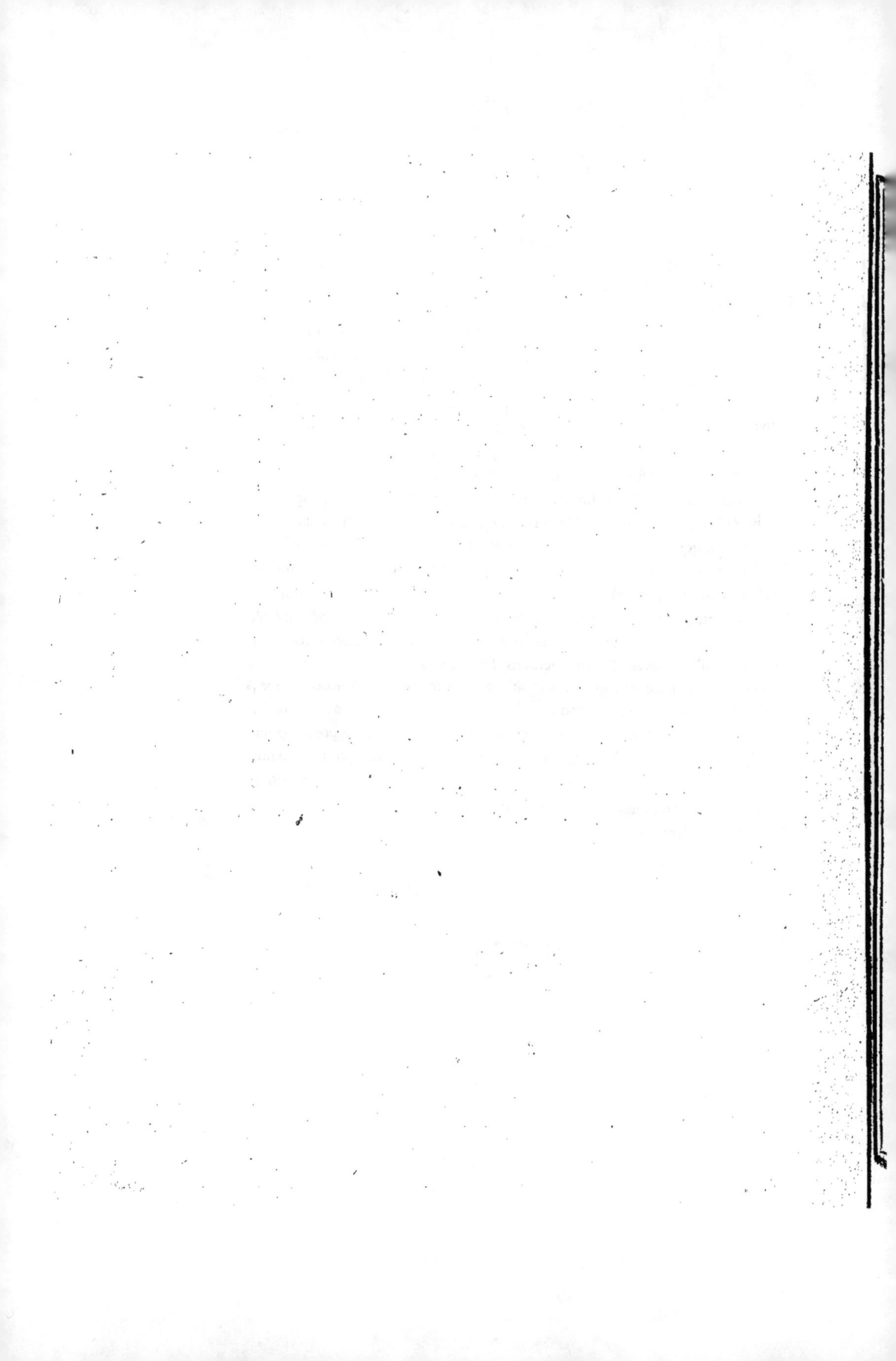

TABLEAUX DESCRIPTIFS

DE TOUS LES MUSCLES

DU CORPS HUMAIN,

OU L'ON RAPPELLE

LEURS NOMS ANCIENS, LEURS NOMS NOUVEAUX, LEUR SITUATION, LEURS ATTACHES, LEUR DIRECTION, LEUR COMPOSITION, LEUR FIGURE, LEURS CONNEXIONS ET LEURS USAGES.

NOMS.	SITUATION.	PREMIÈRES ATTACHES.	POINTS OÙ ELLES SE FIXENT.	MARCHE OU DIRECTION.
		PREMIÈRE RÉGION, ÉPICRÂNIENN[E]		
I. ANC. Occipito-frontal. NOUV. Idem.	Sur les parties supér. et latér. du crâne, depuis la lig. demi courbe supér. de l'occipital jusqu'à l'arc. sourcillière et la bosse nasale.	Charnues d'abord, et tendin. à mesure qu'elles deviennent plus postér.	Aux trois quarts extern. de la lig. demi courbe supér. de l'occipital.	De derrière en dev[ant] se recourbe, et fo[rme] la calotte.
		SECONDE RÉGION, FRONTAL[E]		
I. ANC. Frontal. NOUV. Fronto-sourcillier.	Sous la peau et la membrane adipeuse, sur les parties antér. du front, depuis la racine du nez, jusqu'à la suture coron.	Charnues, naissant de l'aponevr. qui l'unit à l'autre portion de l'occipito-frontal.	A l'aponevrose moyenne et à l'os frontal.	De derrière en dev[ant] par des fibres plus lon[]gues et plus obliq[ues] de chaque côté.
II. ANC. Sourcillier. NOUV. Cutaneo-sourcillier.	Derrière les sourcils, de la racine du nez à la moitié de l'arc. sourcillière.	Charnues, peu distinctes.	A la peau qui couvre les sourcils.	Suit la direction d[es] sourcils.
		TROISIÈME RÉGION, PALPÉBRAL[E]		
I. ANC. Orbiculaire des paupières. NOUV. Maxillo-palpébral.	Autour de la ciconfér. orbitaire, au-devant des ligam. et cartil. des paupières.	Tendineuses et charnues, presque circulaires.	Au bord de l'os maxillaire répondant à l'angle intér. de l'orbite.	Il se contourne p[our] embrasser la circonfé[]rence des orbites et [des] paupières.
II. ANC. Releveur de la paupière supérieure. NOUV. Orbito-sus-palpébral.	Du fonds de l'orbite à la paupière supér.	Tendino charnues.	Au fond de l'orbite près le trou optique.	Il se contourne [en] avant.
		QUATRIÈME RÉGION, ORBITAI[RE]		
I. ANC. Grand oblique de l'œil. NOUV. Optico-trochlei-scléroticien.	Le long de la partie supérieure et interne de l'orbire, un peu au-dessus de l'angle interne, depuis le trou optique jusqu'à la sclérotique.	Etroites, minces, aponevrot.	Au périoste de l'orbite sur la circonférence du trou optique, et de là sous la poulie ou trochlée.	Oblique, se réfléchi[s]sant vers l'apoph. orbi[taire] interne, contourne [la] la poulie cartilag. [et] il se porte en bas, [en] arrière et en dehors.

DERNIÈRES ATTACHES.	POINTS OÙ ELLES S'INSÈRENT.	COMPOSITION. FIGURE.	CONNEXIONS.	USAGES.
OU DU CRANE.				
Charnues, divisées en deux prolongemens.	A la bosse nas. de l'os front. aux sourcils et à la peau.	Deux ventres unis par une aponevrose, charnu antérieu. tendineux et charnu poster. mince, aplati, etc.	Le sourcillier, muscles du nez, des paupières, de l'oreille, le crotaphite le trapèze.	Meut la peau du crâne et du front, abaisse ou élève les sourcils selon qu'il agit par sa portion front., ou par sa portion occipit.
OU DU FRONT.				
Charnues divisées en deux prolongemens.	A la bosse nasale de l'os frontal et aux sourcils.	Portion de l'occipito-frontal formée de fibres courtes et droites antér. longues et obliques sur les côtés; mince, large, aplati.	Le sourcillier, muscles du nez, des paupières, de l'oreille, le crotaphite.	Meut la peau du front, abaisse les sourcils.
Charnues.	A la jonction des os du nez avec l'os frontal, à l'arc. sourcil. et aux sourcils.	De plusieurs paquets de fibres, allant de bas en haut, et de dedans en dehors.	Les muscles du nez, l'orbicul. des paupières, le frontal.	Abaisse les sourcils, les rapproche, fronce la peau qui couvre le bas du front et la racine du nez.
OU DES PAUPIÈRES.				
Charnues, forment des courbes alongées et concentriques.	Aux ligam. et aux tégum. des paupières qu'elles couvrent jusqu'aux cils.	Difficile à décrire, fibres charnues, traversées par un tendon commun, recourbées, contournées.	Le sourcillier, le frontal, le releveur de la paupière supérieure.	Fait clignoter les deux paupières, décide le mouvem. partiel, tantôt de la supér., tantôt de l'infér., abaisse les sourcils.
Aponovrotico-tendineuses.	Au cartil. tarsé de la paup. supér.	Mince, charnu, aponevrotique, tendineux, alongé de derrière en devant, aplati de haut en bas, triangulaire.	Le droit supérieur, l'oblique supérieur de l'œil, l'orbiculaire des paupières.	Relève la paupière supérieure.
OU DES ORBITES.				
Plus larges, aponevrot.	A la partie sup. post. et latérale externe de la sclérotique.	Aponevrot. charnu à son corps, long, mince, etc.	Tous les muscles de l'œil, le releveur de la paupière supér.	Contrebalance l'action des muscles droits, et sert d'appui à tous les mouvemens du globe de l'œil qu'il peut aussi faire tourner sur son axe.

NOMS.	SITUATION.	PREMIÈRES ATTACHES.	POINTS OÙ ELLES SE FIXENT.	MARCHE OU DIRECTION.
		SUITE DE LA QUATRIÈME RÉGION, ORBITAIRE.		
II. ANC. Petit oblique de l'œil. NOUV. Maxillo - scléroticien.	A la partie antér. du plancher des orbites près le côté externe de la goutti. lacrym.	Tendineuses, grêles, arrondies.	A l'apoph. nas. de l'os maxill. vers le bord interne et infér. de l'orbite.	Oblique en dehors et un peu en arrière, il se réfléchit, etc.
III. ANC. Droit supérieur. NOUV. Sus-optico - spheni - scléroticien.	A la partie supér. de l'orbite, au-dessus du globe de l'œil près le trou optique jusqu'à la part. supér. de la sclérot.	Tendineuses et charnues, minces, larges.	Au périoste de l'orbite dans l'espace qui sépare le trou opt. de la fente sphénoïdale.	Il monte, se porte en devant, et se réfléchit ensuite de haut au bas.
IV. ANC. Droit inférieur. NOUV. Sous - opti - spheno - scléroticien.	Sur le plancher des orbites.	Tendin. confondues avec celles du droit interne, et du droit externe.	A la base de la fente sphén. près le trou opt.	Il se porte en devant et se réfléchit de bas en haut.
V. ANC. Droit interne. NOUV. Orbito - intus - scléroticien.	Entre la parois interne de l'orbite et le globe de l'œil.	Tendin. confondues avec celles du droit infér. et du droit externe.	Au fond de l'orb. auprès du trou opt. et de l'attache des autres muscles droits.	Il marche en droite ligne jusqu'au globe de l'œil, où il se réfléchit en dehors.
VI. ANC. Droit externe. NOUV. Orbito - extus - scléroticien.	Entre le côté externe de l'orbite et le globe de l'œil.	Aponevrot. courtes, échancrées.	Au fond de l'orbite entre le trou opt. et la fente sphénoï. comme le droit supérieur.	Il marche un peu obliquement, monte en devant jusqu'au globe de l'œil, où il se réfléchit de haut en bas.
		CINQUIÈME RÉGION, AURICULAIRE.		
I. ANC. Le supér. de l'oreille. NOUV. Temporo-conchinien.	Entre les cartilages de l'oreille et l'os temporal.	Minces, épanouies, rayonnées.	A l'aponev. qui couvre une portion du muscle crotaph. sur l'os temp.	Descend un peu de devant en arrière.
II. ANC. Antérieur ou releveur de l'oreille. NOUV. Zigomato-conchinien.	Entre les cartil. de l'oreille et le zigoma.	Indéterminables.	Au-dessus de la racine de l'apophyse zigom.	Même direction que le précédent.

DERNIÈRES ATTACHES.	POINTS OÙ ELLES S'INSÈRENT.	COMPOSITION. FIGURE.	CONNEXIONS.	USAGES.
OU DES ORBITES.				
Aponevrot. courtes aplaties.	A la partie postér. externe de la sclérotique.	Fibres charnues, parallèles au milieu; alongé, aplati., etc.	Tous les muscles de l'œil.	Fait exécuter au globe de l'œil un mouvement de rotation sur son axe en dehors; autres usages du précédent.
Tendineuses, rétrécies.	A la partie supér. de la sclérotique.	Aponevrot. à ses extrém. plus antér. moins post. des fibres charn. parallèles; alongé, aplati.	Les mêmes.	Elève directement la pupile, et porte en haut la portion antér. du globe de l'œil en le faisant tourner sur un axe transversal.
Tendineuses, minces.	La sclérotique à quelques lignes de distance de la cornée.	Même compos. alongé de derrière en devant, aplati de haut en bas, plus gros dans son milieu.	Les mêmes.	Retire la pupile en bas par le même mécanisme que le précédent.
Tendineuses, minces.	A la sclérotique, même endroit que les précédens.	Même composition, même figure.	Les mêmes.	Fait tourner le globe de l'œil sur un axe vertical, et porte la pupile vers le grand angle de l'orbite du côté du nez.
Aponevrotiques, plus longues.	A la sclérot., même endroit que les précéd.	Même composition, même figure.	Les mêmes.	Porte la pupile vers l'angle externe de l'orbite en dehors du côté des tempes par le mécanisme du précédent.
EXTERNE OU DES OREILLES.				
Aponevrot., minces.	A la partie supér. et convexe de la conque.	Mince, difficile à voir, rayonné, ses fibres ayant différentes directions.	Le frontal, le crotaphite, muscles de l'oreille.	Elève les cartilages de l'oreille, et peut tendre l'aponevrose de l'occipito-frontal; action peu sensible.
Indéterminables.	A la partie supér., antér. et convexe de la conque.	Il paraît faire partie du précédent.	Les mêmes.	Elève le pavillon de l'oreille et l'amène en avant; action peu sensible.

NOMS.	SITUATION.	PREMIÈRES ATTACHES.	POINTS OÙ ELLES SE FIXENT.	MARCHE OU DIRECTION.
		SUITE DE LA CINQUIÈME RÉGION, AURICULAIRE.		
III. ANC. Postérieur de l'oreille. NOUV. Mastoïdo-conchinien.	Entre le cartil. de l'oreille et l'os temp. du côté mastoïdien.	Un tendon fort court.	Près la racine de l'apoph. mastoïde.	Presque transversale.
IV. ANC. Tragicus. NOUV. Concho-tragique.	Dans les cartilages, à la partie externe et antérieure du tragus.	Légèrement aponevrot. minces.	A la convexité antér. de la conque.	Transversale.
V. ANC. Anti-tragicus. NOUV. Anthéli tragique.	Dans les cartilages, à la face externe de l'anti-tragus jusques près de l'anthélix.	Minces, étroites.	A l'extrémité infér. du cartilage anthélix.	Monte obliquement de bas en haut, et de devant en arrière.
VI. ANC. Le grand hélix. NOUV. Hélix.	Dans les cartilages, sur la face externe de l'éminence hélix, près la saillie antér. de la conque.	Indéterminables.	Sur le bord antér. de l'hélix.	Ascendant.
VII. ANC. Petit hélix. NOUV. Concho-hélix.	Dans les cartil. au-dessus du point qui sépare le tragus de l'hélix, près la saillie antér. de la conque.	Fibres très-courtes.	Derrière la convexité de la conque.	Transversale.
VIII. ANC. Transverse de l'oreille. NOUV. Concho-anthélix.	Sur la face externe des cartil. de l'oreille, dans la rainure qui répond à l'anth. vis-à-vis l'anti-trag.	Courtes, indéterminables.	La convexité de la conque.	Ascendant.
		SIXIÈME RÉGION, AURICULAIRE.		
I. ANC. Interne du marteau. NOUV. Salpingo-malléen.	Le long de la trompe d'eustache, dans le demi canal osseux de la caisse jusqu'au cou du marteau.	Fibres tendineuses.	A la trompe d'eustache, à la pointe de l'os pierreux.	Se porte de devant en arrière, de dedans en dehors, et de bas en haut, se contourne.
II. ANC. Antérieur du marteau. NOUV. Spheni-salpingo-malléen.	Dans la cavité glénoïde de l'os des tempes, le long de la félure de glazer, un peu dans la caisse du tambour.	Tendineuses, courtes.	A la parois externe de la trompe, et à l'épine du sphénoïde.	Il se porte en arrière et en dehors.

DERNIÈRES ATTACHES.	POINTS OÙ ELLES S'INSÈRENT.	COMPOSITION. FIGURE.	CONNEXIONS.	USAGES.
...EXTERNE OU DES OREILLES.				
Tendon fort court.	A la partie postér. et infér. de la convexité de la conque.	Formé de plusieurs autres muscles.	Le frontal, le crotaphite, muscles de l'oreille.	Retire la conque en arrière.
...également tendineuses.	A la partie libre du cartilage tragus.	Tendineux à ses extrémités, charnu au milieu, mince, aplati de devant en arrière.	Les mêmes.	Il peut tendre le cartilage tragus.
Étroites.	Cartilage anti-tragus.	Charnu, transversalem. aplati, plus ou moins épais, alongé de haut en bas.	Les mêmes.	Il peut tendre le cartilage anti-tragus, et dilater l'orifice de la conque.
Indéterminables.	Se perd sur l'hélix.	Mince, grêle, alongé de haut en bas.	Les mêmes.	Congénères des précédens.
...fibres très-courtes.	Au bord de l'hélix qui termine la conque.	Charnu, transversalem. aplati, plus large en haut qu'en bas.	Les mêmes.	Idem.
Indéterminables.	Au bord de l'anthélix.	Charnu, court, mince et presque quarré.	Les mêmes.	Idem.
...INTERNE OU DE L'OUÏE.				
Fibres tendineuses.	Près le manche du marteau.	Fibres charnues, placées obliquement entre deux tendons; alongé, recourbé, contourné.	Quelques muscles de l'ouïe.	Entraîne en dedans le marteau, et tend la membrane du tympan.
Tendineuses, grêles.	A la base de l'apoph. grêle du marteau.	Fibres charnues, placées obliquem. entre deux tendons, alongé de bas en haut, et d'avant en arrière, aplati, grêle à ses extrémités.	Idem.	Peut contribuer à la tension de la membrane du tympan.

NOMS.	SITUATION.	PREMIÈRES ATTACHES.	POINTS OÙ ELLES SE FIXENT.	MARCHE OU DIRECTION.
		SUITE DE LA SIXIÈME RÉGION, AURICULAI		
III. ANC. Externe du marteau. NOUV. Acoustico-malléen.	A la partie supér. et interne du conduit auditif.	Tendineuses, courtes.	A la partie du conduit auditif désigné.	Il va en descendant
IV. ANC. Muscle de l'étrier. NOUV. Pyramido-Stapedieu.	Dans la petite pyramide osseuse du fonds de la caisse et dans la caisse elle-même.	Tendineuses, grêles.	A la pyramide de la caisse.	Se porte en devant, s'amincit, et passe le trou du sommet la pyramide.
		SEPTIÈME RÉGION, MALAI		
I. ANC. Crotaphite. NOUV. Arcadi - tempore - maxillaire.	Sur le plan demi-circulaire de l'os des tempes, dans les fosses tempor. et zigomat.	Charnues, rayonnées, formées par deux plans de fibres.	L'arcade demi-circulaire fournie par les os front. pariét. et temp.	Ses fibres en se ré- sant, passent sous l'a de zigomat.
II. ANC. Masseter. NOUV. Zigomato-maxillaire.	Couché sur la branche de la mâchoire infér. depuis l'arc. zigom. jusqu'à l'angle de cette mâchoire.	Tendineuses plus intérieurem. qu'extér.	L'arc. zigom. fournie par les os de la pomette, des tempes et maxillaire.	Se dirige obliq du zigoma à l'angle la mâchoire infér.
III. ANC. Buccinateur. NOUV. Alveolo - maxillaire.	Dans l'intervalle des os maxill. entre leur partie postér. et l'angle des lèvres.	Charnues, aplaties, divisées, viennent de haut en bas, et de bas en haut.	Aux alvéoles de l'une et l'autre mâch.	Appliqué transvers la face, formant l'épais- seur des joues, se rétré- d'arrière en avant.
		HUITIÈME RÉGION, NASAL		
I. ANC. Releveur des aîles du nez et de la lèvre sup. NOUV. Maxillo-labii-nasal.	Sur les parties latérales du nez et des lèvres.	Charnues, étroites.	A l'apophyse montante de l'os maxillaire.	Descendant, un peu oblique.

DERNIÈRES ATTACHES.	POINTS OÙ ELLES S'INSÉRENT.	COMPOSITION. FIGURE.	CONNEXIONS.	USAGES.
INTERNE OU DE L'OUÏE.				
Tendineuses, grêles.	A l'apoph. externe du cou du marteau.	Existe-t-il ? est-il un muscle ? est-il un ligament ? on doute.	Quelques muscles de l'ouïe.	Relâche la membrane du tympan, et porte en dehors le manche du marteau.
Tendineuses, renfermées dans une gaine cellulaire.	A la branche postér. de l'étrier, près son articulation avec l'os l'enticulaire.	Fibres charnues entre deux tendons grêles; petit, pyramidal ou conique.	Idem.	Porte le sommet de l'étrier en arrière, rapproche sa base de la fenêtre ovale, et par cette action relâche la membrane du tympan.
OU LATÉRALE DE LA FACE.				
Tendineuses, épaisses, serrées.	L'apoph. coronoïde de la mâchoire infér.	Deux plans charnus, un interne traversé par un tendon mitoyen, l'autre externe; ils se confondent antérieurem. large, aplati, rayonné, demi-circul. dans sa circonfér.	Occipito-frontal, le supérieur et l'antérieur de l'oreille, le masseter.	Relève la mâchoire inférieure, la rapproche de la supérieure, et peut aussi la retirer en arrière.
Tendineuses, minces, internes.	L'angle de la mâch. infér.	Trois portions de fibres charnues et semées de points tendineux; épais, alongé, renflé.	Le peaucier, le crotaphite, le grand et le petit zigomatique.	Détermine les mouvemens latéraux de la mâchoire inférieure, et concourt à tous ceux qu'elle reçoit du crotaphite.
Charnues, aplaties, divisées, viennent du milieu.	Au ligament intermax. qui unit les deux mâchoires.	Fibres charnues, plus larges en arrière, moins larges en devant; aplati, presque triangul.	Orbiculaire des lèvres.	Contribue à former les joues, à les rapprocher des dents, et à retirer l'angle des lèvres.
OU DU NEZ.				
Charnues, plus larges.	Se perdent dans les aîles du nez et dans la lèvre supérieure.	Charnu, aplati, grêle, étroit en haut, large en bas.	L'orbicul. des paupières, l'orbicul. des lèvres et le releveur propre de la lèvre supér.	Relève les aîles du nez et la lèvre supér.

NOMS.	SITUATION.	PREMIÈRES ATTACHES.	POINTS OÙ ELLES SE FIXENT.	MARCHE OU DIRECTION.
		SUITE DE LA HUITIÈME RÉGION, NASAL[E]		
II. ANC. Abaisseur des aîles du nez. NOUV. Maxillo-alveoli-nasal.	A la partie antér. de la mâch., devant les alvéoles supér.	Charnues, larges, minces.	A la partie antér. de l'os maxill., et aux alvéoles de deux dents incis., et de la dent can.	Ascendant, dirigé de bas en haut.
III. ANC. Pyramidal. NOUV. Fronto-nasal.	Entre le muscle front. et le cartilage du nez.	Charnues, naissant du muscle frontal.	Au muscle front. et un peu à l'os du même nom.	Descendant.
IV. ANC. Constricteur des narines. NOUV. Maxillo-narinal.	Sur les parties latér. et moyennes du nez, sous le releveur des aîles du nez et de la lèvre supér.	Charnues, étroites.	A l'os maxill. près le bord infér. de l'orbite.	Marche transversalem. de bas en haut.
		NEUVIÈME RÉGION, LABIALE		
I. ANC. Releveur propre de la lèvre sup. incisif. NOUV. Orbito-maxilli-labial.	Entre le bord infér. externe de l'orbite et la lèvre supér.	Tendineuses, minces.	A la partie de l'os maxill. qui forme le bord infér. et externe de l'orbite.	Obliquement de haut en bas, et de dehors en dedans.
II. ANC. Releveur de l'angle de la bouche. *canin.* NOUV. Sus-maxillo-labial.	Devant l'alvéole des dents canines de la mâch. supér.	Tendineuses, doubles, courtes.	A la face antér. de l'os maxill.	Descend obliquem. de dedans en dehors.
III. ANC. Nasal de la lèvre supér. NOUV. Naso-labial.	Entre la cloison du nez et la lèvre supér.	Charnues, petites.	A la partie latér. et infér. de la cloison du nez.	Descend de dedans en dehors.
IV. ANC. Orbiculaire des lèvres. NOUV. Labial.	Au contour extérieur de la bouche.	Charnues, contournées diversement, entremêlées.	Aux deux lèvres, allant de l'une à l'autre, et aux tégumens qui le recouvrent.	Va de la lèvre supér. à l'infér. par des fibres qui se confondent.

DERNIÈRES ATTACHES.	POINTS OÙ ELLES S'INSÈRENT.	COMPOSITION. FIGURE.	CONNEXIONS.	USAGES.
OU DU NEZ.				
Charnues.	Au bord infér. des narines depuis la cloison jusqu'à l'aîle du nez.	Fibres charnues; large, mince, aplati de haut en bas supér., alongé, rétréci infér.	Le releveur des aîles du nez et de la lèvre supér., l'orbicul. des lèvres et le constricteur.	Abaisse les aîles du nez.
Aponevrotiques.	Au bord super. du cartilage du nez.	Production du muscle occipito-front., alongé de haut en bas, d'inégale épaisseur.	Le frontal, le sourcilier, incisif.	Abaisse les sourcils, la peau du front, dilate le nez.
Aponevrotiques, unies avec celles du côté opposé.	Aux cartilages latér. du nez.	Charnu, terminé par des fibres aponevrot. qui unies à celles du muscle opposé, semblent former un digastrique.	Frontal.	Resserre le nez en rapprochant ses parties latérales de la cloison.
OU DES LÈVRES.				
Charnues, minces.	A la lèvre supér., se confondant avec son muscle orbicul.	Fibres charnues parallèles, court, mince, aplati, etc.	L'orbiculaire des paupières, l'orbicul. des lèvres, le releveur des aîles du nez et de la lèvre supér.	Relève la lèvre supér., l'aplatit et l'entraîne un peu en dehors.
Charnues, minces.	Près la commissure ou angle des lèvres, se perdent dans les fibres de l'orbiculaire.	Tendineux à une de ses extrémités, charnu dans le reste de son étendue, court, aplati, etc.	Le grand zigomat., l'orbicul. des paupières, l'orbicul. des lèvres, le relev. des aîles du nez et de la lèvre supér.	Relève l'angle des lèvres et le rapproche du nez.
Charnues.	A la lèvre supér, à l'angle qui la sépare de l'infér., se perdent dans celles de l'orbiculaire.	Charnu, produit par l'orbicul. petit, mince, aplati, etc.	L'orbiculaire des lèvres.	Meut la lèvre supér., en rapproche les extrémités, et abaisse vers elle la cloison du nez.
Comme les premières.	Aux mêmes endroits que les premières.	Structure compliquée; fibres charnues disposées en rond, entrelassées, contournées, formant deux demi-cercles, fortifiées par les muscles voisins.	Les canins, les zigomatiques, les buccinateurs, les triangulaires et autres muscles des lèvres.	Actions multipliées; rapproche les deux lèvres, les alonge ou les racourcit, les porte en avant ou en arrière, les applique aux alvéoles.

NOMS.	SITUATION.	PREMIÈRES ATTACHES.	POINTS OÙ ELLES SE FIXENT.	MARCHE OU DIRECTION.
		SUITE DE LA NEUVIÈME RÉGION, LABIALE.		
V. ANC. Abaisseur de l'angle de la bouche, ou triangulaire. NOUV. Sous maxillo-labial.	Sur les parties latérales du menton.	Charnues.	Au bord externe de l'os maxillaire infér.	Se porte de bas en haut et de dedans en dehors en se rétrécissant.
VI. ANC. Le grand zigomatique. NOUV. Grand zigomato-labial.	Entre une portion de l'arcade zigom. et l'angle des lèvres.	Charnues, petites.	Au bord infér. de la pomette, appelé *zigoma*, qui concourt à former l'arcade zigom.	Oblique de haut en bas et de derrière en devant.
VII. ANC. Petit zigomatique. NOUV. Petit zigomato-labial.	Même situation, mais un peu au-dessous et plus près du côté interne; il manque très-souvent.	Idem.	Idem.	Idem.
		DIXIÈME RÉGION, PTERIGO-MAXILLAIRE.		
I. ANC. Ptérigoïdien interne. NOUV. Ptérigo-anguli-maxillaire.	Sur la face interne de la branche de l'os maxil. infér., et l'aîle interne de l'apoph. ptérigoïde.	Tendino-charnues.	A l'aîle de l'apoph. ptérigoïde, et à la face interne.	Oblique, descendant de haut en bas et de dedans en dehors; répond au masseter.
II. ANC. Ptérigoïdien externe. NOUV. Ptérigo-colli-maxillaire.	Entre le côté externe de l'apoph. ptérigoïde, et le cou de la mâchoire infér. au-dessus du précédent.	Tendineuses.	A la face externe de l'aîle externe de l'apoph. ptérigoïde.	Un peu transversalement de dedans en dehors et d'avant en arrière.
		ONZIÈME RÉGION, MAXILLAIRE-INFÉRIEURE.		
I. ANC. Abaisseur de la lèvre infér. *quarré*. NOUV. Mentonier labial.	Sur les parties latérales du menton.	Charnues.	A la partie latérale du menton.	Obliquement de bas en haut, et de dehors en dedans.

DERNIÈRES ATTACHES.	POINTS OÙ ELLES S'INSÈRENT.	COMPOSITION. FIGURE.	CONNEXIONS.	USAGES.
OU DES LÈVRES.				
Charnues.	A l'angle ou à la commissure des lèvres.	Fibres charnues pour la plupart, inclinées et recourbées de dehors en dedans.	Le zigomatique, l'orbiculaire des lèvres, le peaucier.	Abaisse la lèvre infér.
Charnues, divisées en deux faisceaux d'inégale épaisseur.	A la commissure des lèvres, adhérent aux buccinateurs, et se perdent dans l'orbicul.	Charnu, divisé, inégalement épais, long, grêle, arrondi, etc.	L'orbiculaire des lèvres, le triangulaire, le buccinateur.	Ecarte l'angle de la bouche de l'angle opposé, relèvent chaque angle et agrandissent l'ouverture de la bouche.
Idem.	Se confondent avec le bord interne du *canin* ou releveur, etc.	Plus petit que le précédent dont il ne diffère presque pas.	L'orbiculaire des lèvres, le canin, le triangul., quelquefois l'orbicul. des paupières.	Mêmes usages.
OU INTERNE DE LA FACE.				
Légèrement tendineuses	A l'angle et à la face interne de l'os maxill. infér.	Tendineux et charnu, large, épais, alongé.	Le ptérigoïdien externe.	Elève la mâchoire infér. vers la supér. et peut la tirer en arrière.
Idem.	A la partie antérieure du col du condyle de l'os maxill. infér., et au ligament capsulaire de l'articul.	Tendineux et charnu, plus petit, plus mince que le précédent.	Le ptérigoïdien interne.	Porte en avant le condyle de la mâchoire infér. dans ses divers mouvemens.
OU DU MENTON.				
Charnues.	Au milieu de la lèvre infér. et aux tégumens.	Fibres charnues obliquement disposées, aplati, presque quadrangulaire ou quarré.	L'orbiculaire des lèvres et le releveur de la lèvre infér.	Il abaisse, comprime et élargit la lèvre infér.

NOMS.	SITUATION.	PREMIÈRES ATTACHES.	POINTS OÙ ELLES SE FIXENT.	MARCHE OU DIRECTION.
		SUITE DE LA ONZIÈME RÉGION, MAXILLAIRE-INFÉRIEURE		
II. ANC. Releveur du menton ou de la lèvre infér. NOUV. Sous-maxillo-cutané.	Derrière le précédent.	Charnues.	A l'os maxillaire infér. vis-à-vis les alvéoles des dents incisives.	Descend obliquement de dehors en dedans et se rapprochant de son semblable opposé.
III. ANC. Digastrique. NOUV. Mastoïdo-hygenien.	A la partie supér. et antér. du cou, au-dessous et derrière la mâchoire infér., depuis la rainure mastoïdienne jusqu'à la symphyse du menton.	Charnues extérieur., tendineuses intérieur., minces, aplaties.	Dans la rainure mastoïdienne.	Oblique de haut en bas jusqu'à l'hyoïde, et de bas en haut jusqu'au menton en forme d'angle; traverse le corps du stylo-hyoïdien.
		DOUZIÈME RÉGION, TRACHELO-THORACHIQUE		
I. ANC. Peaucier. NOUV. Thoraco-maxilli-facial.	Sur le devant de la gorge et du cou, sous les tégumens, depuis les parties latér. et infér de la face jusqu'aux parties supér. et antér. du thorax.	Fibres minces, écartées, pâles, d'un aspect membraneux, naissant du tissu cellulaire et des tégumens.	A la partie supér. antér. et latér. du thorax au-dessous de la clavicule et de l'accromion.	Monte obliquement, se rétrécit et devient plus épais, croise les fibres du muscle opposé.
II. ANC. Sterno-cleido-mastoïdien. NOUV. Sterno-clavio-mastoïdien.	A la partie antér. et latér. du cou, depuis le bord supér. du thorax jusqu'au derrière de l'oreille.	Un peu tendineuses, plates, divisées en deux portions, une interne ou sternale plus courte; l'autre externe ou claviculaire plus longue et moins large.	Au bord supér. du sternum et du tiers sternal de la clavicule.	Monte obliquement et se porte vers celui du côté opposé, pour former avec lui la figure d'un compas ouvert.
		TREIZIÈME RÉGION, TRACHELO-HYOÏDIENNE		
I. ANC. Stylo-hyoïdien. NOUV. Idem.	A la partie supér. et latér. du cou, derrière la mâchoire infér. et le digastrique, depuis l'apoph. styloïde jusqu'à l'os hyoïde.	Tendon grêle et alongé.	A l'apophyse styloïde de l'os temporal.	Oblique de haut en bas, s'ouvre pour recevoir le digastrique.

DERNIÈRES ATTACHES.	POINTS OÙ ELLES S'INSÈRENT.	COMPOSITION. FIGURE.	CONNEXIONS.	USAGES.
OU DU MENTON.				
Charnues.	A la peau qui couvre le bord inférieur du menton.	Fibres charnues qui s'unissent et se confondent avec celles du précédent.	L'abaisseur de la lèvre infér.	Il relève la lèvre infér. et le menton.
Aponevrotiques intérieur. charnues extérieur. larges.	Au côté de l'os hyoïde et à l'apoph. geni de l'os maxillaire infér. au-dessous des lignes milo hyoïdiennes.	Deux corps des fibres charnues implantées à un tendon mitoyen qui les sépare ; alongé, recourbé en haut, grêle, arrondi dans son milieu, aplati à ses extrémités.	Le peaucier, le stylo-hyoïdien, le sterno-cleido-mastoïdien, le grand droit du cou, l'angulaire de l'omoplate, l'hyoglosse, le milo-hyoïdien.	Il abaisse la mâchoire infér., contribue à ouvrir la bouche, soulève l'os hyoïde avec le larynx.
OU SUPERFICIELLE ANTÉRIEURE DU COU.				
Pâles, même aspect, membraneux plus épais-ses, recourbées, aponevrotiques en haut.	Aux tégumens, au côté du menton se perdent dans le masseter et autres muscles de la face.	Compliquée ; fibres charnues très-écartées, diversement entre-croisées, aponevrot. en haut, apparence membraneux, mince, aplati.	Deltoïde, pectoral, trapèze, sterno-cleido-mastoïdien, digastrique, masseter, triangulaire des lèvres et autres muscles de la face.	Il peut abaisser les lèvres, les joues et les oreilles, et relever la peau de la poitrine, de l'épaule et du cou.
Aponevrotiques, larges, épaisses antérieurement.	A la partie supér. et postér. de l'apoph. mastoïde qui l'embrasse, et un peu à la ligne demi-circulaire du temporal.	Aponevrotique à ses extrémités sternales, claviculaires et mastoïdiennes, des fibres charnues entre ces aponevroses naissent de l'une ou de l'autre pour se rendre à la troisième ; alongé de haut en bas, aplati, divisé infér.	Peaucier, splenius, digastrique, l'angulaire de l'omoplate, le scaline, sterno-hyoïdien et thyroïdien, omo-hyoïdien.	S'il agit avec son semblable il maintient la tête dans une position droite, seul il l'incline de côté, il rapproche la tête de la poitrine et contribue à la fléchir, il lui imprime des mouvemens de rotation.
OU PROFONDE ANTÉRIEURE DU COU.				
Aponevrotiques, cellulaires, minces, quelques fibres charnues.	A la partie latér. et antér. de la base de l'os hyoïde près les cornes.	Recouvert supérieurement d'un tendon né de sa partie postér. et d'où partent des fibres charnues formant son corps ; alongé de derrière en devant, grêle, tendin. arrondi, percé en devant.	Peaucier, stylo-pharyngien, hyoglosse, digastrique, omo-sterno et milo-hyoïdien.	Élève l'os hyoïde et le tire en arrière.

NOMS.	SITUATION.	PREMIÈRES ATTACHES.	POINTS OÙ ELLES SE FIXENT.	MARCHE OU DIRECTION.
		SUITE DE LA TREIZIÈME RÉGION, TRACHÉL…		
II. ANC. Milo - hyoïdien. NOUV. Idem.	A la partie antér. et un peu latér. du cou au - dessous de la mâchoire infér., depuis les lignes milo jusqu'à l'os hyoïde.	Petites aponevr. en arrière, fibres charnues en devant, larges, venant de deux portions de fibres.	A la face latér. interne de la mâchoire infér. le long des lignes milo-hyoïdiennes.	Placé profondément, transversalement étendu d'une branche de la mâchoire infér. à l'autre.
III. ANC. Genio - hyoïdien. NOUV. Idem.	A la partie antér. du cou au-dessous de la mâchoire infér., entre l'apoph. geni et la base de l'os hyoïde.	Fibres charnues semées de petites aponevr. plates.	A l'éminence geni dans la face interne de la symphyse du menton.	Oblique descendant en arrière.
IV. ANC. Sterno - hyoïdien. NOUV. Idem.	Le long de la partie antér. du cou, depuis le sternum jusqu'à l'os hyoïde.	Tendino charnues fort courtes.	A la face interne de la partie supér. du sternum, à l'extrémité sternale de la clavicule, et au ligament transverse qui unit ces deux os.	Monte dans une direction droite en se rapprochant de son pareil avec lequel il se réunit [illegible] le larynx.
V. ANC. Omopla - hyoïdien. NOUV. Scapulo - hyoïdien.	Sur les parties latér. du cou, entre le scapulum ou omoplate et l'os hyoïde.	Charnues, semées de petites fibres aponevrotiques.	Au bord supérieur du scapulum, entre sa petite échancrure et son angle.	Oblique ascendant, passe sur l'apoph. coracoïde et se recourbe vers le milieu de son trajet.
VI. ANC. Sterno - thyroïdien. NOUV. Idem.	A la partie antérieure du cou, entre le sternum et le cartilage thyroïde.	Aponevrotiques, larges.	A la face interne du sternum, au ligament et portion voisine de la clavicule, et même au cartilage de la première côte.	Marche en droite ligne, se rapprochant de [illegible] du côté opposé en [illegible] et s'en écartant en bas.
VII. ANC. Hyo-thyroïdien. NOUV. Idem.	A la partie antér. et supér. du cou sur les précédens, depuis le cartilage thyroïde jusqu'à l'os hyoïde.	Charnues, minces.	A la base de l'os hyoïde et un peu à la portion voisine de sa corne.	En droite ligne par des fibres parallèles.

DERNIÈRES ATTACHES.	POINTS OÙ ELLES S'INSÉRENT.	COMPOSITION. FIGURE.	CONNEXIONS.	USAGES.
HYOÏDIENNE OU PROFONDE ANTÉRIEURE DU COU.				
Charnues, larges, courtes.	A la face externe de la base de l'os hyoïde.	Charnu avec de petites aponevr. supérieurem.; fibres obliques, entre-croisées, postérieurem. percées, plantées à un tendon mitoyen; mince, aplati, presque triangulaire.	Digastrique, peaucier, geni-hyoïdien, stylo-hyoïdien.	Élève l'os hyoïde, le tire en avant et le fixe dans cette attitude, il abaisse la mâchoire infér., soulève la langue et comprime les glandes sublinguales.
Charnues, minces et légèrement aponévrotiques.	A la base de l'os hyoïde et un peu à la racine de sa corne.	Petites aponevroses vers ses deux extrémités, fibres charnues placées parallèlement entre ces aponevr.; alongé de haut en bas, aplati, etc.	Milo-hyoïdien, stylo-hyoïdien, digastrique, geni-hyoglosse.	Elève l'os hyoïde et le porte en devant.
Plus charnues que tendineuses, rétrécies.	Au bord inférieur de la base de l'os hyoïde.	Fibres charnues parallèles de bas en haut, extrémités un peu tendineuses; alongé, aplati, plus large inférieurem.	Peaucier, omo-hyoïdien, sterno-mastoïdien, hyo et sterno-thyroïdien.	Abaisse directement l'os hyoïde et le déjette un peu de côté s'il agit seul, il concourt enfin à le fixer.
Charnues, terminées par une petite aponevrose.	Au côté infér. de la base de l'os hyoïde, plus en dehors que le précédent.	Deux bandelettes charnues, coupées par un tendon qui en occupe le tiers moyen, et d'où naissent les portions charnues; alongé, large à ses extrém., arrondi au milieu.	Trapèze, sur épineux, sterno et milo hyoïdien, hyo et sterno thyroïdien, scalène, dentelé, sous scapulaire.	Abaisse l'os hyoïde et le tire en arrière, agit avec son semblable, ou de côté s'il agit seul, fixe l'os hyoïde sans ses divers mouvemens.
Charnues, minces.	Au bas et le long de la face latérale du cartilage thyroïde près sa ligne circulaire.	Fibres charnues parallèles, souvent entrecoupées par des intersections tendineuses; alongé de haut en bas, aplati, mince.	Sterno-hyoïdien, sterno-cleido-mastoïdien, peaucier, omo-hyoïdien, hyo-thyroïdien et thyro-pharyngien.	Abaise le cartilage thyroïde, l'écarte des arithénoïdes, porte le larynx en bas, diminue l'ouverture de la glotte et racourcit la trachée.
Charnues, minces.	A la partie infér. du cartilage thyroïde.	Fibres parallèles, les postérieures descendent un peu en convergeant; alongé, transversalement aplati, pentagonal.	Sterno - thyroïdien - hyoglosse.	Elève le cartilage thyroïde vers l'os hyoïde, ou abaisse cet os, contribue aux mouvemens de la mâchoire infér.

NOMS.	SITUATION.	PREMIÈRES ATTACHES.	POINTS OÙ ELLES SE FIXENT.	MARCHE OU DIRECTION.
		QUATORZIÈME RÉGION, LARYNGIEN…		
I. ANC. Crico-thyroïdien. NOUV. Idem.	A la partie antér. et infér. du larynx, entre le cartilage cricoïde et le thyroïde.	Aponevrotico-charnues courtes.	A la partie antérieure et moyenne du cartilage cricoïde.	Se porte obliquement en haut et en dehors…
II. ANC. Crico-arithénoïdien posterieur. NOUV. Crico-creti-arithénoïdien.	A la partie postér. du larynx et du cartil. cricoïde au-dessous du cartil. arithénoïde.	Charnues, petites.	A la facette longitud. de la partie postér. du cartil. cricoïde, et à une ligne saillante ou crête qui le sépare du muscle opposé.	Monte obliquement…
III. ANC. Crico-arithénoïdien latéraux. NOUV. Crico-lateri-arithénoïdien.	Sur les parties latérales du larynx et du cartil. crico, entre ce dernier et la partie postér. de l'arithénoïde.	Charnues, petites, légèrement tendin.	Aux côtés du cartil. crico près son articul. avec ces petites cornes du thyroïde.	Ascendant, un peu… oblique.
IV. ANC. Thyro-arithénoïdien. NOUV. Idem.	Sur le larynx au-dessus du cartil. cricoïde, au-dessous de l'épiglotte, derrière le thyroïde, entre la partie moyenne de ce dernier cartil. et les arithénoïdes.	Charnues, courtes, larges.	Au milieu de la face interne du cartilage thyroïde.	Oblique, dirigé de devant en arrière et de bas en haut.
V. ANC. Arithénoïdiens obliques. NOUV. Idem.	Derrière le larynx, sur la face postér. des cartil. arithénoïde, entre la base d'un arithénoïdien et le sommet de l'autre.	Charnues, petites.	A la base d'un cart. arithénoïde.	Oblique, s'entrecroise avec le muscle opposé… le couvre.
VI. ANC. Arithénoïdien transversal. NOUV. Idem.	Près l'ouverture supér. du larynx, entre les deux cartil. du larynx.	Charnues, minces.	A l'un des cartilages arithénoïdes.	Transversalement d'un… cartil. arithén. à l'autre…

DERNIÈRES ATTACHES.	POINTS OÙ ELLES S'INSÈRENT.	COMPOSITION. FIGURE.	CONNEXIONS.	USAGES.
OU DU LARYNX.				
Aponévrotico-charnues, courtes.	Au bord infér. et à la face postér. du cartilage thyroïde, jusques dans l'échancrure placée devant les petites cornes de ce cartilage.	Fibres aponévrotiques, mêlées avec des fibres charnues qui en naissent; divisé en deux portions distinctes par une ligne, transversalement aplati, plus long de devant en arrière que de haut en bas.	Sterno et hyo-thyroïdien, crico-pharyngien, crico-arithénoïdien.	Rapproche le cartilage cricoïde du thyroïde, écarte ce dernier des cartilages arithénoïdes, resserre la glotte et tend le larynx.
Tendineuses, courtes.	A la base du cartil. arithénoïde près son angle.	Presque tout charnu, sinon à ses attaches arithénoïdiennes, fibres converg. aplati, pentagonal.	Crico-arithénoïdiens latéraux, arithénoïdiens obliques.	Porte les cartilages arithénoïd. en arrière et en dehors, les écarte l'un de l'autre, ainsi que du thyroïde, élargit la glotte et tend le larynx.
Charnues, petites, faiblement tendin.	A la face postérieure externe du cartilage arithénoïde.	Fibres charnues, un peu tendin. à ses extrémités; aplati, alongé de bas en haut, quadrilataire.	Crico-thyroïdien, crico-arithénoïdien postér., thyro-arithénoïdien.	Ecarte les cartil. arithénoïdes l'un de l'autre, les rapproche du thyroïde, ouvre la glotte et relâche le larynx.
Charnues, courtes, larges.	A la partie antér. du cartil. arithén. depuis la glotte jusqu'à l'angle de sa base.	Fibres charn. diversem. arrangées, les supér. descendent de devant en arrière, les moyennes et les infér. presque horizontales, toutes un peu divergentes; aplati, large, quadrilataire.	Crico-arithénoïdiens latéraux, arithéno-épiglotique.	Entraîne l'arithénoïde d'arrière en avant, le thyroïde d'avant en arrière, les rapproche l'un de l'autre, abaisse l'épiglotte, relâche le larynx.
Charnues, petites.	Au sommet de l'autre cartilage arithénoïde et jusqu'à l'épiglotte.	Fibres charn., croisées avec celles de l'arithénoïd., opposées et confondues avec l'arithénoïdien transversal, obliquement alongé de bas en haut, aplati.	L'arithénoïdien opposé, l'arithénoïdien transversal.	Rapprochent les cartil. arithénoïdes, abaissent l'épiglotte, rétrécissent la glotte et diminuent l'ouverture du larynx.
Charnues, minces.	Au second cartilage arithénoïde.	Petit faisceau de fibres charnues qui se confondent avec le précédent, plus épais dans son milieu qu'à ses côtés; échancré, alongé, aplati, quadrilataire.	Le précédent.	Même que le précédent.

NOMS.	SITUATION.	PREMIÈRES ATTACHES.	POINTS OÙ ELLES SE FIXENT.	MARCHE OU DIRECTION.
		SUITE DE LA QUATORZIÈME RÉGION, LARYNGIENNE		
VII. ANC. Thyro-épiglotique. NOUV. Idem.	Dans le larynx au-dessus du cricoïde, entre le thyroïde et l'épiglotte.	Charnues, courtes.	Au milieu de la face interne du cartilage thyroïde.	Se porte transversalement de bas en haut.
VIII. ANC. Aritheno-épiglotique. NOUV. Idem.	Derrière le larynx entre les arithénoïdiens obliques et le bord de l'épiglotte.	Fibres charnues, déliées, imperceptibles dans la plupart des sujets.	Au sommet d'un des cartilages arithénoïdes.	Monte obliquement.
IX. ANC. Glosso-épiglotique. NOUV. Idem.	Entre la base de la langue et le milieu de l'épiglotte.		A la face supér. de la base de la langue.	Indéterminable chez l'homme.
		QUINZIÈME RÉGION, PALATINE		
I. ANC. Glosso-staphilin. NOUV. Idem.	Entre la base de la langue et le voile du palais, dans l'épaisseur des piliers antérieurs de ce voile.	Charnues.	A la partie latérale de la base de la langue.	Monte obliquement et en arrière.
II. ANC. Palato-pharyngien. NOUV. Idem.	Dans les piliers postér. du voile du palais, entre cette partie et les parois du pharynx.	Charnues, larges.	Aux parois latérales du pharynx.	Ascendant en droite ligne.
III. ANC. Petro-salpingo-staphilin. NOUV. Idem.	A la base du crâne dans la fosse gutturale, derrière l'ouverture postér. des fosses nasales, au-dessous de la trompe d'eustache.	Charnues et un peu aponevrotiques, grêles.	A l'épine du sphénoïde, et à l'apophyse pierreuse de l'os temporal, et un peu à la trompe d'eustache.	Oblique, descendant.
IV. ANC. Spheno-salpingo-staphilin. NOUV. Idem.	Au même endroit que le précédent, mais plus extérieurement.	Aponevrotiques.	A l'aile du sphénoïde, à la portion osseuse de le trompe d'eustache que le sphénoïde forme, à la portion molle de la même trompe.	Descendant, se contourne vers l'apophyse ptérigoïde, il se réfléchit en dedans et en haut.

DERNIÈRES ATTACHES.	POINTS OÙ ELLES S'INSÈRENT.	COMPOSITION. FIGURE.	CONNEXIONS.	USAGES.
OU DU LARYNX.				
Charnues, courtes.	Au bord de la partie antér. et infér. de l'épiglotte.	Fibres charnues, divergentes, transversalem. aplati, quadrilataire.	Crico-arithénoïdien, arithéno-épiglotique.	Abaisse l'épiglotte et resserre le larynx.
Comme les premiers.	Au bord de l'épiglotte.	Faisceau de fibres charnues, peu sensibles, niées par *Casserius*.	Arithénoïdiens obliques.	Rapproche l'épiglotte de la glotte.
	Au ligament postér. et moyen de l'épiglotte.	Indéterminable chez l'homme.		S'oulève l'épiglotte et l'approche de la langue; usages mieux connus dans les quadrupèdes.
OU DU PALAIS.				
Charnues, épanouies.	A la partie infér. et moyenne du voile du palais.	Fibres charnues, alongé de bas en haut, recourbé en dedans.	Petro-salpingo-staphilin.	Abaisse le voile du palais, élève la base de la langue, rapproche l'un de l'autre, forme l'ouverture du gosier.
Charnues, larges.	Au bord postérieur du voile du palais	Fibres charnues parallèles, étroit au milieu, large à ses extrémités, alongé, aplati.	Muscles du pharynx, palato-staphilin, et autres muscles de la luette.	Abaisse le voile du palais, concourt à relever le pharynx.
Charnues,	Au milieu du voile du palais,	Fibres charnues qui partent de petites aponevroses en arrière et qui sont parallèles; alongé, étroit postérieurem., large inférieurem.	Spheno-salpingo-staphilin, palato-pharyngien.	Elève, raccourcit, élargit le voile du palais qu'il applique contre l'ouverture postér. des narines.
Aponevrotiques, contournées.	A la partie supérieure du voile du palais, et à la portion horizontale du palais.	Aponevrotique à ses extrémités, charnu au milieu, alongé de derrière en devant, réfléchi en dedans.	Petro-salpingo-staphilin, ptérigo et palato-pharyngien.	Abaisse, élargit et tend le voile du palais.

NOMS.	SITUATION.	PREMIÈRES ATTACHES.	POINTS OÙ ELLES SE FIXENT.	MARCHE OU DIRECTION.
		SUITE DE LA QUINZIÈME RÉGION, PALATINE		
V. ANC. Palato - staphilin. NOUV. Idem.	Au milieu de la face postér. du voile du palais, depuis les os du palais jusqu'à la luette.	Charnues, minces.	Au bord des os du palais.	Marche parallèlement avec celui du côté opposé.
		SEIXIÈME RÉGION, GLOSSIENNE		
I. ANC. Genio-glosse. NOUV. Idem.	Derrière la symphyse du menton, au-dessus de l'os hyoïde, au-dessous de la langue, et depuis la face interne de la mâchoire infér., jusqu'à la face infér. de la langue.	Tendineuses, courtes, plus longues en dehors qu'en dedans, forment un angle obtus.	A l'un des tubercules supér. de l'apophyse geni près la ligne saillante qui divise la face interne du menton.	Descend en arrière, contourne en angle, s'arrondit, croise les fibres de divers muscles, laisse diverger les siennes qui se courbent et se distribuent diversem.
II. ANC. Stylo-glosse. NOUV. Idem.	Près le côté interne des branches de la mâchoire infér., depuis l'apoph. styloïde, jusqu'à la langue.	Tendineuses, larges, longuettes.	A la partie supér. de l'apoph. styloïde, concourt à former le bouquet anatom. de *Riolan*.	Descendant en avant et en dedans, parallèlement au stylo-hyoïdien, jeté un ligament apon. qui le bride vers l'angle de la mâchoire infér.
III. ANC. Hyo-glosse, comprenant le basio, le cerato et le condroglosse. NOUV. Hyo-condroglosse.	Sous la mâchoire infér. depuis l'os hyoïde jusqu'à la langue.	Tendino-charnues distinguées en trois divisions d'inégale épaisseur.	Une à la base de l'os hyoïde, la seconde au sommet des grandes cornes du même os, et la troisième au cartil. qui unit ces cornes avec le corps de l'os.	Ascendant, chacune des trois portions se dirige diversement, mais toujours dans une ligne un peu oblique, elles se réunissent vers la langue.
IV. ANC. Lingual. NOUV. Idem.	Sur les parties latér. et infér. de la langue, depuis sa base jusqu'à sa pointe entre plusieurs autres muscles.	Charnues.	A la base et aux parties latérales de la langue.	De derrière en devant suit la direction de la langue.

DERNIÈRES ATTACHES.	POINTS OÙ ELLES S'INSÈRENT.	COMPOSITION. FIGURE.	CONNEXIONS.	USAGES.
OU DU PALAIS.				
Charnues, minces.	Au milieu de la luette dont ils constituent l'épaisseur.	Fibres charnues parallèles; alongé de haut en bas, aplati de devant en arrière, grêle, recouvert d'une membrane postérieurement.	Les deux précédens, le palato-pharyngien.	Elève, raccourcit la luette, et ramène le bord flottant du voile du palais vers l'épine palatine.
OU DE LA LANGUE.				
Tendino-charnues.	Aux petites cornes de l'os hyoïde, un peu au pharynx et à l'épiglotte, mais sur-tout à la base de la langue, le long de la face infér.	Un tendon très fort placé à l'angle qu'il forme près son attache *genienne*, d'où naissent des fibres charnues qui divergent, se distribuent et se terminent sous différentes directions; transversalement aplati, triangulaire.	Genio-hyoïdien, muscles du pharynx, hyoglosse, lingual.	Usages très-multipliés; mécanisme admirable; s'il agit dans toute son étendue, la langue rentre dans l'intér. de la bouche et diminue de longueur; si sa partie infér. agit seule, la base de la langue se porte en devant et sa pointe en dehors; il la courbe, la rétrécit, la forme en gouttière, etc.
Charnues, épanouies, larges.	Aux parties infér. et latérales de la langue.	Corps charnu, naissant d'un tendon grêle, alongé de derrière en devant, aplati, de forme oblongue.	Milo-hyoïdien, stylo-hyoïdien, stylo-pharyngien, hyo-glosse, ptérigoïdien interne, lingual.	Elève la base de la langue, la tire en arrière s'il agit avec son semblable, la jette de côté s'il agit seul.
Charnues, épanouies, résultant des trois divisions confondues.	Aux parties infér. et latérales de la langue.	Trois divisions tendino charnues, naissant de différens points et réunies vers la langue en une expension charnue, les unes convergent, d'autres divergent, plusieurs se croisent; aplati, quadrilataire.	Stylo, milo et genio hyoïdien, stylo-glosse, constricteur moyen du pharynx, lingual.	Abaisse, rétrécit la langue, et la recourbe dans le sens de la longueur.
Charnues.	Aux parties latér. et à la pointe de la langue.	Fibres charnues contournées, entrelassées, communiquant avec les autres muscles de la langue; oblong.	L'hyo, le geni et le stylo-glosse.	Raccourcit la langue, retire sa pointe en arrière et la replie sur elle-même de haut en bas.

NOMS.	SITUATION.	PREMIÈRES ATTACHES.	POINTS OÙ ELLES SE FIXENT.	MARCHE OU DIRECTION
		DIX-SEPTIÈME RÉGION, PHARYNGIEN		
I. ANC. Stylo-pharyngien. NOUV. Stylo-thyro-pharyngien.	Sur les côtés du pharynx depuis l'apoph. styloïde jusqu'à la partie latér. et moyenne de ce sac.	Tendino-charnues.	A l'apoph. styloïde de l'os temporal.	Descend de devant arrière, suit une ligne oblique.
II. ANC. Petro-salpingo-pharyngien. NOUV. Petro-salpingo-spheno-pharyngien.	A la face interne du pharynx, depuis la trompe d'eustache jusqu'à la partie infér. de ce sac.	Charnues, distinguées en trois divisions.	A la trompe d'eustache, à l'os sphénoïde et à l'extrémité de l'apoph. pierreuse.	Obliquement de devant en arrière.
III. ANC. Constricteur supérieur du pharynx. NOUV. Ptérigo-syndesmo-staphili-pharyngien.	A la partie postér. et supér. du pharynx, depuis les apophyses ptérigoïdes du sphénoïde jusque vers le milieu de ce sac.	Charnues, minces, distinguées en plusieurs divisions, dont on fait autant de muscles distincts.	Au sommet et au bord de l'aîle interne de l'apoph. ptérigoïde, au ligam. qui de cette apoph. s'étend à l'os maxil. infér. aux lignes miloïdiennes de cet os, enfin à un muscle de la luette ou à elle-même.	Descend presque horizontalement de devant en arrière, se contourne
IV. ANC. Constricteur moyen du pharynx. NOUV. Hyo-glosso-basi-pharyngien.	A la partie moyenne du pharynx, entre cette partie, l'os hyoïde et la surface basilaire du crâne.	Charnues, distinguées en plusieurs divisions prises pour autant de muscles.	Au corps de l'os hyoïde, à ses cornes, à la surface ou même à l'apophyse basilaire, aux muscles de la langue ou à elle-même.	De devant en arrière suivant une ligne un peu oblique et se contourne

DERNIÈRES ATTACHES.	POINTS OÙ ELLES S'INSÉRENT.	COMPOSITION. FIGURE.	CONNEXIONS.	USAGES.
OU DU PHARYNX.				
Charnues, divisées en deux prolongemens.	Au cartilage thyroïde, et se perdent dans l'épaisseur du pharynx, vers sa partie latérale et moyenne.	Fibres charnues qui se croisent, plus large inférieurement, plus étroit supér., alongé, aplati, pris pour une production du suivant.	Stylo-hyoïdien, stylo-glosse, autres muscles du cartilage thyroïde et du pharynx.	Élève le pharynx, le racourcit et produit le même effet sur le larynx.
Charnues.	A la partie infér. du pharynx.	Fibres charnues dans sa totalité, qui montent en convergeant, s'écartent ensuite, et se divisent en trois faisceaux considérés comme autant de muscles; mince, aplati, recourbé, figure irrégulière.	Peristaphilins, constricteur supér. moyen et infér. du pharynx, stylo-pharyngien.	Racourcit, rétrécit le pharynx, le tire obliquement en avant et en haut.
Charnues, minces, larges.	A la partie supérieure et postér. du pharynx.	Fibres charnues, plus longues dans le milieu que dans le reste de son étendue, entrelassées postér. suivant différentes directions, se recourbent et se contournent plus ou moins, forment une courbe dont la concavité est supér. et la convex. infér.	Grands droits antér. de la tête, muscles de la luette, petro et spheno-staphilins, muscles de la luette, genio-glosse, stylo-pharyngien, constricteur moyen.	Resserre, rétrécit et racourcit le pharynx; tire la langue en arrière.
Charnues, minces, larges, aplaties.	A la partie moyenne du pharynx.	Fibres charn. d'autant plus longues qu'elles sont plus près des extrémités; celles des extrém. supér. sont ascendantes, celles infér. descend., celles du milieu transvers. entre-croisées postér., et formant des angles aigus en haut, obtus en bas; aplati, mince, recourbé, rhomboïdal.	Constricteur supérieur, constricteur inférieur, hyo et genio-glosse, petro-salpingo et stylo-pharyngien.	Resserre, racourcit le pharynx, et rapproche l'os hyoïde de la colonne vertébrale.

NOMS.	SITUATION.	PREMIÈRES ATTACHES.	POINTS OÙ ELLES SE FIXENT.	MARCHE OU DIRECTION.
		SUITE DE LA DIX-SEPTIÈME RÉGION, PHARYNGIENNE.		
V. ANC. Constricteur inférieur du pharynx. NOUV. Crico-thyro-pharyngien.	Au-dessus de l'œsophage, entre le cartil. cricoïde et la moitié inférieure du pharynx.	Charnues, distinguées en deux divisions, dont l'une est légèrement concave.	Aux parties latérales des cartilages cricoïde et thyroïde, au bord supérieur, aux petites cornes et à la crête circulaire de ce dernier.	Va de devant en arrière dans une légère obliquité et se contourne.
		DIX-HUITIÈME RÉGION, COSTO-STERNALE.		
I. ANC. Grand pectoral. NOUV. Sterno-costo-clavio-humeral.	Sur les parties antér., supér. et latér. de la poitrine sous les tégum., depuis le devant du sternum et les deux tiers sternaux de la clavicule, jusqu'à la six. ou sept. des vraies côtes et même les muscles du bas-ventre d'une part et de l'autre jusqu'à la gouttière bicipitale de l'humérus.	Distinguées en deux divisions, une petite ou claviculaire - tendino-charnue, une grande ou thorachique, charnue ; fibres tendineuses, divergeantes, rayonnées, plus longues au milieu, plus courtes aux extrémités, formant des digitations, et se terminant par des productions tendin. plus ou moins courtes.	Au bord inférieur de l'extrémité sternale, aux côtés de la face antér. du sternum, à la même face des portions cartilagin., et un peu à l'extrém. osseuse des six ou sept vraies côtes, (sterno-vertébrales) et quelquefois de la première des fausses (vertébrales).	Monte un peu obliquem., se porte d'avant en arrière, se rétrécit à mesure qu'il s'approche de l'humérus.
II. ANC. Petit pectoral. NOUV. Costo-coracoïdien.	Sur les parties antér., supér. et latér. de la poitrine, depuis l'apoph. coracoïde jusqu'aux trois ou quatre côtes qui suivent la seconde ou la première.	Dentelures ou digitations distinctem. séparées, aponévrot. en devant et charnues en arrière.	A la lèvre externe du bord supérieur de trois ou quatre côtes, en commençant tantôt par la seconde, tantôt par la troisième.	Monte obliquement, se porte de bas en haut, s'amincit à mesure qu'il avance, et forme un angle sous l'omoplate (scapulum).

DERNIÈRES ATTACHES.	POINTS OÙ ELLES S'INSÈRENT.	COMPOSITION. FIGURE.	CONNEXIONS.	USAGES.
OU DU PHARYNX.				
Charnues, larges, contournées, formant des portions de courbe.	Dans le milieu et jusqu'à la partie inférieure du pharynx.	Fibres charn. diminuant en longueur de haut en bas, placées presque parallèl., mais cependant plus rapprochées en devant qu'en arrière, les infér. restent horizont., les suivantes s'inclinent un peu, et les supér. montent au point de devenir presque perpend., s'entrelassent avec celles du côté opposé en forme de croissant; aplati, mince, recourbé en devant, pentagonal.	Grand droit antérieur de la tête et du cou, constricteur moyen, petro-salpingo-pharyngien, le crico, le sterno et le hyo-thyroïdien.	Diminue le pharynx dans ses trois dimensions, mais il le racourcit moins qu'il ne le rétrécit, sur-tout à sa partie inférieure.
OU ANTÉRIEURE DU THORAX.				
Tendon épais, replié sur lui-même, formé de deux plans, un externe fourni par la portion claviculaire, l'autre interne venant de la portion thorach., long d'un pouce et demi à sa face intér., et de demi pouce à l'extér.	Un pouce au-dessous de la grosse tubérosité de l'humérus, (trochiter) au bord externe de la gouttière bicipitale, entre le tendon du grand dorsal et celui du deltoïde.	Fibres charn. composant son corps, assemblées par faisceaux distincts, terminées par de petites aponev. à ses bords, divergeantes en allant vers le thorax, convergeantes, concentrées vers l'humérus, concourrant sous différentes directions à former le tendon huméral; les fibres charn. infér répondant à la partie supér. du tendon, et les supér. à la partie infér., longues de six à sept pouces; aplati, mince vers l'humérus, épais vers le sternum, triangulaire.	Peaucier, biceps, coraco-brachial, sous-clavier, petit pectoral, oblique externe, grand droit, deltoïde, sterno-mastoïdien.	Contribue à fixer le bras dans son articulation avec l'omoplate (scapulum), à le rapprocher des côtes et à l'appliquer sur la poitrine; il fait exécuter des mouvemens de rotation au bras, et il agit diversement selon la position du bras, et l'action de telle ou telle de ses parties; il élève l'épaule et concourt à la porter en arrière.
Tendon court, aplati, un peu large, plus long-temps sensible à sa face externe et à son bord infér., qu'à sa face interne et à son bord supér.	Au sommet et jusqu'à la pointe du bec coracoïde de l'omoplate, près l'insertion d'une tête du biceps et du coraco-brachial.	Fibres charn. naissant de l'attache tendineuse coracoïdienne, et se divisant en digitations par des lignes divergeantes; petites aponevroses le long de ses extrémités et de ses bords; transversalement aplati, alongé, triangulaire.	Grand pectoral, intercostaux externes, coraco-brachial, biceps, grand dentelé.	Il abaisse et porte en devant l'épaule en agissant sur l'angle antér. (du scapulum): il ne paraît pas qu'il serve à la respiration (*Winslow*): auxiliaire du rhomboïde et de l'angulaire.

NOMS.	SITUATION.	PREMIÈRES ATTACHES.	POINTS OÙ ELLES SE FIXENT.	MARCHE OU DIRECTION.
		SUITE DE LA DIX-HUITIÈME RÉGION, COSTO-STERNALE.		
III. ANC. Sous-clavier. NOUV. Costo-claviculaire.	Sous la clavicule, depuis cet os jusqu'au cartilage de la première côte.	Petites aponevroses mêlées à des fibres charn. obliques.	A la face infér. de la moitié humérale de la clavicule et à ses ligamens.	Oblique, incliné en devant et en dedans, décrivant une diagonale.
		DIX-NEUVIÈME RÉGION, SPINO-COSTALE.		
I. ANC. Grand dentelé. NOUV. Costo-basi-scapulaire.	Sur la partie latérale du thorax, entre les huit premières côtes et la base de l'omoplate.	Dentelures ou digitations tendin. charn. à son bord antér., au nombre de huit ou neuf, plus longues à mesure qu'elles sont plus infér., rayonnées; les quatre ou cinq infér. s'entrelassent avec semblables digitat. du muscle grand oblique.	A une ligne oblique sur la face externe des huit premières côtes, d'autant plus loin des cartilages qu'elles sont plus élevées.	Monte obliquement en croisant plus ou moins la direction des côtes, selon leur degré d'inclinaison, et celui de ses fibres.
II. ANC. Intercostaux externes. NOUV. Inter-latéri-costaux.	Sur les parties latérales et externes du thorax dans l'intervalle des côtes, depuis leur articulation avec les vertèbres jusqu'à leurs cartilages.	Tendino-aponevrotiques, minces.	A la supérieure des deux côtes, entre lesquelles chacun est placé dans toute l'étendue de sa lèvre externe.	Descend obliquement de haut en bas et d'arrière en avant, dans une direction contraire à celle des intercostaux internes, se rapprochant plus du centre d'articul. à la côté supér. qu'à l'infér.

DERNIÈRES ATTACHES.	POINTS OÙ ELLES S'INSÈRENT.	COMPOSITION. FIGURE.	CONNEXIONS.	USAGES.
OU ANTÉRIEURE DU THORAX.				
Tendon ayant la longueur d'un pouce, épais, arrondi.	A la face supér. des portions osseuses et cartilagin. de la première côte.	Une aponevrose partant de son extrémité antér. (ou sternale), rampe le long de sa face infér. jusques vers son milieu, et des fibres charn. mêlées à d'autres petites aponev., montent obliquem. de l'aponev. antér. à la supér. ; alongé de devant en arrière, aplati, épais dans son milieu.	Grand pectoral, deltoïde.	Abaisse la clavicule, et par conséquent le scapulum et l'épaule ; mêmes usages que le petit pectoral, auxiliaire des mêmes muscles.
OU LATÉRALE DU THORAX.				
Aponevrose commune à plusieurs muscles ; fibres charn., larges, divergeantes.	A la lèvre interne de toute la base de l'omoplate, (scapulum) depuis l'angle supér. jusqu'à l'infér.	Formé de trois portions ; la première épaisse, courte et bien distincte, dont les fibres sont parallèles ; la seconde mince, dont les fibres vont en divergeant des deux premières côtes aux trois quarts supér. du scapulum ; la troisième dont les fibres vont en convergeant des six ou sept côtes suivantes au quart infér. du scap. La direction de ces fibres est déterminée par l'inclinaison des côtes ; aplati, recourbé en dedans, quadrilatère, plus large en devant qu'en arrière.	Scalène, petit pectoral, sous-scapulaire, grand pectoral, grand dorsal, intercostaux externes, angulaire de l'omoplate, petit dentelé, postér. et supér.	Élève le sommet du scapulum ou l'épaule et la porte en avant ; mais il l'abaisse s'il n'agit que par sa portion supérieure. Peut-être élève-t-il quelques-unes des côtes, mais il ne paraît pas agir dans la respiration.
Tendino-aponevrotiques, minces.	A l'inférieure des deux côtes, entre lesquelles chacun est placé, dans toute l'étendue de sa lèvre externe.	Fibres charnues au milieu, terminées par des aponevroses à leurs bords côstaux ; fibres très-obliques en arrière qui le deviennent moins en devant, où elles dégénèrent en une aponevr. étendue dans les intervalles des catilages ; alongés d'arrière en avant, aplatis, rhomboïdaux.	Grand dentelé, petit pectoral, muscles de l'épine et du dos par leur portion vertébrale.	Élèvent les côtes infér. vers les supér., agrandissent la capacité de la poitrine, servent à l'inspiration.

NOMS.	SITUATION.	PREMIÈRES ATTACHES.	POINTS OÙ ELLES SE FIXENT.	MARCHE OU DIRECTION.
		SUITE DE LA DIX NEUVIÈME RÉGION, SPINO COSTALE		
III. ANC. Sus-costaux. NOUV. Idem.	Sur les parties postér. des côtes, entre les apophyses transverses de la dernière vertèbre du cou, celles des onze vertèbres du dos qui suivent, et le bord supér. des douze côtes.	Tendineuses, minces, alongées, angulaires.	A l'extrémité des apophyses transverses articulées avec les côtes, depuis la dernière vertèbre du cou jusqu'à la onziéme du dos inclusivement.	Descendent d'arrière en avant dans une direction oblique, s'élargissent dans leur trajet, franchissent quelquefois une ou plusieurs côtes intermédiaires, etc.
		VINGTIÈME RÉGION, THORACO-PLÉVRALE		
I. ANC. Triangulaire du sternum. NOUV. Sterno-costal.	A la face interne des vraies côtes (vertebro-sternales) infér., et sur les côtés du sternum, depuis sa partie infér. jusqu'à l'appendice xiphoïde.	Aponevrotiques, minces, assez larges, distinguées en trois, quatre ou cinq divisions, répondant à des productions charnues, qu'on a pris pour autant de muscles.	Au côté du cartilage xiphoïde, et de la partie infér. du sternum, un peu à l'extrémité sternale des trois dernières vraies côtes, (vertebro-sternales.)	Montent avec plus ou moins d'obliquité, de sorte que les plus infér. divisions sont très-obliques, et que les supér. sont presque perpendiculaires.
II. ANC. Intercostaux internes. NOUV. Inter-plevri-costaux.	Le long de la face interne ou plévrale de la poitrine dans les intervalles des côtes, depuis l'angle osseux des côtes jusqu'au sternum: sont au nombre de onze.	Tendino-aponevrotiques, minces, d'inégale longueur.	A l'inférieur des deux côtes, entre lesquelles chacun est placé, le long de la lèvre interne.	Montent obliquement de bas en haut, de devant en arrière, dans une direction contraire à celle des intercostaux externes, se rapprochant plus du centre d'articul. à la côte infér. qu'à la supér.
III. ANC. Sous-costaux. NOUV. Idem.	Même situation que les précédens, avec cette différence que d'une côte infér. ils se prolongent à la seconde côte, qui suit supérieurement: nombre incertain.	Comme celle des précédens.	A la lèvre interne de la plus inférieure des côtes, entre lesquelles chacun est placé, près son angle osseux.	Même direction que les précédens.

DERNIÈRES ATTACHES.	POINTS OÙ ELLES S'INSÈRENT.	COMPOSITION. FIGURE.	CONNEXIONS.	USAGES.
…U LATÉRALE DU THORAX.				
Tendino - aponevroti…ues, légèrement digi…ées, élargies.	Au bord supérieur des douze côtes près leurs tubérosités.	Même composition, même figure que les intercostaux externes, ils n'en sont pas exactement séparés.	Sacro-lombaires, long dorsal, intercostaux externes.	Relèvent les côtes; sont auxiliaires des intercostaux.
…U INTERNE DU THORAX.				
Tendino - charnues, …ivisées en trois, quatre …ou cinq digitations, …rises pour des dépen…ances d'autant de …uscles distincts.	Au bord inférieur de la portion cartilagineuse et un peu de la portion osseuse de la sixième, de la cinquième, de la quatrième, de la troisième, et quelquefois de la seconde des vraies côtes, (vertebro-sternales.)	Aponevrotique à ses deux bords, charnue dans son milieu; fibres charnues de quatre ou cinq lignes, placées entre les aponevroses des bords; aplati de devant en arrière, mince, triangulaire.	Intercostaux internes, transverse du bas-ventre, diaphragme.	Abaisse les portions cartilagineuses et les exrrémités antérieures des premières côtes.
Tendino-aponevrotiq., …inces.	A la supérieure des deux côtes, entre lesquelles il est placé, le long de la lèvre interne.	Fibres charnues au milieu, terminées par des aponevroses à leurs bords costaux, inclinées vers la côte inférieur.; plus obliques en avant qu'en arrière, minces, aplatis.	Sterno - costal, diaphragme, sous-costaux.	Élèvent les côtes infér. les rapproch…nt des supér. diminuent les espaces intercostaux, rétrécissent la poitrine; sont congénères des intercostaux externes.
Comme celles des pré…cédens.	A la lèvre interne de la plus supérieure des trois ou quatre côtes, entre lesquelles chacun est placé, près son angle osseux.	Même composition, même figure que les précédens, dont ils peuvent être regardés comme des dépendances.	Intercostaux internes.	Abaissent les côtes en agissant, par son extrémité supér., plus voisine du centre d'articulation que ne l'est l'infér.

NOMS.	SITUATION.	PREMIÈRES ATTACHES.	POINTS OÙ ELLES SE FIXENT.	MARCHE OU DIRECTION.
		VINGT-UNIÈME RÉGION, ABDOMINALE.		
I. A N C. Oblique externe du bas-ventre. N O U V. Ilio-pubi-costo-abdominal.	Sur les parties antérieures et latérales de tout l'abdomen et du quart inférieur de la poitrine, depuis les huit ou neuf premières côtes jusqu'au bassin; d'une part, et depuis la région des lombes jusqu'à la ligne blanche de l'autre.	Un plan aponevrotico-tendineux, venant des dernières digitations costales et se portant à l'os des îles ferme, épais vers le pubis, ou après s'être fendu il forme deux bandelettes tendineuses séparées par une ouverture qu'on nomme l'anneau, et dont ces bandelettes constituent les piliers, une interne et supérieure, large, mince, croisant celle du côté opposé, l'autre plus épaisse, aplatie.	A la lèvre externe de la crête de l'os des îles, depuis la partie postér. de sa tubérosité, jusqu'à l'épine antérieure et supérieure de cet os ; à la partie antérieure et supérieure du pubis du côté opposé, par la bandelette tendineuse ou pilier interne de l'anneau, à l'épine, à la tubérosité, et un peu à la symphyse du pubis, de son côté, par la bandelette tendineuse ou pilier externe.	Se porte avec une certaine obliquité de derrière en devant et de bas en haut, se courbe, se replie, forme une convexité.
II. A N C. Oblique interne. N O U V. Ilio-lumbo-costi-abdominal.	Dans l'épaisseur des parois de l'abdomen, depuis les côtés du bord inférieur de la poitrine jusqu'à la partie supér. de l'os des îles, et depuis la région des lombes jusqu'à la ligne blanche de l'abdomen, sous le précédent.	Aponevrotico-charnues, plus minces, plus aponevrot., plus compactes, plus dures, formant un seul feuillet vers le sacrum et l'ilium; plus charnues, plus épaisses, divisées en deux lames vers les lombes.	A la tubérosité de l'os des îles, à l'intervalle qui sépare les deux lèvres de la crête, jusqu'à l'épine antér. et supér. de cet os et l'épine du pubis ; aux apophyses épineuses du sacrum, à celles des trois dernières vertèbres lombaires, et à leurs apophyses transverses, par des lames distinctes.	Monte avec la même obliquité, et dans le même sens que le précédent, se contourne, se replie, et se recourbe de la même manière.

DERNIÈRES ATTACHES.	POINTS OÙ ELLES S'INSÈRENT.	COMPOSITION. FIGURE.	CONNEXIONS.	USAGES.
OU DE L'ABDOMEN.				
Huit ou neuf digitations ou languettes charnues, anguleuses, séparées les unes des autres, terminées par des fibres tendineuses, s'entrecroisant supérieurement avec des digitations pareilles du dentelé, et inférieurement avec celles du grand dorsal ; plus larges au milieu et en bas qu'en haut, donnant naissance à un plan aponevrotico-tendineux, qui se divise en deux feuillets vers la ligne blanche.	Au côté externe et au bord inférieur de la cinquième côte, et de toutes celles qui la suivent inférieurement, à l'abdomen, le long de la ligne blanche.	Aponevrotique en devant, charnu en arrière; aponevrose large en bas, étroite dans son milieu, s'élargit en haut; composé de deux plans de fibres, un externe en devant, l'autre interne en dehors, formant en bas le ligament de *Fallope*, l'arcade crurale et l'anneau; la portion charnue plus large supér. qu'inférieurement, composée de fibres parallèles, devenant de plus en plus obliques, jusqu'à ce que les infér. soient presque perpendiculaires, plus longues au milieu qu'aux extrémités; transversalement aplati, large, mince, recourbé en devant, quadrilatère.	Grand pectoral, grand dorsal, grand dentelé, intercostaux externes, oblique externe, fascia lata, droit du bas-ventre.	Abaisse les côtes, diminue la capacité de la poitrine, et la fléchit s'il agit avec les autres muscles du bas-ventre; imprime des mouvemens latéraux à la colonne vertébrale s'il agit seul, contribue à former l'enceinte abdominale, comprime les viscères, favorise les mouvemens excrétoires des intestins, de la vessie, de la matrice, etc. etc.
Charnues, mêlées d'aponevroses et digitées en haut ; toutes aponevrotiques au milieu et en bas ; divisées en deux lames ou feuillets ; fournissant une gaine au muscle droit ; le feuillet antérieur va du cartilage xiphoïde au pubis, le postérieur finit aux trois quarts supérieurs de l'abdomen, passés lesquels le muscle droit repose sur le péritoine.	Aux bords infér., aux cartilages des deux dernières vraies côtes (vertebro-sternales,) et de toutes les fausses (vertébrales), jusqu'à l'extrémité xiphoïde du sternum ; à la ligne blanche de l'abdomen, en se continuant avec les fibres du grand oblique opposé.	Aponevrot. en devant, où l'aponevrose se courbe en forme d'un S romain, se divise ensuite en deux feuillets pour renfermer les muscles droits, et se continue peut-être avec l'aponevrose du grand oblique du côté opposé, de manière à faire un muscle digastrique ; aponevrot. en haut et en bas, charnu en arrière et au milieu, où il présente plusieurs sortes de directions dans ses fibres; les postér. montent presque verticalement, les moyennes et les infér. marchent en divergeant, les plus antér. deviennent d'autant plus horizontales ; plus longues au milieu que devant ou derrière; large, mince, aplati, recourbé en dedans, quadrilatère.	Oblique externe, transverse, droit, sacro-lombaire, très-large du dos, intercostaux externes.	Mêmes usages que le précédent, mais il a une action plus directe sur la partie antérieure de la poitrine, pour l'entraîner en arrière et en bas.

NOMS.	SITUATION.	PREMIÈRES ATTACHES.	POINTS OÙ ELLES SE FIXENT.	MARCHE OU DIRECTION.
		SUITE DE LA VINGT-UNIÈME RÉGION, ABDOMINALE.		
III. ANC. Transverse. NOUV. Lumbo-ili-abdominal.	A la partie interne des parois de l'abdomen, depuis les apophyses transvers. des vertèbres lombaires, jusqu'à la ligne blanche de l'abdomen, et depuis le bord supérieur de l'os des îles jusqu'au bord cartilagineux des côtes infér.; derrière le précédent.	Aponevrotiques, larges en arrière, divisées en deux lames ou deux plans qui s'écartent du bord et se confondent ensuite; charnues, semées de petites aponevroses en bas.	Aux apophyses transverses des trois ou quatre premières vertèbres lombaires, par le plan aponevrotique antérieur; aux apophyses épineuses des mêmes, par le plan postérieur, à la lèvre interne de la crête de l'os des îles jusqu'à son épine antérieure, et au ligament de *Fallope*.	S'étend d'arrière en avant dans une direction transversale.
IV. ANC. Droit du bas-ventre. NOUV. Pubio-sternal.	A la partie antérieure et moyenne de l'abdomen, depuis l'extrémité inférieure du sternum jusqu'au pubis, à côté de son semblable dans une gaine fournie par le muscle oblique.	Tendon large de deux pouces, épais en dedans, mince en dehors, médiocrement long, quelquefois divisé en deux bandes tendineuses.	A la partie antérieure et supérieure du pubis, et un peu à la symphyse qui unit ces os.	Monte perpendiculairement et en droit ligne de bas en haut.
V. ANC. Pyramidal. NOUV. Pubio-ombilical.	Au bas du précédent entre le pubis et l'ombilic; il manque souvent.	Tendineuses, courtes, larges, épaisses.	Au bord supér. antér. des os pubis et de leur symphyse, devant l'attache du muscle droit.	Monte obliquement de dehors en dedans.

DERNIÈRES ATTACHES.	POINTS OÙ ELLES S'INSÈRENT.	COMPOSITION. FIGURE.	CONNEXIONS.	USAGES.
OU DE L'ABDOMEN.				
Charnues, digitées, anguleuses, devenant tendin. en descendant, se rencontrant avec des digitations du diaphragme en haut; aponevrot. minces en devant, formées en aponevroses, plutôt à la partie moyenne qu'aux extrémités, et représentant une espèce de croissant, adhérentes à celles du petit oblique.	A la face interne (ou plévrale) du cartilage des six dernières côtes, et un peu à leur portion osseuse voisine, aux côtés du cartil. xiphoïde, et le long de la ligne blanche de l'abdomen.	Aponevrotique en avant et en arrière, charnu en haut et en bas; l'aponevrose antérieure s'étendant jusqu'au milieu en forme de croissant, d'où elle se glisse derrière le feuillet postérieur de l'oblique interne; l'aponevrose postérieure allant depuis les fausses côtes jusqu'aux lombes, simple du côté externe, double du côté interne; fibres de cinq pouces au milieu, de deux pouces en bas, et d'un pouce en haut, transversalement dirigés; aplati, recourbé en dedans, trapézoïde.	Oblique interne, diaphragme.	Resserre les parois de l'abdomen, abaisse les côtes; autres usages du précédent.
Tendino - charnues, digitées, anguleuses, formant trois ou quatre digitations, dont les inférieures se terminent par un tendon alongé.	A l'extrémité inférieure du sternum, devant l'appendice xiphoïde, aux cartilages des trois ou quatre dernières vraies côtes, (vertebro-sternales,) près leur articulation avec le sternum.	Fibres charnues, longitudinales, séparées par trois ou quatre intersections tendineuses, aponevrotiques à l'extrémité inférieure, et un peu à la supérieure; aplati, alongé, paralèlograme.	Oblique externe, oblique interne, transverse, pyramidal.	Fléchit la poitrine sur le bassin, comprime l'abdomen, le resserre et fait l'office d'une bande solide.
Tendino - charnues, en forme d'angles ou de pointes.	A la ligne blanche un peu au - dessous de l'ombilic.	Fibres charnues, partant du tendon inférieur, anticipant les unes sur les autres, obliquement dirigées; couvert par les aponevroses des obliques, long de deux pouces; aplati de devant en arrière, alongé, triangulaire ou pyramidal.	Oblique interne, droit du bas-ventre.	Auxiliaire des muscles du bas-ventre.

NOMS.	SITUATION.	PREMIÈRES ATTACHES.	POINTS OÙ ELLES SE FIXENT.	MARCHE OU DIRECTION.
		VINGT - DEUXIÈME RÉGION, THORACO		
I. ANC. Diaphragme. NOUV. Thoraco-abdominal.	Entre la partie infér. de la poitrine et supér. du bas-ventre, dont il fait la séparation, depuis le sternum et les six dernières côtes jusqu'aux vertèbres lombaires.	Venant de l'aponevrose moyenne, échancrées, charnues, épaisses, larges en haut, minces en bas, terminées par un tendon aplati; divisées en deux branches ou piliers, dont le droit descend plus que le gauche, digitées; chaque pilier ayant deux portions qui se croisent.	A la dernière vertèbre du dos, sur les côtés de la première vertèbre lombaire, un peu plus en avant de la seconde, jusqu'au ligament qui unit la seconde à la troisième du côté gauche, et jusqu'à la quatrième du côté droit.	Obliquement incliné de la partie inférieure de la poitrine à la partie supérieure du bas-ventre, et décrivant dans cette direction le côté d'un plan incliné, dont les muscles abdominaux représentent l'autre.

DERNIÈRES ATTACHES.	POINTS OÙ ELLES S'INSÈRENT.	COMPOSITION. FIGURE.	CONNEXIONS.	USAGES.
ABDOMINALE OU DIAPHRAGMATIQUE.				
Circonférence charnue, rayonnée, circulaire, divisée en sept digitations larges de trois travers de doigt en haut, se rétrécissant en bas, et devenant échancrées en avant; tendineuses, prolongées, formant des attaches sternales, costales et vertébrales.	Au sommet du cartilage xiphoïde, au milieu du bord inférieur du cartil. de la septième côte, à la face interne ou plèvrale des portions cartilagineuses et osseuses de toutes les côtes qui suivent, mais d'autant plus à la portion osseuse qu'elles sont plus inférieures.	Petites aponevroses à sa circonférence, substance tendineuse, échancrée au centre; fibres charnues, rayonnées, larges, médiocrement épaisses du centre à la circonférence, s'y portent de différens points, suivent différentes directions, et donnent postérieurement naissance aux branches ou piliers; plus longues sur les côtés qu'en devant et en arrière. L'entrecroisement des fibres tendineusès du centre, compliqué, difficile. Trois ouvertures principales; une à gauche ovale, alongée de haut en bas, arrondie supér., terminée en fente infér., charnue à sa circonférence pour l'œsophage; la seconde à droite, presque ronde, tendineuse dans son contour, formée de fibres qui s'entrelassent obliquement pour la veine cave; la troisième en arrière, et dans la direction du centre, fourchue, formée par les piliers ou branches, étroite en haut, plus large en bas, en partie tendineuse, en partie charnue, pour l'aorte et le réservoir du chyle; aplati de haut en bas, rayonné, dentelé à sa circonférence, recourbé en voûte, plus ou moins élevé, ayant sa concavité vers le thorax, et sa convexité vers l'abdomen, transversalement elliptique.	Transverse du bas-ventre, triangulaire du sternum, quarré des lombes, intercostaux internes.	Puissance de la respiration; il dilate, agrandit ou diminue la poitrine de haut en bas, selon qu'il se porte vers le thorax ou vers l'abdomen; il la resserre transversalement lorsqu'il s'aplatit sur le bas-ventre; il concourt aux actions des muscles abdominaux.

NOMS.	SITUATION.	PREMIÈRES ATTACHES.	POINTS OÙ ELLES SE FIXENT.	MARCHE OU DIRECTION.
		VINGT-TROISIÈME RÉGION, DORSO-CERVICALE		
I. ANC. Trapèze. NOUV. Occipiti-dorso-clavi-sus-acromien.	A la partie postérieure du cou et du dos, depuis l'occiput, les vertèbres cervicales et dorsales, jusqu'au bord supérieur de l'épine de l'omoplate, (scapulum) et le tiers huméral de la clavicule.	Aponevrotiques, diminuant de longueur dans leur partie aponev., à mesure qu'elles deviennent infér., formant une courbe demi elliptique entre le cou et le dos, et un demi losange au bas du dos.	A la protubérance ou arcade supérieure de l'occipital, au ligament cervical postérieur, aux apophyses épineuses des vertèbres cervicales surtout de la dernière, et aux mêmes apophyses des huit, neuf, et quelquefois de toutes les vertèbres dorsales.	De la colonne vertébrale, il se porte à la clavicule par deux lignes obliques qui se réunissent à angle obtus vers leur insertion claviculaire.
II. ANC. Rhomboïde. NOUV. Cervici - dorso - scapulaire.	A la partie postérieure et supérieure du tronc, sous le trapèze, entre la dernière vertèbre du cou, le quatre ou cinq premières du dos et la base de l'omoplate (scapulum).	Aponevrotiques, divisées en deux portions, séparées par un tissu graisseux ; les fibres tendineuses de la portion supér. ou cervicale sont plus courtes, celles de l'autre portion ou dorsale ont près d'un pouce de longueur.	Au ligament cervical postérieur, aux apophyses épineuses de la septième, quelquefois de la sixième vertèbre du cou, des quatre et quelquefois cinq premières vertèbres du dos, et au ligament qui les unit.	Descend et s'incline de haut en bas.
III. ANC. Dentelé postérieur et supérieur. NOUV. Cervici-dorso-costal.	A la partie postérieure du dos et du thorax, sous le précédent, depuis les deux dernières vertèbres du cou et les deux premières du dos, jusqu'à l'extrémité postérieure des quatre ou cinq côtes, fausses ou vertébrales, qui suivent la première.	Aponevrotiques, larges, minces et aplaties, inclinant vers les côtes.	A la fin du ligament cervical postérieur, aux apophyses épineuses des deux dernières vertèbres du cou, et des deux ou trois premières du dos.	Se porte obliquement en dehors et en devant.

DERNIÈRES ATTACHES.	POINTS OÙ ELLES S'INSÈRENT.	COMPOSITION. FIGURE.	CONNEXIONS.	USAGES.
OU DU DOS ET DU COU.				
Tendineuses, ayant à peu près un pouce de long, excepté vers le bord du scapulum où elles sont moins long-temps tendineuses ; se courbent en angle vers l'acromion.	Au bord postérieur ou sus-acromien de la clavicule, au bord supérieur de l'acromion nommé sus-acromien, et tout le long de l'épine du scapulum jusqu'à la facette triangulaire.	Aponevrotique à ses extrémités et presque à toute sa circonférence ; fibres charnues, naissant de ces aponevroses dans différentes directions ; convergeantes et un peu obliques de l'occiput et de la partie supérieure du cou à la clavicule ; transversales et parallèles de la partie inférieure du cou et supérieure du dos à l'épine du scapulum ; convergeantes, concentrées, et obliques de la partie inférieure du dos à l'extrémité de cette épine ; aplati de devant en arrière en forme de triangle, dont la pointe s'alonge sur les côtés, faisant une espèce de losange avec le muscle opposé.	Le splénius, le complexus, le rhomboïde, le grand dorsal, l'angulaire de l'omoplate, le dentelé postérieur et supérieur.	Porte l'épaule en arrière et en haut, élève son angle antérieur, avance l'inférieur, jette la tête et le cou sur l'épaule.
Fibres aponevrotiques, courtes, quelquefois flottantes et libres au milieu, ou n'adhérant que par un tissu cellulaire ; toujours fixes en haut et en bas.	Aux deux tiers infér. de la base du scapulum, depuis la facette triangulaire de l'épine jusqu'à l'angle inférieur.	Aponevrotique à ses deux bords ; fibres charnues dans le milieu, venant des aponevroses vertébrales, suivant une direction parallèle pour se rendre aux aponevroses scapulaires ; aplati de derrière en devant, rhomboïdal.	Trapèze, petit dentelé postérieur et supérieur, splénius, très-long du dos, sacro-lombaire, grand dentelé, large du dos.	Élève la base et l'angle inférieur du scapulum, porte l'épaule en bas et la fait tourner sur son axe ; congénère du petit pectoral.
Fibres tendineuses, très-courtes et dentelures ou digitations charnues au nombre de trois ou quatre.	À l'extrémité postér. ou vertébrale de la seconde, troisième, quatrième et quelquefois cinquième des vraies côtes, (vertebro-sternales,) près de leur angle dont elles s'éloignent inférieurement.	Aponevrotique à ses bords vertébral et costal ; fibres charnues, placées entre les deux aponevroses, parallèles et disposées en faisceaux distincts ; aplati de derrière en devant, dentelé, rhomboïde.	Rhomboïde, trapèze, grand dentelé, angulaire, splénius, sacro-lombaire, très-long du dos, intercostaux externes.	Comprime et resserre les masses charnues postérieures, élève les côtes supérieures et les porte en arrière ; peut fléchir le cou et le faire tourner sur son axe.

NOMS.	SITUATION.	PREMIÈRES ATTACHES.	POINTS OÙ ELLES SE FIXENT.	MARCHE OU DIRECTION.
		SUITE DE LA VINGT-TROISIÈME RÉGION, DORSO-		
IV. ANC. Angulaire de l'omoplate. NOUV. Trachelo-anguli-scapulaire.	Sur les parties latérales du cou, depuis les apophyses transverses ou trachéliennes des quatre premières vertèbres cervicales, jusqu'à l'angle supérieur et postérieur (ou cervical), du scapulum.	Quatre languettes charnues, terminées par de petits tendons, les supérieures plus grosses et plus charnues, les inférieures plus tendineuses et plus grêles.	Au tubercule antérieur et au bord externe des apophyses transverses ou trachéliennes des quatre ou cinq premières vertèbres cervicales.	Descend obliquement de dedans en dehors.
		VINGT-QUATRIÈME RÉGION, DORSO-LOMBAIRE		
I. ANC. Grand dorsal. NOUV. Dorsi-lumbo-sacro-humeral.	Sur les paarties postér. et latérales du tronc, depuis les apophyses épineuses des dernières vertèbres du dos, celle des lombes et de l'os sacrum, jusqu'à l'aisselle et l'humérus.	Fibres aponevrotiques, assez longues vers le tronc; petits tendons forts courts, appartenant à des portions charnues, en forme de digitations vers les côtes.	Aux apophyses épineuses des six, sept et quelquefois huit dernières vertèbres inférieures du dos, à toutes celles des lombes et de l'os sacrum; au ligament inter-épineux, à la lèvre interne de la moitié postérieure de l'os des îles, au bord interne des trois ou quatre dernières fausses côtes (vertébrales).	Monte de dedans en dehors, en s'éloignant du tronc par un angle sensible.
II. ANC. Dentelé postérieur inférieur. NOUV. Dorsi-lumbo-costal.	A la partie inférieure du dos et supérieure des lombes, sous le long dorsal, depuis les apophyses épineuses des dernières vertèbres du dos, celles des deux ou trois premières des lombes, jusqu'aux quatre dernières fausses côtes (vertébrales).	Aponevrose large, fortement unie à celle du long dorsal, et un peu à celle de l'oblique interne du bas-ventre.	Aux apophyses épineuses des deux ou trois dernières vertèbres du dos, et à celles des deux ou trois premières des lombes, aux ligamens inter-épineux.	Se porte un peu obliquement en dehors et en devant.

DERNIÈRES ATTACHES.	POINTS OÙ ELLES S'INSÈRENT.	COMPOSITION. FIGURE.	CONNEXIONS.	USAGES.
CERVICALE OU DU DOS ET DU COU.				
Tendon, aplati, mince et court.	Au bord supérieur du scapulum, et à la face externe de son angle supérieur et postérieur, ou cervical.	Petites aponevroses à son extrémité cervicale, d'où naissent autant de faisceaux charnus, qui descendent dans une direction parallèle, se réunissent et s'entre-croisent ensuite pour se terminer en aponevrose; mince, aplati, alongé de haut en bas, médiocrement épais et arrondi en haut, large, mince et aplati en bas.	Trapèze, scalène, splénius, sterno-mastoïdien, dentelé postérieur et supérieur.	Abaisse l'épaule et le cou du scapulum, en élevant l'angle supérieur de cet os.
OU DU DOS ET DES LOMBES.				
Masse épaisse, saillante; fibres ramassées, concentrées, terminées par une bande tendineuse, aplaties, contournées, longue de deux pouces, anticipant sur celles du grand rond.	Sous la petite tubérosité de l'humérus, au bord interne ou postérieur de la gouttière bicipitale.	Aponevrotique en arrière, charnu dans son milieu, où il est formé par des fibres de longueur presqu'égale, naissant de ses extrémités aponevrotiques; convergeantes vers la partie antérieure, et se portant vers l'humérus dans différentes directions; large, étendu, aplati, transversal, recourbé, quadrilatère.	Trapèze, coraco-brachial, biceps, grand rond, grand dentelé, sacro-lombaire, long du dos, long épineux, petit dentelé postérieur inférieur, grand et petit oblique du bas-ventre, fascia lata, grand fessier, intercostaux externes.	Abaisse le bras, le porte vers le tronc, le jette en arrière et le fait tourner sur son axe; si le bras est fixé il peut entraîner le tronc, élever les côtes, déjetter l'épaule ou l'entraîner en bas.
Charnues, divisées en trois ou quatre digitations, larges, distinctes, superposées, plus étroites à mesure qu'elles sont plus inférieures.	Aux trois ou quatre fausses côtes (vertébrales), dans une plus grande étendue aux supér. et aux infér. dans une moindre, aux moyennes.	Aponevrot. dans son tiers vertébral, charnu dans tout le reste, à l'exception de petites fibres tendineuses aux digitations costales supérieures.	Grand dorsal, sacro-lombaire, long du dos, long épineux, oblique interne, intercostaux externes.	Contient et bride les principaux muscles de l'épine, abaisse les dernières fausses côtes, les écarte de celles du côté opposé en les portant en arrière.

NOMS.	SITUATION.	PREMIÈRES ATTACHES.	POINTS OÙ ELLES SE FIXENT.	MARCHE OU DIRECTION.
		VINGT-CINQUIÈME RÉGION, Cervico-occipitale.		
I. ANC. Splénius de la tête, NOUV. Cervico-dorsi-mastoïdien.	A la partie postérieure du cou, depuis les apophyses épineuses des dernières vertèbres du cou et des premières du dos, jusqu'à l'apophyse mastoïdienne et l'occipital.	Minces, un peu tendineuses, confondues souvent avec les attaches épineuses du complexus.	Au ligament cervical postérieur, aux apophyses épineuses des deux, trois ou quatre dernières vertèbres du cou, et des deux ou trois premières du dos.	Monte obliquement de la partie inférieure et postérieure du cou derrière l'oreille.
II. ANC. Splénius du cou. NOUV. Dorso-trachelien.	Sur les parties latérales et postérieures du cou, depuis les apophyses épineuses des premières vertèbres dorsales, jusqu'aux transverses des cervicales.	Aponevrotiques, d'autant plus sensibles qu'elles sont plus basses.	Aux apophyses épineuses des quatre et rarement des cinq vertèbres du dos, qui suivent la seconde ou la première.	Se dirige obliquement et s'unit dans son trajet avec le splénius de la tête.
III. ANC. Grand complexus. NOUV. Dorsi-trachelo-occipital.	Sur les parties latérales postérieures du cou et un peu du dos, depuis les apophyses transverses des vertèbres du cou et de quelques-unes du dos, jusqu'à la ligne demi-circulaire de l'occipital.	Petites aponevroses divisées, devenant plus longues lorsqu'elles sont plus basses, se confondant avec les muscles voisins.	Aux apophyses articulaires des premières vertèbres du cou, aux apophyses transverses de toutes les vertèbres du cou suivantes, et des trois, quatre ou cinq premières du dos.	Monte obliquement de dehors en dedans.

DERNIÈRES ATTACHES.	POINTS OÙ ELLES S'INSÈRENT.	COMPOSITION. FIGURE.	CONNEXIONS.	USAGES.
OU POSTÉRIEURE DU COU ET DE LA TÊTE.				
Épaisses, aponevrotiques à la face interne dans sa partie mastoïdienne, minces, peu tendineuses dans le reste de leur étendue, demi ciculaires.	Au sommet de l'apophyse mastoïde, et à la moitié externe de la ligne demi circulaire supérieure de l'occipital.	Aponevrotiques dans ses parties vertébrale, mastoïdienne et occipitale; fibres charnues, qui naissent de la portion vertébrale et du ligament cervical postérieur, montent en dehors et en devant, et diminuent de longueur de dehors en dedans; alongé de haut en bas, aplati, large dans sa partie supérieure, étroit dans l'inférieure, quadrilatère; se confond avec le suivant.	Sterno-cleido-mastoïdien, trapèze, digastrique, petit complexus, oblique supérieur, grand complexus, splénius du cou.	Soutient la tête dans son attitude, en modère la flexion, la renverse en arrière, la porte de tel ou tel côté selon que c'est le droit ou le gauche qui agit; contribue à sa rotation en agissant avec le sterno-cleido-mastoïdien du côté opposé.
Tendineuses, formant deux ou trois divisions plus ou moins considétables.	Aux apophyses transverses des trois ou quatre premières vertèbres du cou.	Aponevrotiques, mince à sa partie dorsale; tendineux, divisé à sa partie cervicale; de ses tendons, naissent des faisceaux charnus, d'abord distincts, ensuite confondus et terminés à l'aponevrose inférieure; alongé, aplati, divisé, triangulaire.	Angulaire de l'omoplate, scalène, trapèze, dentelé postérieur et supérieur, rhomboïde, oblique inférieur, grand complexus, demi épineux du dos, transversaire du cou, long du dos, splénius de la tête.	Étend le cou sur le dos et le dos sur le cou, en les faisant tourner sur leurs axes; mêmes effets sur le cou que le précédent produit sur la tête.
Charnues, larges, semées de quelques fibres aponevrotiques, convexes.	A la ligne demi circulaire supér. ou grande arcade de l'occipital.	Aponevrotique à ses extrémités vers ses attaches; fibres charnues, venant de ces différentes aponevroses, avec lesquelles elles s'entrelassent et dont la longueur est plus considérable, vers le bord interne que vers l'externe; transversalement large, aplati, alongé, triangulaire.	Trapèze, splénius de la tête, petit complexus, splénius du cou, grand transversaire, très-long du dos, petit droit, grand droit, oblique supérieur, épineux du dos.	Étend la tête sur le cou et le cou sur le dos, les fait tourner sur leurs axes; auxiliaire des splénius du même côté.

NOMS.	SITUATION.	PREMIÈRES ATTACHES.	POINTS OÙ ELLES SE FIXENT.	MARCHE OU DIRECTION.
		SUITE DE LA VINGT-CINQUIÈME RÉGION, CERVICO-		
IV. ANC. Petit complexus. NOUV. Trachelo-mastoïdien.	Sur les parties latérales et postérieures du cou, depuis les apophyses transverses des dernières vertèbres cervicales et quelquefois des premières dorsales, jusqu'à l'apophyse mastoïde.	Dentelures charnues, devenant tendineuses, séparées, obliquement disposées, adhérentes au grand complexus.	Aux apophyses transverses des cinq ou six dernières vertèbres du cou, et quelquefois à celles des deux ou trois premières du dos.	Monte directement vers les parties latérales de la tête.
V. ANC. Le grand droit postérieur de la tête. NOUV. Spini-axoïdo-occipital.	A la partie postérieure et supérieure du cou, entre l'apophyse épineuse de la seconde vertèbre cervicale et la ligne demi-circulaire inférieure de l'occipital.	Tendon court et épais.	A la partie supérieure et postérieure de l'apophyse épineuse de la seconde vertèbre cervicale, nommée *axis*.	Se porte obliquement en dehors et s'élargit en montant.
VI. ANC. Petit droit postérieur. NOUV. Tuber-atloïdo-occipital.	A la partie postérieure et supérieure du cou, depuis la première vertèbre cervicale, jusqu'à la ligne demi-courbe inférieure de l'occipital.	Tendon court et épais.	Au tubercule épineux postérieur de la première vertèbre cervicale, *atlas*.	Monte sur les côtés de la nuque en s'écartant de son semblable.
VII. ANC. Oblique supérieur. NOUV. Trachelo-atloïdo-occipital.	A la partie postérieure et supérieure du cou, depuis l'apophyse transverse de la première vertèbre cervicale, jusque sous la ligne demi courbe inférieure de l'occipital.	Tendon épais et court.	Au bord postérieur de l'apophyse transverse de la première vertèbre cervicale.	Monte obliquement en arrière et en dedans.
VIII. ANC. Oblique inférieur. NOUV. Spini-axoïdo-trachéli-atloïdien.	A la même place, entre l'apophyse transverse de la première vertèbre cervicale, et l'apophyse épineuse de la seconde.	Fibres charnues, semées de points légèrement tendineux.	Au côté externe de l'apophyse épineuse de la seconde vertèbre du cou.	Monte obliquement en dehors, se s'amincit ensuite.

DERNIÈRES ATTACHES.	POINTS OÙ ELLES S'INSÈRENT.	COMPOSITION. FIGURE.	CONNEXIONS.	USAGES.
OCCIPITALE OU POSTÉRIEURE DU COU ET DE LA TÊTE.				
Plan tendineux, large, aplati.	A la partie postérieure de l'apophyse mastoïde.	Aponevrotique à ses extrémités et vers ses attaches, d'où naissent des fibres charnues qui vont se rendre d'une aponevrose à l'autre, et s'entrelassent avec elles; alongé, grêle, étroit, dentelé, transversalem., aplati, terminé en pointe.	Le grand complexus, le splénius du cou, splénius de la tête, sterno-cleido-mastoïdien, angulaire de l'omoplate, long du dos, digastrique, oblique supérieur de la tête.	Redresse, étend, renverse la tête et le cou, s'oppose à leur renversement du côté opposé, les entraîne obliquement en arrière du même côté.
Tendon aplati, environné de fibres charnues.	Sur les côtés de la ligne demi circulaire ou arcade inférieur de l'occipital.	Fibres charnues, naissant de petites aponevroses inférieures, divergeantes, tantôt réunies en une seule masse, tantôt divisées en deux faisceaux, terminées supérieurement par des fibres aponevrotiques; alongé, aplati, court, large en haut, étroit en bas, triangulaire.	Grand complexus, oblique supérieur de la tête, petit droit postérieur, oblique inférieur.	Étend la tête et la fixe sur la première vertèbre, la retient dans sa rectitude, s'oppose à sa flexion.
Tendon large, aplati, mince.	A la partie latérale et moyenne de la ligne demi circulaire ou arcade inférieure de l'occipital.	Fibres charnues, semées d'aponevrotiques, naissant de son attache vertébrale, divergeantes, s'amincissant à mesure qu'elle s'élèvent; même figure que le précédent.	Complexus, grand droit postérieur de la tête.	Mêmes usages que le précédent.
Tendon large, aplati.	Sous la ligne demi courbe ou arcade infér. de l'occipital à des inégalités qu'on y rencontre.	Aponevroses à ses extrémités; fibres charnues, longues de six à sept lignes, qui de l'inférieure vont à la supérieure; mince en arrière, grêle, arrondi en avant.	Splénius, complexus, digastrique, oblique inférieur, grand droit latéral.	Étend la tête sur le cou et la porte en arrière.
Comme les premières.	Au bas et à l'extrémité de l'apophyse transverse de la première vertèbre cervicale.	Petites aponevroses à ses extrémités; fibres charnues, placées parallèlement entr'elles.	Splénius du cou, splénius de la tête, oblique supérieur.	Fait tourner la première vertèbre cervicale sur la seconde.

NOMS.	SITUATION.	PREMIÈRES ATTACHES.	POINTS OÙ ELLES SE FIXENT.	MARCHE OU DIRECTION.
		VINGT - SIXIÈME RÉGION , SPINALE		
I. ANC. Sacro-lombaire. NOUV. Lumbo-costo-trachelien.	A la partie postérieure de la colonne épinière, depuis l'os sacrum, la crête de l'os des îles et les lombes, jusqu'aux apophyses transverse des vertèbres cervicales, et le long de toutes les côtes.	Aponevrose épaisse et forte en bas, se divisant en bandelettes étroites, faiblement unies par leurs bords, obliquement dirigées de bas en haut vers les lombes où elles donnent naissance à autant de languettes charnues.	A la partie postérieure de l'os sacrum, au bord postérieur de la crête de l'os des îles, aux côtés des vertèbres lombaires et à leurs apophyses transverses.	Monte obliquement de dedans en dehors, s'a-mincit à mesure qu'il s'approche des parties supérieures.

DERNIÈRES ATTACHES.	POINTS OÙ ELLES S'INSÈRENT.	COMPOSITION. FIGURE.	CONNEXIONS.	USAGES.
OU POSTÉRIEURE DE LA COLONNE ÉPINIÈRE.				
Deux plans tendineux, formés par autant de languettes qu'il y a de côtes, lesquelles se croisent, aboutissent è les portions charnues, et sont d'autant plus minces, plus étroites et plus longues qu'elles sont plus élevées dans la partie dorsale ; petits tendons séparés, fournis par des languettes charnues dans sa partie cervicale ; entrecroisement de ces languettes dans l'une et l'autre partie, mais en sens contraire.	Aux angles de toutes les côtes, et aux apophyses transverses des cinq ou six vertèbres cervicales.	Aponevrose épaisse et forte à sa partie infér., divisions aponevrotiques séparées en forme de treillage dans ses parties lombaire, costale et cervicale, fournies par le concours des tendons du dos et du cou vers les côtes, et de l'aponevrose infér. vers les lombes ; divisions charnues, répondant aux tendineuses, et se réunissant en une masse musculeuse que recouvre une aponevrose dans les trois quarts de sa portion dorsale, et qui devient plus mince et plus pointue en s'approchant du cou ; fibres charnues de trois pouces dans la portion lombaire, de deux dans la cervicale et d'un et demi dans la dorsale ; elles viennent de l'aponevrose infér. pour se rendre, soit aux tendons fixés aux vertèbres lombaires, soit à ceux des côtes lesquels en fournissent de leurs plans internes, qui vont aux plans externes, et delà aux tendons cervicaux ; alongé, aplati, mince sur le sacrum, épais et triangulaire sur les lombes et sur le dos, aplati, grêle et pointu vers le cou.	Petits dentelé postérieur supérieur et inférieur ; rhomboïde, trapèze, grand dorsal, angulaire de l'omoplate, scalène, petit oblique du bas-ventre, long du dos, transversaire épineux, intercostaux externes.	Redresse le cou sur le dos et le dos sur les lombes et les lombes sur le sacrum ; maintient la colonne vertébrale dans sa position naturelle, peut la déjetter en arrière, et lui imprimer des mouvemens latéraux ; n'a que peu d'action sur les côtes.

NOMS.	SITUATION.	PREMIÈRES ATTACHES.	POINTS OÙ ELLES SE FIXENT.	MARCHE OU DIRECTION.
		SUITE DE LA VINGT-SIXIÈME RÉGION, SPINALE		
II. ANC. Long du dos. NOUV. Lumbo-dorso-trachelien	A la partie postérieure de la colonne épinière, entre les apophyses épineuses et le sacro-lombaire, le long de l'os sacrum, des vertèbres lombaires et dorsales, et des six inférieures du cou.	Aponevrose large, comme au précédent; faisceaux épais de fibres charnues, puis tendineuses, longues, aplaties, plus ou moins étroites.	A la grosse tubérosité de l'os des îles, aux apophyses épineuses supérieures de l'os sacrum, à toutes celles des vertèbres lombaires et de la dernière dorsale.	Se dirige comme le précédent, mais moins en dehors.
III. ANC. Épineux du dos. NOUV. Lumbo-dorso-spinal.	Sur l'épine du dos, le long des apophyses épineuses des vertèbres dorsales et des deux premières lombaires, entre ces apophyses et le long du dos.	Petits tendons d'un nombre indéterminé, irrégulièrement entrelassés, devenant plus courts de haut en bas.	Aux apophyses épineuses des deux premières vertèbres lombaires et des dernières dorsales,	Monte directement et contracte dans son trajet de fortes communications avec le transversaire épineux et le long du dos.

DERNIÈRES ATTACHES.	POINTS OÙ ELLES S'INSÈRENT.	COMPOSITION. FIGURE.	CONNEXIONS.	USAGES.
OU POSTÉRIEURE DE LA COLONNE ÉPINIÈRE.				
Languettes charnues, terminées par des tendons minces, arrondis, formant deux rangées fort distinctes ; une externe ou costale, au nombre de huit ou neuf divisions tendineuses, courtes, plus grêles en haut, plus épaisses, plus longues en bas ; une interne ou vertébrale, au nombre de douze ou treize divisions aussi tendineuses, épaisses, courtes en bas, minces longues en haut ; même division en languettes charnues, devenant tendineuses vers le cou et formant sept tendons alongés, courts et dirigés de haut en bas.	A la partie postérieure et inférieure des apophyses transverses des vertèbres du dos, par ses divisions dorsales, à leur partie postérieure et supérieure par ses divisions cervicales ; aux apophyses transverses des vertèbres du cou ; enfin, au bord inférieur des dix dernières côtes, entre leurs angles et leurs tubérosités.	Aponevrose épaisse et forte à sa partie infér., commune aux précédens ; plan aponevrotique, divisé en languettes tendineuses, qui nées de leurs divers points d'attache se croisent et vont aboutir à une masse charnue, couverte par une aponevrose très-large ; fibres charnues de trois pouces vers les lombes et de deux pouces vers le dos, également fournies par l'aponevrose qui les recouvre, et se terminant dans la direction qu'elles ont reçu à leur origine ; tendons de la portion dorsale, dirigés en sens contraire de ceux qui viennent de la portion cervicale avec lesquels ils se croisent ; confondu en bas avec le sacro-lombaire ; alongé, plus épais à son milieu qu'à ses extrémités, quadrilatère jusques vers le cou, pointu, aminci dans le reste de son étendue.	Sacro-lombaire, long épineux du dos, transversaire épineux, petit dentelé postér. supér. et infér., grand dorsal, trapèze, rhomboïde.	Mêmes usages que le précédent, avec cette différence qu'il n'agit point sur le cou, et qu'il ne contribue pas autant à faire tourner le tronc sur son axe.
Tendons semblables aux premiers, se racourcissant de bas en haut.	Aux apophyses épineuses des vertèbres dorsales, jusqu'à la seconde et quelquefois la première inclusivement.	Faisceaux musculeux de différente longueur, formés par des fibres concentriques, plus longues à mesure qu'elles viennent de vertèbres plus éloignées, naissant des tendons infér. et de l'aponevrose du long du dos, pour se rendre aux tendons supér. et à ceux du transversaire épineux ; longues d'un pouce et demi environ ; alongé, aplati, large au milieu, étroit et terminé en pointe aux extrémités.	Long du dos, transversaire épineux, petit dentelé postér. et infér., grand dorsal.	Mêmes usages que les précédens ; rapproche les apophyses épineuses des vertèbres auxquelles il s'attache.

NOMS.	SITUATION.	PREMIÈRES ATTACHES.	POINTS OÙ ELLES SE FIXENT.	MARCHE OU DIRECTION.
		SUITE DE LA VINGT-SIXIÈME RÉGION, SPINALE		
IV. ANC. Transversaire épineux. NOUV. Transverso-spinal.	A la partie postérieure de la colonne vertébrale, depuis les vertèbres du cou jusqu'à l'os sacrum, entre les apophyses épineuses du cou, du dos, des lombes, du sacrum, et les apophyses transverses des mêmes parties.	Faisceaux charnus, dégénérés en languettes tendineuses, plus longues supér. du côté interne, plus courtes infér. du côté externe.	Aux apophyses transverses des cinq ou six vertèbres du cou, à celles des vertèbres du dos, aux apophyses articulaires des vertèbres des lombes et aux transverses du sacrum.	Marche obliquement dans la gouttière vertébrale et le long du canal médullaire.
V. ANC. Inter-épineux. NOUV. Idem.	Dans l'intervalle des apophyses épineuses; on ne les trouve qu'aux vertèbres du cou.	Aponevrotico-charnues.	Entre le tubercule et la base de l'apophyse épineuse de la vertèbre qui précède.	Parallèlement à l'épine.
VI. ANC. Inter-transversaire. NOUV. Idem.	Dans l'intervalle des apophyses transverses; on ne les trouve qu'aux vertèbres du cou.	Aponevrotico-charnues.	Au tubercule antérieur de l'apophyse transverse de la vertèbre qui précède.	Transversalement à l'épine.
		VINGT-SEPTIÈME RÉGION, PRÉ-SPINALE		
I. ANC. Grand droit antérieur. NOUV. Grand trachelo-basilaire.	A la partie antérieure et latérale du cou; depuis les apophyses transverses des trois, quatre, cinq et six vertèbres du cou, jusqu'à l'apophyse basilaire de l'os occipital.	Tendineuses, divisées en cinq petites portions, séparées, aplaties, plus minces et plus étroites en bas, aboutissant à des bandelettes charnues assez distinctes.	Aux tubercules antér. des apophyses transverses de la troisième, quatrième, cinquième et sixième vertèbre cervicale.	Monte et suit une direction oblique en se rapprochant de son pareil.
II. ANC. Petit droit antérieur. NOUV. Petit trachelo-basilaire.	Entre l'apophyse basilaire et la première vertèbre du cou.	Tendino-charnues.	Au bord antérieur de l'apophyse transverse de la première vertèbre cervicale, et un peu à son corps.	Même direction que le précédent.

DERNIÈRES ATTACHES.	POINTS OÙ ELLES S'INSÈRENT.	COMPOSITION FIGURE.	CONNEXIONS.	USAGES.
OU POSTÉRIEURE DE LA COLONNE ÉPINIÈRE.				
Tendons séparés, distincts, divisés, d'un nombre variable, diversement entrelassés.	Aux apophyses épineuses des six dernières vertèbres du cou, et au bord inférieur de leur arc postérieur; aux mêmes parties des vertèbres du dos et des lombes, ainsi qu'aux épines du sacrum.	Tendons plus ou moins nombreux à ses bords interne et externe, descendans en dehors à la partie supérieure, plus longs, ascendans à la partie inférieure; faisceaux charnus, composés de fibres longues d'un pouce et demi, et dirigées de bas en haut entre ces tendons; aplati, alongé, inégalement épais.	Les deux complexus, les deux splénius, très-long du dos, long épineux.	Mêmes usages que les précédens; rapproche les apophyses épineuses des transverses, favorise l'extention et la rotation de la colonne.
Charnues.	Au bord supérieur de l'apophyse épineuse de la vertèbre qui suit.	Petites aponevroses au bord supérieur, donnant naissance à des fibres charnues, courtes et ramassées.	Complexus, transversaire épineux, etc.	Rapproche les apophyses épineuses des vertèbres du cou, les fixe ou les redresse.
Aponevrotico-charnues.	Au tubercule postérieur de l'apophyse transverse de la vertèbre qui suit.	Petites aponevroses aux extrémités, fibres charnues entr'elles; aplati, presque rond.	Droit antérieur de la tête, scalène, transversaire épineux.	Rapproche les apophyses transverses des vertèbres auxquelles ils s'attachent.
OU ANTÉRIEURE DE LA COLONNE ÉPINIÈRE.				
Charnues, ramassées, arrondies.	A la face antérieure de l'apophyse basilaire de l'occipital.	Petites aponevroses à son extrémité inférieure, qui se perdent dans les fibres charnues; aponev. moyenne à sa face antér. où vont aboutir les cinq attaches tendineuses, et de laquelle, ainsi que des tendons, naissent d'autres fibres charnues; alongé, aplati, terminé en pointe.	Long du cou, petit droit antérieur, scalènes.	Redresse le cou, le fléchit en devant, entraîne la tête dans le même sens.
Comme les premières.	Au côté externe de l'apophyse basilaire de l'occipital.	Fibres charnus entre deux aponevroses qui occupent ses extrémités; alongé, aplati, se confond avec le précédent et semble en être une portion.	Grand droit antérieur de la tête.	Contribue à la flexion de la tête.

NOMS.	SITUATION.	PREMIÈRES ATTACHES.	POINTS OÙ ELLES SE FIXENT.	MARCHE OU DIRECTION.
		SUITE DE LA VINGT-SEPTIÈME RÉGION, PRÉ-SPINALE.		
III. ANC. Droit latéral. NOUV. Tracheli - altoïdo - basilaire.	Même situation que le précédent.	Charnues.	A la partie antérieure de l'apophyse transverse de la première vertèbre cervicale.	Même direction que le précédent.
IV. ANC. Long du cou. NOUV. Pré-dorso-cervical.	A la partie antérieure latérale et supérieure de l'épine, entre l'arc antérieur de la première vertèbre du cou, et la partie inférieure de la troisième du dos.	Tendino-aponevrotiques et charnues, divisées en languettes d'abord tendineuses, ensuite charnues.	Sur les côtés des corps des trois premières vertèbres dorsales, au bas de leurs apophyses transverses, et un peu sur la tête des trois premières côtes.	Monte obliquement en dehors.
V. ANC. Petit psoas. NOUV. Pré-lumbo-pubien.	A la partie antérieure et latérale des lombes, depuis la dernière vertèbre du dos, jusqu'à l'éminence ilio-pectiné près le pubis.	Expansion tendineuse, mince, large, courte.	A la partie inférieure et latérale de la dernière vertèbre du dos, au ligament qui l'unit avec la première des lombes, au bord supérieur, quelquefois à l'apophyse transverse de celle-ci.	Descend obliquement vers le bassin dans la direction du grand psoas, augmentant et diminuant tour-à-tour de volume.
VI. ANC. Grand psoas. NOUV. Pré-lumbo-trochantin.	Dans la région des lombes, depuis les parties latérales de la dernière vertèbre dorsale jusqu'au petit trochanter du fémur (trochantin,)	Languettes faiblement tendineuses à leur extrémité, charnues dans le reste de leur étendue, rassemblées ensuite en une seule masse.	Aux parties latérales du corps de la dernière vertèbre dorsale, et des cinq lombaires suivantes; au bord inférieur de leurs apophyses transverses, quelquefois à la tête de la dernière côte, et à un ligament qui va de cette côte aux vertèbres des lombes.	Descend sur les côtés de l'os des îles, s'unit dans son trajet par son bord externe avec le bord interne de l'iliaque, et passe sur l'intervalle qui sépare l'éminence ilio-pectiné de l'épine antérieure et inférieure de l'os des îles.

DERNIÈRES ATTACHES.	POINTS OÙ ELLES S'INSÈRENT.	COMPOSITION. FIGURE.	CONNEXIONS.	USAGES.
OU ANTÉRIEURE DE LA COLONNE ÉPINIÈRE.				
Comme les premières.	Au côté externe de l'apophyse basilaire de l'occipital, près l'apophyse mastoïde du temporal.	Même composition et figure que le précédent.	Digastrique, scalènes.	Même usage que le précédent; il fléchit en outre la tête sur les côtés.
Aponevrotiques et charnues, divisées en languettes d'abord tendineuses, ensuite charnues, et finissant par un tendon sensible à sa partie supérieure.	Au corps des cinq dernières vertèbres cervicales, à leurs parties latérales, aux tubercules antérieures de leurs apophyses transverses, enfin à la partie moyenne du corps de la seconde.	Très-composé; une aponevrose antérieure venant des vertèbres cervicales; petits tendons perdus dans la masse charnue, qui semblent fournis par divers points des vertèbres du dos et du cou.	Grand droit antérieur de la tête.	Fléchit la tête en devant et l'incline sur le côté.
Tendon plat, commençant vers le milieu de sa longueur, d'abord large, plat et mince, se rétrécit et s'élargit de nouveau en une expansion aponevrotique large, perdue dans les muscles voisins.	A la crête de l'os pubis, jusqu'à l'éminence iliopectiné.	Aponevrotique en haut et en bas, charnu dans le reste de son corps; alongé de haut en bas, aplati dans son milieu, mince à son extrémité inférieure, triangulaire.	Diaphragme, grand psoas iliaque.	Fléchit la colonne vertébrale sur le bassin et réciproquement; fait exécuter des mouvemens latéraux aux lombes.
Tendon fort, épais, plus sensible, à son côté externe, obliquement plié et contourné de derrière en devant.	Au bas du petit trochanter ou trochantin du fémur.	Aponevrose commune à sa partie inférieure et au muscle iliaque; fibres charnues de trois pouces environ, venant de la partie postérieure de l'aponevrose, obliquement dirigées en dedans, divisées en plusieurs faisceaux qui se terminent par des languettes légèrement tendineuses du côté des vertèbres; alongé, recourbé en arrière vers le milieu, mince, aplati en haut et en bas, triangulaire.	Diaphragme, petit psoas, iliaque, quarré des lombes, pectiné.	Fléchit la cuisse sur le bassin et réciproquement, fléchit les lombes dans le même sens; maintient le tronc en équilibre.

NOMS.	SITUATION.	PREMIÈRES ATTACHES.	POINTS OÙ ELLES SE FIXENT.	MARCHE OU DIRECTION.
		VINGT-HUITIÈME RÉGION, TRANSVERSO-SPINALE.		
I. ANC. Scalène. NOUV. Trachelo-costal.	Sur les côtés de la partie supérieure de la colonne vertébrale, depuis les apophyses transverses (tracheliennes) des vertèbres cervicales, jusqu'aux deux premières côtes.	Languettes tendineuses devenant ensuite charnues par trois ou quatre divisions musculaires, regardées comme autant de muscles scalènes.	Aux tubercules antér. des apophyses transverses (tracheliennes), des six dernières vertèbres cervicales ; aux tubercules postér. des mêmes apophyses des quatre dernières vertèbres semblables.	Oblique de dedans en dehors, et un peu en arrière.
II. ANC. Quarré des lombes. NOUV. Ilio-lumbi-costal.	Sur les parties latérales et inférieures de la colonne épinière dans la région des lombes, depuis la crête de l'os des iles jusqu'aux deux dernières fausses côtes (vertébrales.)	Fibres aponevrotico-charnues en bas, languettes tendineuses sur les côtés des lombes.	A la lèvre interne de la partie postérieure de l'os des îles, au sommet des apophyses transverses des vertèbres lombaires, et au ligament qui les unit.	Monte obliquement de dehors en dedans.
III. ANC. Ischio-coccigien. NOUV. Idem.	A la partie la plus inférieure de la colonne épinière, sur les côtés du sacrum et du coccix.	Tendino-charnues.	Au bord postérieur de l'épine de l'ischion.	Se porte en dedans et en arrière.

DERNIÈRES ATTACHES.	POINTS OÙ ELLES S'INSÈRENT.	COMPOSITION. FIGURE.	CONNEXIONS.	USAGES.
OU LATÉRALE DE LA COLONNE ÉPINIÈRE.				
Tendon court, épais, pour la division antér., aplati et plus long pour la division postér., subdivisé en deux pour chacune de ces portions.	Au bord supérieur et interne de la première côte, par deux subdivisions; au bord supér. de la seconde côte, quelquefois par une seule division et quelquefois par deux.	Petits tendons à l'extrémité supérieure ou cervicale; aponevrose à l'extrémité inférieure ou costale; fibres charnues, allant des uns aux autres et partant plutôt de l'extrémité inférieure, fournissant deux divisions musculaires principales, une antérieure pour la première côte, l'autre postérieure pour la seconde; elles laissent passer dans leur intervalle l'artère, la veine sous-clavière et les nerfs brachiaux; la division postérieure se subdivise encore, et la première branche qui en résulte se divise pour donner passage à l'artère axillaire.	Omo-hyoïdien, grand droit antérieur de la tête.	Porte le cou en devant et sur les côtés, élève les deux premières côtes.
Charnues, larges, mêlées de petits tendons.	Au bord inférieur de la dernière des fausses côtes (vertébrales), et quelquefois des deux dernières.	Aponevrose en devant, en dehors et en bas; petits tendons sur le côté interne ou vertébral; masse charnue composée de fibres longues d'un pouce, qui vont des tendons supér. aux infér. et réciproquement; aplati, qualatère.	Transverse du bas-ventre, psoas.	Fixe et soutient la colonne vertébrale en agissant avec son semblable, l'incline de son côté s'il agit seul; peut abaisser la dernière côte.
Comme les premières.	Sur les côtés des parties inférieures du sacrum et supérieures du coccix.	Grand nombre de fibres tendineuses, qui font prédominer la structure aponevrotique sur la charnue; aplati, presque triangulaire.	Releveur de l'anus.	Tire ou ramène le coccis en avant, s'oppose à la sortie du rectum.

NOMS.	SITUATION.	PREMIÈRES ATTACHES.	POINTS OÙ ELLES SE FIXENT.	MARCHE OU DIRECTION.
		VINGT-NEUVIÈME RÉGION, ILIAQUE		
I. ANC. Grand fessier. NOUV. Ilii-sacro-fémoral.	A la face externe ou spinale de l'os des îles, depuis cet os et le sacrum jusqu'à la partie supér. du fémur au-dessous du trochanter.	Fibres charnues, avec quelques points tendineux.	A la lèvre externe des deux tiers postérieurs de la crête de l'os des îles, à la face externe de sa tubérosité, au ligament sacro-sciatique, et sur les côtés du sacrum et du coccix.	Descend obliquement d'arrière en devant par des rayons musculeux qui convergent et se rassemblent.
II. ANC. Moyen fessier. NOUV. Ilio-trochanterien.	A la face externe ou spinale de l'os des îles, depuis cet os jusqu'au trochanter; sous le précédent.	Fibres charnues avec de petits points tendineux.	A la face externe de l'os des îles, depuis la partie antérieure de la crête de cet os jusqu'à la première ligne demi circulaire.	Même marche que le précédent.
III. ANC. Petit fessier. NOUV. Ilio-ischii-trochanterien.	A la face externe ou spinale de l'os des îles, sous les deux précédens, depuis la ligne demi circulaire et l'échancrure sciatique jusqu'à la partie supérieure et antérieure du trochamer.	Fibres charnues, mélangées de fibres tendineuses très-courtes.	Entre les deux lignes demi circulaires de la face externe (spinale) de l'os des îles, au bord de la grande échancrure sciatique, à l'épine de l'ischion.	Descend et ses fibres se ramassent; suivant différentes directions.

DERNIÈRES ATTACHES.	POINTS OÙ ELLES S'INSÈRENT.	COMPOSITION. FIGURE.	CONNEXIONS.	USAGES.
EXTERNE OU DES FESSES.				
Tendon large, aplati, long d'un pouce.	A la partie supérieure et postérieure de la ligne âpre du fémur, au-dessous du grand trochanter.	Aponevrose large à son extrémité inférieure, plus forte et plus large en devant, plus sensible à la face qui répond au fémur, épanouie et disséminée dans l'épaisseur du muscle; fibres charnues longues de trois pouces, naissant des deux côtés de l'aponevrose, ascendantes, divergeantes, déployées en forme de cercle; mince à ses bords, épais à son milieu, aplati, triangulaire.	Fascia lata, moyen fessier, triceps crural.	Entraîne la cuisse en arrière sur le bassin et réciproquement, écarte la cuisse de celle du côté opposé, fixe le bassin sur la cuisse dans la progression et contribue à faire tourner le fémur sur son axe.
Tendon épais, large et court.	Embrasse le sommet du grand trochanter.	Aponevrose large à son extrémité infér., plus large, plus forte, plus sensible en arrière, plus courte, plus étroite, plus mince en devant, épanouie, disséminée dans l'épaisseur du muscle; fibres charnues, longues de deux pouces et demi, naissant des deux côtés de l'aponevrose, ascendantes, divergeantes, disposées en cercle; même figure que le précédent.	Grand fessier, petit fessier, fascia lata, pyramidal, obturateur interne.	Écarte les cuisses l'une de l'autre, les fait tourner un peu obliquement, porte le bassin sur la cuisse et réciproquement.
Tendon épais, court, aplati et fort; confondu en bas avec celui du moyen fessier.	Au ligament orbiculaire de l'articulation du fémur, et devant le bord supérieur du trochanter.	Aponevrose à son extrémité inférieure, étroite et épaisse en bas, plus large et plus mince à la face externe qu'à l'interne; fibres charnues longues de deux pouces, fournies par l'aponevrose en dedans, descendantes, divergeantes, rayonnées; même figure que le précédent.	Moyen fessier, pyramidal.	Mêmes usages que le précédent.

NOMS.	SITUATION.	PREMIÈRES ATTACHES.	POINTS OÙ ELLES SE FIXENT.	MARCHE OU DIRECTION.
		SUITE DE LA VINGT-NEUVIÈME RÉGION, ILIAQUE		
IV. ANC. Pyramidal. NOUV. Sacro-ili-trochanterien.	A la partie postérieure de l'os sacrum et de l'ischion, depuis la face interne ou pelvienne du premier, jusqu'au sommet du trochanter.	Divisées en trois ou quatre digitations charnues.	Dans l'intervalle des trous sacrés antérieurs, à l'os des îles et au ligament sacro sciatique.	Sort du petit bassin et se porte en arrière et en dehors par le trou sciatique.
V. ANC. Jumeaux. NOUV. Ischio - spini - trochanterien.	A la face externe ou spinale de l'ischion, depuis sa grosse tubérosité jusqu'à la cavité du trochanter; ils sont au nombre de deux séparés par l'obturateur interne et réunis vers le fémur.	Charnues, formant deux divisions correspondantes aux deux muscles.	A la face externe de l'épine de l'ischion par le plus élevé des deux et derrière la grosse tubérosité du même os par l'autre.	Se portent de derrière en devant et se rapprochent.
VI. ANC. Obturateur interne. NOUV. Intrà - pelvio - trochanterien.	Sur les deux faces des os du bassin, depuis le trou ovalaire jusqu'à la cavité du trochanter.	Fibres tendineuses très-courtes.	A la face interne (pelvienne) du trou ovalaire dans sa moitié supérieure, au ligament obturateur, un peu à la face interne de l'ischion.	Descend, se rétrécit, se contourne sur l'ischion, s'engage dans l'échancrure postérieure de cet os entre sa tubérosité et son épine, et sort du bassin et se glisse entre les jumeaux, enfin il dont il suit la direction.
VII. ANC. Quarré. NOUV. Tuber - ischio - trochanterien.	A la partie postérieure et inférieure du bassin, entre la tubérosité de l'ischion et le trochanter.	Charnues et un peu tendineuses.	Au bord inférieur de la tubérosité de l'ischion.	Se porte en dehors dans une direction transversale et un peu oblique.

DERNIÈRES ATTACHES.	POINTS OÙ ELLES S'INSÈRENT.	COMPOSITION. FIGURE.	CONNEXIONS.	USAGES.
EXTERNE OU DES FESSES.				
Tendon grêle et long d'un pouce.	Au bord supérieur de la cavité du trochanter.	Large d'abord et se rétrécissant pour former un tendon auquel les fibres charnues vont se rendre de chaque côté ; alongé, recourbé, aplati, pyramidal.	Petit fessier, jumeaux, obturateur interne.	Opère la rotation de la cuisse de devant en dehors quand on est débout ou couché ; en fait l'abduction ou l'écarte de l'autre cuisse quand elle est fléchie.
Tendineuses, grêles.	Au bas de la cavité du trochanter.	Fibres charnues, droites qui aboutissent à un tendon, forment un faisceau musculeux de chaque côté, et laissent entre eux un espace dans lequel glisse le tendon de l'obturateur interne ; étroits, alongés, aplatis, terminés en pointe.	Pyramidal, obturateur interne, quarré.	Congénère ou auxiliaire du précédent.
Tendon gros et plat, formé par trois ou quatre divisions tendineuses qui se réunissent à la sortie du bassin ; il se croise et se confond avec celui du pyramidal.	A la partie moyenne et postérieure de la cavité du trochanter, au ligament orbiculaire du fémur.	Tendineux à ses extrémités ; fibres charnues, ramassées au milieu, produisant trois ou quatre divisions tendineuses qui se réunissent pour former un seul tendon à l'extrémité fémorale ; médiocrement épais, légèrement échancré, contourné, aplati, presque triangulaire.	Jumeaux, pyramidal.	Concourt aux usages des précédens, mais par une mécanique particulière.
Tendineuses très-courtes.	Au bord postérieur et à la base du trochanter.	Fibres charnues, ramassées, serrées, terminées par des points tendineux ; mince, aplati, oblong.	Grand fessier, jumeaux, obturateur externe, triceps crural.	Auxiliaire des trois précédens.

NOMS.	SITUATION.	PREMIÈRES ATTACHES.	POINTS OÙ ELLES SE FIXENT.	MARCHE OU DIRECTION.
		TRENTIÈME RÉGION, ILIAQUE.		
I. ANC. Iliaque. NOUV. Iliaco-trochantin.	Dans la cavité du grand bassin, sur la face interne de la fosse iliaque, depuis la crête de l'os des îles jusqu'au petit trochanter (trochantin) du fémur.	Charnues, mélangées de petites fibres aponévrotiques, rayonnées, demi-circulaires.	A la lèvre interne de la crête de l'os des îles, à celle de l'échancrure qui sépare les deux épines antérieures, à la fosse iliaque jusqu'à la ligne qui commence le petit bassin, au ligament ilio-lombaire et un peu à l'os sacrum.	Descend devant le fémur, s'unit au tendon du psoas, se contourne de dedans en arrière près son insertion après avoir glissé derrière l'arcade crurale, sur la même échancrure et dans la même capsule que le psoas.
II. ANC. Releveur de l'anus. NOUV. Pubio-coccigi-annulaire.	A la partie inférieure de la cavité du petit bassin, depuis la face interne de l'os des îles et du pubis, jusqu'à la partie postérieure et inférieure de l'intestin rectum.	Aponevrotiques.	A la face interne du pubis, entre la symphyse de cet os et le trou ovalaire, à l'épine de l'ischion.	Descend de devant en arrière.
III. ANC. Sphincter de la vessie. NOUV. Pubio-coccigi-vesical.	Cette portion du précédent qui se rend à la vessie.	Fibres charnues.	Confondues avec celles du précédent.	Idem.
		TRENTE-UNIÈME RÉGION, ANNULAIRE.		
I. ANC. Sphincter cutané. NOUV. Coccigio-cutané-sphincter.	Autour des bords de l'anus sous la peau, entre le coccix et le périné.	Charnues, celluleuses, minces, saillantes, pointues.	Au sommet du coccix.	
II. ANC. Sphincter interne. NOUV. Recto-cutané-sphincter.	Sur les bords de l'anus, à l'extrémité inférieure de l'intestin rectum.	Fibres charnues, fournies par le rectum.	Aux tuniques de l'intestin rectum.	Se contourne circulairement.

DERNIÈRES ATTACHES.	POINTS OÙ ELLES S'INSÈRENT.	COMPOSITION. FIGURE.	CONNEXIONS.	USAGES.
...TERNE OU DU BASSIN.				
Tendon fort, épais, couvert d'une portion charnue, uni à celui du psoas.	Au petit trochanter ou trochantin du fémur, et à la ligne osseuse qui est au-dessous.	Petites aponevroses à son extrémité supér.; tendon considérable à l'inférieure qui fournit une aponevrose dont les fibres semées dans l'épaisseur du muscle s'avancent jusqu'aux deux tiers de son étendue, se divisent et reçoivent les fibres charnues; ces dernières s'implantent à une autre aponevrose qui règne le long de la face interne; aplati, recourbé, rayonné, triangulaire.	Psoas, fascia lata, droit antérieur de la cuisse, coûturier, triceps crural.	Fléchit le bassin sur la cuisse et réciproquement, consolide l'articulation du fémur avec les branches; auxiliaire du psoas.
Charnues.	A la partie postérieure et inférieure de l'intestin rectum et sur les côtés du coccix, en devant au cou de la vessie.	Aponevrose en devant d'où naissent des fibres charnues qui descendent et se portent en arrière et en dedans; aplati, presque quadrilatère.	Obturateur interne, petit psoas, ischio-coccigien.	Relève l'anus et favorise l'expulsion des matières fécales.
Faisceau de fibres charnues, circulaires.	Au cou de la vessie.	Production du précédent.	Idem.	Ouvre et ferme l'orifice de la vessie.
...OU DE L'ANUS.				
Charnues, coupées en pointe.	Se perdent dans les muscles de l'urètre et dans la peau.	Fibres charnues, fournies par différens muscles voisins de l'anus et de l'urètre; aplati, ovalaire, un peu elliptique.	Releveur de l'anus, transverse du périné, muscles de l'urètre, sphincter interne.	Fixe les muscles de l'urètre, ouvre et ferme l'anus.
Comme les premières.	Se confondent et se continuent avec le précédent.	Produit par les fibres circulaires de la tunique musculeuse du rectum; aplati, orbiculaire, elliptique.	Sphincter cutané.	Resserre ou dilate l'anus, s'oppose à la sortie des matières fécales ou la procure.

NOMS.	SITUATION.	PREMIÈRES ATTACHES.	POINTS OÙ ELLES SE FIXENT.	MARCHE OU DIRECTION.
		TRENTE-DEUXIÈME RÉGION,	PERINEO-SEXUELLE.	
I. ANC. Transverse du périné. NOUV. Ischio-pubi-prostatique.	Sur les côtés du périné, depuis la branche de l'os ischion jusqu'à l'urètre.	Tendineuses, courtes.	A l'arcade du pubis et à la branche de l'os ischion.	Transversalement de bas en haut.
II. ANC. Second transverse du périné. NOUV. Comme le précédent.	Idem.	Idem.	Idem.	Idem.
III. ANC. Érecteur de la verge. NOUV. Ischio-caverneux.	Sur les parties latérales du périné, depuis la face interne de la tubérosité de l'ischion jusqu'à l'union des corps caverneux.	Fibres tendineuses, courtes.	Au côté interne et inférieur de la tubérosité de l'ischion, et sur les côtés de la branche du pubis.	Obliquement en devant et en dedans.
IV. ANC. Accélérateur. NOUV. Bulbo-syndesmo-caverneux.	Au milieu du périné sous la racine de la verge, depuis les bords de l'anus jusqu'au ligament suspensoir de la verge.	Fibres aponevrotiques, divisées en plusieurs prolongemens.	Aux bords de l'anus le long du bulbe de l'urètre.	Obliquement de derrière en devant et de bas en haut.
V. ANC. Compresseur de la prostrate. NOUV. Pubio-prostatique.	A la partie antérieure du releveur de l'anus dont il suit toujours la direction et avec lequel il se confond souvent.	Comme celles du releveur de l'anus.	A la face interne du pubis.	La même que le releveur de l'anus.
VI. ANC. Constricteur du vagin. NOUV. Anulo-syndesmo-clitoridien.	Sur les côtés du vagin, depuis l'anus jusqu'au clitoris et à l'urètre; il ressemble fort au bulbo caverneux de l'homme.	Aponevrotico-charnues.	Aux bords de l'anus.	La même que le bulbo-caverneux ou accélérateur chez l'homme; seulement il se sépare de son semblable vers son milieu.
VII. ANC. Érecteur du clitoris. NOUV. Ischio-clitoridien.	La même que l'érecteur de la verge chez l'homme.	Même conformité.	Au bas de la tubérosité de l'os ischion.	La même que l'érecteur de la verge.

DERNIÈRES ATTACHES.	POINTS OÙ ELLES S'INSÈRENT.	COMPOSITION. FIGURE.	CONNEXIONS.	USAGES.
...U DU PÉRINÉ ET DES ORGANES SEXUELS.				
Fibres charnues.	Se perdent dans les prostates et se confondent avec d'autres muscles de l'urètre.	Tendon mince vers le pubis et l'ischion; fibres charnues qui en naissent, transversales, divergeantes, entrelassées avec celles des muscles voisins; aplati, triangulaire.	Sphincter cutané, bulbo caverneux, ischio caverneux.	
Idem.	Idem.	Idem. Production du précédent	Idem.	
Aponevrotico-charnues.	A la racine des corps caverneux réunis.	Charnu à son milieu, aponevrotique à ses extrémités et dans toute sa circonférence; alongé, aplati.	Grand fessier, sphincter de l'anus, transverses du périné.	Produit l'érection de la verge.
Deux plans charnus s'écartant d'un tendon mitoyen.	Au ligament qui unit la verge à la symphyse du pubis, et au côté des deux corps caverneux par chacun des deux plans.	Fibres charnues, placées parallèlement, séparées par un tendon mitoyen; aplati, alongé, recourbé, penniforme.	Sphincter cutané, transverses du périné.	Peut comprimer les corps caverneux et augmenter l'érection; il accélère la sortie de la semence et de l'urine.
Charnues.	A la prostate.	Les mêmes que le releveur de l'anus.	Le releveur de l'anus, les transverses du périné.	Resserre et comprime la prostate.
Deux plans charnus s'écartant d'un tendon mitoyen.	A la partie inférieure du clitoris et à son ligament suspensoire.	Les mêmes que le bulbo caverneux de l'homme.	Mêmes connexions.	Resserre l'orifice du vagin et comprime le clitoris.
Même conformité.	A l'origine des corps spongieux du clitoris.	Semblable à l'érecteur de la verge, mais moins étendu.	Mêmes connexions.	Détermine l'érection du clitoris.

NOMS.	SITUATION.	PREMIÈRES ATTACHES.	POINTS OÙ ELLES SE FIXENT.	MARCHE OU DIRECTION.
		TRENTE-TROISIÈME RÉGION, SCAPULAIRE		
I. ANC. Deltoïde. NOUV. Sous-acromio-clavi-huméral.	Au sommet de l'épaule, entre le tiers externe ou scapulaire de la clavicule, le bord convexe de l'acromion, l'épine de l'omoplate (scapulum), et la partie supérieure de l'humérus.	Portions tendineuses dont l'étroitesse et la largeur, la brieveté et la longueur, s'alternent réciproquement.	Le long de la lèvre inférieure de l'épine de l'omoplate (scapulum), jusqu'à la facette triangulaire, au bord antérieur et convexe de l'acromion, au tiers externe ou scapulaire de la clavicule, et à son ligament articulaire.	Descend dans la direction de l'humérus en variant celle de ses fibres qui, tantôt obliques, tantôt droites se réunissent pour former un angle et un tendon.
II. ANC. Sus-épineux. NOUV. Sus-spini-scapulo-trochiterien.	Dans la fosse sus-épineuse de l'omoplate (scapulum), depuis l'extrémité postérieure de cette fosse jusqu'au sommet de la grosse tubérosité de l'humérus.	Tendineuses, très courtes.	A la fosse sus-épineuse jusqu'à la moitié, après laquelle il est libre et sans adhérences, à la partie supérieure de l'épine de l'omoplate (scapulum), et au quart supérieur de la base de cet os.	Glisse vers l'humérus en rapprochant ses fibres, passe sous l'arcade formée par l'acromion et l'extrémité de la clavicule, et longe le ligament orbiculaire de l'humérus.
III. ANC. Sous-épineux. NOUV. Sous-spini-scapulo-trochiterien.	Dans la fosse sous-épineuse du scapulum, entre l'épine de cet os et le muscle petit rond, depuis la base du scapulum jusqu'à la seconde facette de la grosse tubérosité de l'humérus (trochiter).	Fibres charnues semées de quelques points tendineux.	A la moitié postérieure de la fosse sous-épineuse, après laquelle il en est séparé; à la partie inférieure de l'épine du scapulum, et aux trois quarts inférieurs de la base de cet os.	Glisse obliquement d'arrière en avant vers l'humérus, gagne le ligament scapulaire en passant sous l'acromion.

DERNIÈRES ATTACHES.	POINTS OÙ ELLES S'INSÈRENT.	COMPOSITION. FIGURE.	CONNEXIONS.	USAGES.
OU DE L'ÉPAULE.				
Tendineuses, épaisses, compactes, longues d'un pouce et demi, plus larges en haut qu'en bas, recouvertes de fibres charnues en dehors.	Au tiers supérieur de l'humérus sous la ligne osseuse qui descend de la grosse tubérosité (trochiter), à une éminence formée par l'empreinte de ce muscle et qui en porte le nom.	Petites aponevroses en haut; tendon épais en bas; divisions charnues, plus ou moins nombreuses, allant des unes à l'autre, composant divers faisceaux qui s'entre-croisent, de manière que les plus larges et le plus superficiels de la partie supérieure deviennent étroits et profonds à la partie inférieure et réciproquement; fibres aponevrotiques intermédiaires, qui du bord supérieur descendent en convergeant vers l'inférieur, et de celui-ci montent en divergeant vers le supérieur, en formant différentes cloisons dans l'épaisseur du muscle; épais, renversé, recourbé, replié sur lui-même, aplati, triangulaire.	Sus-épineux, sus-scapulaire, coraco-brachial, radial, sous-épineux, petit rond, grand pectoral, brachial.	Élève le bras, l'écarte du tronc, le porte en avant ou en arrière selon qu'il agit par sa portion antérieure ou par la postérieure, etc.
Tendon couvert d'abord de fibres charnues, ensuite épais et dur.	A la facette supérieure de la grande tubérosité de l'humérus (trochiter).	Aponevrose considérable dans sa partie antér., donnant naissance à des fibres charnues de deux pouces de longueur, disposées de manière qu'elles s'écartent de devant en arrière; alongé, épais, aplati, triangulaire.	Deltoïde, trapèze, angulaire de l'omoplate, grand dentelé, sous-épineux, biceps.	Élève l'humérus sur l'omoplate et réciproquement; le fait tourner sur son axe.
Tendon commençant à sa partie moyenne, long-temps accompagné par des fibres charnues, angulaire.	A la facette moyenne de la grosse tubérosité de l'humérus (trochiter).	Aponevrose considérable à sa partie postér.; petites aponevroses à son bord inférieur et à sa face externe; fibres charnues, longues de deux pouces, interposées entr'elles dans la même direction que celles du précédent; alongé, aplati, épais, triangulaire.	Deltoïde, trapèze, petit rond, grand rond.	Fait tourner l'humérus sur l'omoplate en dehors; il peut aussi le porter en arrière.

NOMS.	SITUATION.	PREMIÈRES ATTACHES.	POINTS OÙ ELLES SE FIXENT.	MARCHE OU DIRECTION.
		SUITE DE LA TRENTE-TROISIÈME RÉGION, SCAPULAIRE.		
IV. ANC. Petit rond. NOUV. Margini-sus-scapulo-trochiterien.	Au bas de la fosse sous-épineuse, depuis le bord antérieur du scapulum jusqu'à la facette infér. de la grosse tubérosité de l'humérus.	Tendino-charnues, minces.	A la lèvre externe du bord antérieur du scapulum.	Monte de bas en haut et d'arrière en avant, dans une direction oblique, en longeant le ligament capsulaire en arrière et en bas.
V. ANC. Grand rond. NOUV. Anguli-scapulo-huméral.	Entre l'angle inférieur ou costal du scapulum, et la partie supérieure de l'humérus.	Fibres tendino-charnues, courtes et minces.	A la face externe de l'angle inférieur ou costal du scapulum, et à la partie postérieure de son bord externe.	Monte obliquement et passe derrière le tendon du long dorsal.
VI. ANC. Sous-scapulaire. NOUV. Sous-scapulo-trochinien.	Dans la fosse sous-scapulaire, depuis la base du scapulum jusqu'à la petite tubérosité de l'humérus (trochin.)	Aponevrose vers la surface de la fosse sous-scapulaire, fibres charnues vers ses bords.	A la lèvre interne de la base du scapulum et à celle de son bord supérieur, et à presque toute sa face interne ou fosse sous-scapulaire.	Marche de bas en haut et d'arrière en avant vers le cou du scapulum, où il forme un tendon qui s'unit au ligament orbiculaire de l'humérus et se contourne autour de sa tête.
VII. ANC. Coraco-brachial. NOUV. Coraco-huméral.	A la partie supérieure du scapulum, entre le sommet de l'éminence coracoïde et le milieu du bord interne de l'humérus.	Fibres tendineuses de plus en plus courtes en avant, adhérentes aux tendons du biceps et du petit pectoral.	Au sommet de l'apophyse coracoïde du côté interne.	Descend en dehors avec une certaine obliquité.

DERNIÈRES ATTACHES.	POINTS OÙ ELLES S'INSÈRENT.	COMPOSITION. FIGURE.	CONNEXIONS.	USAGES.
OU DE L'ÉPAULE.				
Tendon aplati, mêlé de fibres charnues à son bord inférieur.	A la face inférieure de la grosse tubérosité de l'humérus (trochiter.)	Aponevroses aux parties antérieure et postérieure qui s'étendent dans l'épaisseur du muscle ; fibres charnues, longues de deux pouces, venant de l'aponevrose antér. ; alongé, aplati, pointu en arrière, triangulaire.	Deltoïde, sous-scapulaire, sous-épineux, grand rond.	Mêmes usages que les précédens.
Tendon aplati, mince, large d'un pouce, couvert de quelques fibres charnues, se réunissant avec celui du long dorsal, se contournant et laissant échapper des fibres dans la gouttière bicipitale.	Le long du bord interne de la gouttière bicipitale de l'humérus, un peu à cette gouttière et à son bord externe.	Deux aponevroses à la partie postérieure et une à l'antérieure ; fibres charnues longues de trois pouces et demi placées entr'elles ; alongé, aplati, plus épais à son milieu, triangulaire.	Triceps, grand dorsal, grand dentelé, sous-scapulaire, coraco-brachial, sous-épineux, petit rond.	Rapproche le bras du tronc, le fait tourner en dedans, est congénère du grand dorsal.
Tendon large, gros, épais, couvert de fibres charnues à son bord supérieur, se joignant aux tendons réunis du biceps et du coraco-brachial.	A la petite tubérosité de l'humérus (trochin.)	Plusieurs aponevroses qui, du scapulum et de l'humérus s'engagent dans l'épaisseur du muscle en divergeant, forment des cloisons et donnent naissance aux fibres charnues qui, en convergeant, grossissent son extrémité humérale ; épais, transversalement, aplati, triangulaire.	Coraco-brachial, biceps, grand dorsal, deltoïde, grand rond, triceps, grand dentelé, sus-épineux.	Fait tourner le bras en devant et en dedans ; auxiliaire du grand rond et grand dorsal ; rapproche le bras des côtes ; antagoniste du sous-épineux et du petit rond.
Expansion large, mince ; fibres tendineuses plus sensibles en arrière.	A la partie moyenne du bord interne de l'humérus, et au ligament inter-musculaire.	Aponevrose et tendon à la partie inférieure, qui se réunissent et s'avancent dans l'épaisseur du muscle ; fibres charnues qui en naissent, se réunissent en faisceaux et se terminent en haut par un tendon attaché au biceps ; alongé, aplati, épais au milieu, percé en bas.	Deltoïde, grand pectoral, biceps, brachial, triceps.	Porte le bras en avant, le fait tourner sur son axe en dehors, aide le sous-épineux et le petit rond.

NOMS.	SITUATION.	PREMIÈRES ATTACHES.	POINTS OÙ ELLES SE FIXENT.	MARCHE OU DIRECTION.
		TRENTE-QUATRIÈME RÉGION, HUMÉRO-		
I. ANC. Biceps. NOUV. Scapulo-coraco-radial.	Le long de la face antérieure et un peu interne du bras, sous les tégumens et l'aponévrose brachiale (humérale), depuis le sommet du scapulum jusqu'à l'extrémité supérieure du radius.	Deux tendons répondant aux deux divisions du muscle, un plus interne, plus large et plus court, uni à la partie supérieure du coraco-brachial, l'autre plus long et plus grêle, mince et aplati, se logeant dans la gouttière bicipitale de l'humérus, où il diminue de largeur, s'arrondit et s'insinue dans la capsule articulaire.	Au bord externe de l'apophyse coracoïde, au rebord de la cavité glénoïde du scapulum, et dans la gouttière bicipitale de l'humérus.	Descend par deux divisions contigues en haut, se confondues en bas, se porte d'arrière en avant, glisse le long de la gouttière bicipitale, après avoir immédiatement passé sur la tête de l'humérus, et continue de marcher en un seul corps depuis la partie moyenne de cet os.
II. ANC. Brachial. NOUV. Humero-cubital.	A la face antérieure de l'humérus, depuis les deux tiers inférieurs de cet os jusqu'à l'extrémité supérieure du cubitus.	Fibres charnues, longitudinales, nombreuses, formant une masse échancrée, mince, étroite d'abord et devenant ensuite plus large et plus épaisse; fibres obliques sur les côtés.	A toute la surface de l'humérus sur-tout en devant, depuis l'insertion humérale du deltoïde jusqu'à un pouce au-dessus de l'articulation de l'avant-bras, aux ligamens inter-musculaires.	Embrasse l'humérus et passe obliquement de dehors en dedans sur la capsule articulaire qui unit l'humérus avec les os de l'avant-bras.

DERNIÈRES ATTACHES.	POINTS OÙ ELLES S'INSÈRENT.	COMPOSITION. FIGURE.	CONNEXIONS.	USAGES.
[C]LAVICULAIRE OU ANTÉRIEURE DU BRAS.				
Tendon alongé, arrondi, plutôt sensible à sa face antérieure et à son bord externe, fournissant une large aponevrose qui s'étend sur l'avant-bras, se contournant sur lui-même avant son insertion.	Sur les côtés de la tubérosité du radius, à l'extrémité supérieure de cet os.	Deux tendons à la partie supérieure, un tendon à l'inférieure; fibres charnues, naissant des deux premiers, formant deux masses musculeuses, inégalement larges et épaisses, réunies vers le tiers de l'humérus, pour former un seul muscle qui se rétrécit et devient tendineux en s'approchant de son insertion; alongé, plus épais, moins large, plus court dans sa portion interne, plus mince, plus large dans l'externe.	Deltoïde, grand pectoral, brachial interne, coraco-brachial, rond, pronateur, radial interne, cubital inter.	Contribue à la fléxion de l'avant-bras sur le bras, et à la rotation du radius sur le cubitus; peut aussi fléchir dans certaines positions le bras sur l'avant-bras, meut l'omoplate sur le bras et réciproquement.
Tendon fort, aplati, long de deux pouces, plutôt formé à la face antérieure qui est couverte par les tégumens, qu'à la postérieure qui répond à l'os.	A un tubercule de l'extrémité supérieure du cubitus, devant son apophyse coronoïde.	Fibres charnues, diversement dirigées, plus longues, plus droites au milieu, de plus en plus courtes sur les côtés, formant une masse musculeuse qui se termine par un tendon aplati, long de deux pouces, fournissant des fibres aux aponevroses de l'avant-bras; large, épais, oblong dans son corps, mince, étroit, échancré à son origine.	Deltoïde, biceps, long supinateur, radial externe.	Fléchit l'avant-bras sur le bras, et dans quelques positions le bras sur l'avant-bras.

NOMS.	SITUATION.	PREMIÈRES ATTACHES.	POINTS OÙ ELLES SE FIXENT.	MARCHE OU DIRECTION.
		TRENTE-CINQUIÈME RÉGION, HUMÉRO-		
I. ANC. Triceps. NOUV. Tri-scapulo-humero-olécrânien.	Le long de la partie postérieure du bras, depuis l'omoplate et la partie supérieure de l'humérus jusqu'à l'apophyse olécrâne du cubitus; distingué en trois portions, une externe, une interne et une moyenne.	Chaque portion en fournit une; la première tendineuse, aplatie, large d'un pouce, et devenant charnue du côté opposé à l'humérus; la seconde tendineuse, courte, composée de fibres obliques; la troisième tendineuse aussi, mais cessant de l'être plutôt que les précédentes.	Au bord antérieur du scapulum et inférieur de la cavité glénoïde, par sa première ou longue portion; à la partie supérieure et moyenne de l'humérus, par ses deux portions externe et interne.	Descend le long de l'humérus un peu obliquement dans ses portions latérales, et parallèlement à l'axe de l'os dans la moyenne; il embrasse et couvre le reste du bras dès qu'elles sont réunies.
		TRENTE-SIXIÈME RÉGION, CUBITO-		
I. ANC. Rond pronateur. NOUV. Epitrochlo-radial.	A la partie antérieure de l'avant-bras, entre la partie inférieure de l'humérus et supérieure du radius.	Tendineuses, courtes, semées de fibres charnues, divisées en deux portions.	Au bas de l'éminence appelée ordinairement condyle interne de l'humérus, et que nous nommons épitrochlée, à l'extrémité supérieure du cubitus.	Descend obliquement de dedans en dehors, passe sur le tendon du brachial.

DERNIÈRES ATTACHES.	POINTS OÙ ELLES S'INSÈRENT.	COMPOSITION. FIGURE.	CONNEXIONS.	USAGES.
[O]LÉCRANIENNE OU POSTÉRIEURE DU BRAS.				
Tendon large, fort, épais, confondu avec l'os, plus sensible en dehors qu'en dedans.	Embrasse la grosse tubérosité du cubitus qu'on appelle olécrâne, et se perd sur la face postérieure de l'avant-bras.	Trois aponevroses en haut et une en bas; des trois premières, chacune répond à une portion du muscle, l'inférieure est commune aux trois portions; les supérieures se continuent chacune de son côté jusques vers le milieu de l'humérus, donnant naissance à des fibres charnues, qui forment des masses réunies et confondues en bas avec les fibres charnues que l'aponévrose inférieure fournit, en se portant jusqu'au tiers inférieur du bras; alongé, épais au milieu, mince en bas, divisé en haut, aplati dans chaque division.	Deltoïde, brachial interne.	Étend l'avant-bras sur le bras, peut entraîner le bras en arrière par sa grande portion, peut mouvoir l'omoplate sur le bras.
[P]ALMAIRE OU ANTÉRIEURE DE L'AVANT-BRAS.				
Tendon mince, aplati, long-temps entouré de fibres charnues.	Vers le milieu du radius du côté de son bord convexe.	Tendon aponevrotique à son extrémité infér., étendu sur sa face antér., et se perdant ensuite dans l'épaisseur du muscle; fibres tendineuses, épanouies en aponévrose à l'extrém. supér., se confondant avec celles des muscles voisins; fibres charnues longues d'un pouce et demi, allant du tendon inférieur au supérieur, formant en haut un corps musculeux qui se divise pour le passage du nerf médian; alongé, épais au milieu, presque primastique et triangulaire.	Biceps, brachial interne, long supinateur, premier et second radial externe, court supinateur, sublime, profond.	Exécute la pronation en faisant tourner le radius sur le cubitus de dehors en dedans; peut fléchir l'avant-bras sur le bras.

NOMS.	SITUATION.	PREMIÈRES ATTACHES.	POINTS OÙ ELLES SE FIXENT.	MARCHE OU DIRECTION.
		SUITE DE LA TRENTE-SIXIÈME RÉGION, CUBITO-		
II. ANC. Radial interne. NOUV. Epitrochlo-métacarpien.	Sur la face antérieure de l'avant-bras, depuis le condyle interne (épitrochlée) de l'humérus jusqu'au second os du métacarpe.	Tendon court et épais, commun aux muscles palmaire, sublime, cubital interne et profond.	Au condyle interne (épitrochlée) de l'humérus.	Descend obliquement vers le dos de la main, passe sous le ligament annulaire du carpe et se loge dans une coulisse particulière.
III. ANC. Palmaire grêle. NOUV. Epitrochlo-carpi-palmaire.	Sur la face antérieure de l'avant-bras, depuis le condyle interne jusqu'au ligament annulaire du carpe.	Fibres tendineuses, unies à celles des muscles voisins, sur-tout du cubital interne.	Au milieu du condyle interne (épitrochlée) de l'humérus.	Descend un peu obliquement et s'amincit.
IV. ANC. Sublime. NOUV. Epitrochlo-coroni-phalanginien.	Le long de la face antérieure de l'avant-bras, depuis le condyle interne (épitrochlée) jusqu'à la seconde phalange des quatre doigts.	Fibres tendineuses, communiquant avec les aponévroses des muscles voisins; fibres charnues fournies par une masse musculeuse épaisse.	Au condyle interne (épitrochlée) de l'humérus, au bord interne de l'apophyse coronoïde du cubitus.	S'étend de haut en bas, s'élargit, s'épaissit, se divise en quatre corps, qui passent sous le ligament annulaire, et s'écartent ensuite pour passer devant les branches du profond, s'engager dans autant de gaines ligamenteuses, et se diriger vers les doigts.

DERNIÈRES ATTACHES.	POINTS OÙ ELLES S'INSÈRENT.	COMPOSITION. FIGURE.	CONNEXIONS.	USAGES.
PALMAIRE OU ANTÉRIEURE DE L'AVANT-BRAS.				
Tendon large et mince, d'abord plus épais et plus étroit ensuite.	A la face interne de la base du premier os du métacarpe, et au sommet du second.	Tendons aux deux extrémités, communiquant avec les aponevroses des muscles voisins; fibres charnues, longitudinales, placées obliquement et suivant différentes directions entre ces tendons; alongé, aplati, étroit et mince en haut, renflé en bas.	Sublime, rond pronateur, fléchisseur, long du pouce.	Fléchit le poignet sur l'avant-bras et peut le déjetter vers le cubitus, fait exécuter la rotation du radius et contribue à la pronation.
Tendon étroit, mince et long, contribuant à former l'aponevrose palmaire.	A la face interne du ligament annulaire du carpe.	Tendon étroit, mince, grêle, formant seul les deux tiers infér. de son étendue, produisant autour de lui des fibres charnues qui l'enveloppent en haut, et constituent un petit corps musculeux long de deux pouces; le même tendon donne naissance à une aponev. forte, épaisse, qui couvre la paume de la main et qu'on appelle palmaire; alongé, mince, grêle, pyramidal dans son corps charnu.	Cubital interne, radial interne, sublime, court, abducteur du pouce.	Concourt à la fléxion du poignet et peut tendre l'aponevrose palmaire.
Quatre tendons alongés, pointus, percés d'un canal convexe en haut, concave en bas, où passent les tendons du muscle profond.	A la partie supérieure et aux bords latéraux de la seconde phalange ou phalangine des quatre doigts.	Structure difficile à saisir; aponev. divisée en 4 plans qui lient son extré. supér. aux muscles voisins, et qui donnent naissance à autant de faisceaux charnus réunis en un seul corps musculeux, mais partagé par un gros tendon mitoyen; ces faisceaux se séparent vers le milieu du muscle et produisent 4 tendons minces, aplatis, inégaux, plus ou moins environnés de chair, communiquant par les fibres charn. latér. avec les muscles voisins, s'ouvrant à leur extrém. et se terminant par des languettes qui se croisent; épais, triangulaire dans sa portion charnue, mince, divisé dans la tendi.	Radial interne, palmaire, cubital interne, rond pronateur, long supinateur, profond fléchisseur, long du pouce.	Fléchit les secondes phalanges sur les premières, et celles-ci sur les os du métacarpe, concourt à la fléxion de la main sur l'avant-bras.

NOMS.	SITUATION.	PREMIÈRES ATTACHES.	POINTS OÙ ELLES SE FIXENT.	MARCHE OU DIRECTION.
		SUITE DE LA TRENTE-SIXIÈME RÉGION, CUBITO-		
V. ANC. Cubital interne. NOUV. Epitrochli-cubito-carpien.	Le long de la face antérieure de l'avant-bras, depuis le condyle interne (épitrochlée) et l'extrémité supérieure du cubitus jusqu'au carpe.	Fibres tendineuses, communes aux aponevroses des muscles voisins; faisceaux charnus, divisés, et laissant passer le nerf cubital dans leur division.	Derrière le condyle interne (épitrochlée) de l'humérus, à l'éminence olécrâne du cubitus, et à presque la moitié supérieure de cet os.	Suit la direction du cubitus.
VI. ANC. Long fléchisseur du pouce. NOUV. Radio-phalangettien du pouce.	A la face antérieure et près le bord externe de l'avant-bras, depuis les deux tiers inférieurs du radius jusqu'à la dernière phalange du pouce; sous les précédens.	Fibres charnues, courtes et obliques.	Au tiers inférieur de la face antérieure du radius, en partant de l'insertion du biceps, et au bord voisin du ligament inter-osseux.	Descend obliquement vers le poignet, grossit d'abord, s'amincit ensuite, passe sous le ligament annulaire; sur le court fléchisseur du pouce, dans une gaine ligamenteuse, et se porte vers l'extrémité du pouce.
VII. ANC. Profond. NOUV. Cubito-phalangettien commun.	Sur la face antérieure ou palmaire de l'avant-bras, depuis le côté interne ou cubital, et depuis la partie supér. du cubitus jusqu'aux dernières phalanges des doigts; sous les précédens.	Fibres charnues, étroites et minces en haut, plus étroites au milieu, fournies par quatre faisceaux musculeux.	A la face antérieure et interne du cubitus, à celle du ligament inter-osseux voisin, et à une aponevrose intermédiaire.	S'étend de haut en bas au-dessous du sublime, s'élargit et grossit d'abord, s'amincit ensuite, se divise en quatre portions qui passent ensemble sous le ligament annulaire, se réunissent et divergent pour se porter derrière ceux du sublime, et se diriger plus profondément vers les dernières phalanges (phalangettes) des quatre doigts, en passant à travers les tendons du sublime.

DERNIÈRES ATTACHES.	POINTS OÙ ELLES S'INSÈRENT.	COMPOSITION. FIGURE.	CONNEXIONS.	USAGES.
PALMAIRE OU ANTÉRIEURE DE L'AVANT-BRAS.				
Tendon alongé, recevant des fibres charnues à ses côtés.	A l'os pisiforme du carpe.	Tendon nud, alongé, aplati à son extrémité inférieure, s'étendant sur la face antérieure, produisant des fibres charnues qui se placent d'abord obliquement sur ses côtés, et se réunissent ensuite pour former une masse épaisse ; alongé, oblong.	Sublime, profond, court fléchisseur et abducteur du petit doigt.	Fléchit le poignet sur l'avant-bras et l'entraîne en dedans vers le cubitus.
Tendon recevant des fibres charnues obliques jusqu'au ligament annulaire, se dépouillant de ces fibres dans le reste de son étendue, s'amincissant, se divisant, etc.	A la base et sur le côté de la dernière phalange (phalangette) du pouce.	Tendon aponevrotique dans ses deux tiers inférieurs, produisant des fibres charnues de sa partie postérieure, et formant par leur réunion en haut un corps musculeux, dont les fibres accompagnent le tendon jusqu'au carpe de chaque côté ; alongé, épais, prismatique, triangulaire dans sa portion charnue, alongé, mince, aplati dans sa tendineuse.	Sublime, rond pronateur, court supinateur, long supinateur, profond, court fléchisseur du pouce.	Fléchit la dernière phalange du pouce sur la seconde, la seconde sur la première, celle-ci sur le carpe et le carpe sur l'avant-bras.
Quatre tendons alongés, pointus, minces, traversant les trous de ceux du muscle sublime, fournissant des points de communication aux lumbricaux.	Au milieu de la face antérieure des dernières phalanges (phalangettes) des quatre doigts.	Quatre faisceaux musculeux distincts, séparés au milieu et en bas, réunis en haut, formés par autant de tendons, qui de leur face postér. donnent des fibres charnues, et ne s'en dépouillent qu'au-dessous du ligament annulaire ; alongé, aplati, large, triangulaire dans sa portion charnue, divisé, mince, aplati dans la tendineuse.	Cubital interne, sublime, long fléchisseur du pouce, quarré, pronateur, long fléchisseur du pouce, lumbricaux.	Fléchit les dernières phalanges des doigts sur les secondes, les secondes sur les premières, celles-ci sur les os du métacarpe et le carpe sur l'avant-bras.

NOMS.	SITUATION.	PREMIÈRES ATTACHES.	POINTS OÙ ELLES SE FIXENT.	MARCHE OU DIRECTION.
		SUITE DE LA TRENTE-SIXIÈME RÉGION, CUBITO-		
VIII. ANC. Quarré pronateur. NOUV. Cubito-radial.	Au bas de la face antér. de l'avant-bras, entre le quart infér. du radius et celui du cubitus.	Aponevrotico-charnues, contournées.	A l'extrémité inférieure du cubitus, au bas de son angle interne.	Transversalement étendu.
		TRENTE-SEPTIÈME RÉGION, CUBITO-		
I. ANC. Long supinateur. NOUV. Humero-sus-radial.	Sur la face postérieure de l'avant-bras, depuis le bord externe de l'humérus jusqu'à l'extrémité inférieure ou carpienne du radius.	Tendino - charnues, très-courtes.	Au bord et deux pouces au - dessus du condyle externe ou épicondyle de l'humérus, à la partie voisine du ligament inter-musculaire.	Descend, se porte en avant et se contourne, s'épaissit d'abord et s'amincit dans la suite de son trajet.
II. ANC. Premier radial externe. NOUV. Humero - sus - métacarpien.	Sous le précédent, le long du bord externe ou radius, et depuis l'extrémité inférieure de l'humérus, jusqu'au second os du métacarpe.	Aponevrotico-charnues, aplaties, minces.	A l'extrémité inférieure et au côté externe de l'humérus au-dessus du condyle externe.	Descend, devient plus épais d'abord, plus mince ensuite, passe sous les tendons du long abducteur et court extenseur du pouce, traverse le ligament annulaire et se dirige vers le métacarpe.
III. ANC. Second radial externe. NOUV. Epicondylo - sus - métacarpien.	Derrière le précédent, depuis le condyle externe ou épicondyle de l'humérus jusqu'au troisième os du métacarpe.	Aponevrose commune à plusieurs muscles voisins.	Au condyle externe de l'humérus nommé épicondyle.	Descend le long du radius, devient plus large et plus épais que le précédent, passe sous les tendons des mêmes muscles et se dirige vers le métacarpe en s'écartant du premier radial.

DERNIÈRES ATTACHES.	POINTS OÙ ELLES S'INSÈRENT.	COMPOSITION. FIGURE.	CONNEXIONS.	USAGES.
PALMAIRE OU ANTÉRIEURE DE L'AVANT-BRAS.				
Charnues contournées.	A l'extrémité inférieure du radius, sur sa face large et concave près son angle interne.	Aponevrose étendue sur la face antérieure, se repliant sur son bord interne ou cubital; fibres charnues, transversales, naissant du plan postér. de l'aponevrose, et allant du cubitus au radius; aplati, presque quarré.	Tous les muscles de la face antérieure ou palmaire de l'avant-bras.	Fait tourner le radius sur son axe, exécute la pronation.
OLÉCRANIENNE OU POSTÉRIEURE DE L'AVANT-BRAS.				
Tendon plus étroit, plutôt sensible vers le radius.	A l'extrémité inférieure du radius, dessus son apophyse styloïde.	Tendon plus ou moins long à son extrémité inférieure, s'épanouissant en aponevrose vers le milieu du muscle, et fournissant des fibres charnues longues de six pouces, qui vont à de petites aponevroses de l'extrémité supérieure; alongé, aplati, épais au milieu.	Brachial interne, long abducteur et court extenseur du pouce, premier radial externe, rond pronateur, court supinateur, sublime, quarré pronateur.	Exécute la supination et la pronation, peut fléchir l'avant-bras sur le bras et réciproquement.
Tendon mince, plat, étroit, commençant vers la moitié du radius.	Au côté externe ou radial, et au sommet du second os du métacarpe.	Tendineux dans sa moitié inférieure; fibres charnues, longues de quatre pouces, formées par une expansion aponevrotique que le tendon produit vers le milieu du muscle; alongé, grêle, aplati en bas, épais, triangulaire en haut.	Second radial externe, long supinateur, long abducteur et court extenseur du pouce, court supinateur, rond pronateur.	Fléchit le poignet sur l'avant-bras et ce dernier sur le bras.
Tendon mince, plat, étroit, formé plus tard qu'au précédent du côté du radius.	Au côté externe ou radial, et au sommet du troisième os du métacarpe.	Tendineux dans son tiers inférieur, formant au milieu une aponevrose qui s'épanouit sur sa face externe; autre aponevrose à la face interne de son tiers supérieur; fibres charnues, longues de trois pouces, placées parallèlement entr'elles; alongé, aplati, épais au milieu, grêle et mince en bas.	Premier radial, court supinateur, extenseur commun des doigts, muscles du pouce.	Mêmes que le précédent.

NOMS.	SITUATION.	PREMIÈRES ATTACHES.	POINTS OÙ ELLES SE FIXENT.	MARCHE OU DIRECTION.
		SUITE DE LA TRENTE-SEPTIÈME RÉGION, CUBITO-		
IV. ANC. Extenseur commun des doigts. NOUV. Epicondylo - sus - phalangettien commun.	Sur la face postérieure de l'avant-bras à côté du précédent, depuis le condyle externe (épicondyle) de l'humérus jusqu'aux dernières phalanges ou phalangettes des quatre doigts.	Fibres charnues et tendon commun à plusieurs muscles voisins.	Au bas du condyle externe ou épicondyle de l'humérus.	Descend obliquement de dehors en dedans, devient plus gros jusqu'à son tiers infér., diminue ensuite et se divise en quatre portions distinctes, parallèles, unies par le tissu cellulaire, passant ensemble sous le ligament du carpe, formant quatre tendons qui, reçus dans une gaine particulière, s'écartent, divergent, s'élargissent, s'aplatissent, communiquent entr'eux et rendent vers les doigts.
V. ANC. Extenseur propre du petit doigt. NOUV. Epicondylo - sus - phalangettien du petit doigt.	Sur la face postérieure de l'avant-bras à côté du précédent, depuis le condyle externe ou épicondyle de l'humérus jusqu'à la dernière phalange du petit doigt.	Fibres charnues, tendon commun à plusieurs muscles voisins.	Au-dessous du condyle externe ou épicondyle de l'humérus, aux aponevroses de l'extenseur commun et du cubital externe, un peu au cubitus.	Descend obliquement de dehors en dedans, confondu avec l'extenseur commun jusqu'au milieu de l'avant-bras; il devenu tendineux, il passe sous le ligament annulaire et se porte vers le petit doigt, dans le même sens que le tendon de l'extenseur commun qui répond à ce doigt.
VI. ANC. Cubital externe. NOUV. Epicondy-cubito-sus-métacarpien.	Sur la face postérieure de l'avant-bras le long du cubitus, depuis le condyle externe ou épicondyle de l'humérus jusqu'au cinquième os du métacarpe.	Tendon commun à plusieurs muscles voisins; fibres charnues, obliques.	Au condyle externe ou épicondyle de l'humérus, aux tendons et aponevroses qui le séparent de ses voisins, et à la moitié supérieure du bord externe du cubitus.	Descend obliquement, passe derrière l'apophyse styloïde du cubitus dans une coulisse particulière, traverse le ligament annulaire et se dirige vers le métacarpe.

DERNIÈRES ATTACHES.	POINTS OÙ ELLES S'INSÈRENT.	COMPOSITION. FIGURE.	CONNEXIONS.	USAGES.
...OLÉCRANIENNE OU POSTÉRIEURE DE L'AVANT-BRAS.				
Quatre tendons venus des quatre divisions primitives, partagés à leur extrémité en trois bandelettes tendineuses, dont les deux latérales se réunissent pour former un tendon plat et mince.	A l'extrémité supérieure ou digitale, et sur la face convexe de la troisième phalange ou phalangette des quatre doigts, par les bandelettes latérales réunies au même endroit des secondes phalanges par la bandelette moyenne.	Aponevroses couvrant la moitié supérieure de sa face externe et le tiers du même bord, communiquant avec les muscles voisins; quatre et quelquefois cinq tendons, minces, aplatis, inégaux en longueur, occupant sa moitié inférieure, fournissant chacun des fibres charnues longues de deux pouces; qui en forment la moitié supérieure, et se terminent aux aponevroses supérieures et externes; alongé, aplati, large, épais en haut, mince, grêle, divisé en bas.	Second radial externe, court supinateur, long abducteur du pouce, extenseurs du pouce et de l'index, inter-osseux supér., cubital externe.	Étend les doigts sur le métacarpe et le poignet sur l'avant-bras.
Tendon divisé en deux bandelettes, dont l'interne communique avec l'extenseur commun.	A la dernière phalange ou phalangette du petit doigt, de la même manière que le tendon de l'extenseur commun.	Aponevrose à sa partie supérieure, qui se porte en devant et en dehors jusqu'au milieu de l'avant-bras; tendon formant sa moitié infér., et fournissant des fibres charnues longues de deux pouces; alongé, aplati, épais au milieu, grêle et mince à ses extrémités.	Court supinateur, long abducteur et grand extenseur du pouce, extenseur propre de l'index, extenseur commun des doigts, cubital externe.	Exécute sur le petit doigt les mêmes mouvemens que le précédent sur les quatre doigts.
Tendon, mince, aplati, fournissant un petit filet tendineux.	Au bord convexe interne ou cubital, et à la tête du quatrième os du métacarpe qui répond au petit doigt.	Deux aponevroses à son extrémité supérieure; un tendon mince, aplati, nud dans son tiers infér., enveloppé de chair dans son tiers moyen; fibres charnues longues de trois pouces, naissant du tendon inférieur et allant aux aponevroses supérieures; alongé, triangulaire, épais en haut, mince, aplati en bas.	Le précédent, le petit anconné, et tous ceux qui ont des rapports avec le précédent.	Étend le poignet sur l'avant-bras et le porte en dedans.

NOMS.	SITUATION.	PREMIÈRES ATTACHES.	POINTS OÙ ELLES SE FIXENT.	MARCHE OU DIRECTION.
		SUITE DE LA TRENTE-SEPTIÈME RÉGION, CUBITO-		
VII. ANC. Petit anconné. NOUV. Epicondylo-cubital.	Entre le condyle externe ou épicondyle de l'humérus et l'extrémité supérieure du cubitus.	Tendon court, fort et épais.	A la partie inférieure et postérieure du condyle externe ou épicondyle de l'humérus.	Obliquement de haut en bas, et de dehors en dedans.
VIII. ANC. Court supinateur. NOUV. Epicondylo-radial.	Entre le condyle externe ou épicondyle de l'humérus, la partie supér. externe du cubitus et le tiers supér. antér. du radius.	Aponevrotiques en dehors, charnues en dedans.	A la partie antérieure et inférieure de l'épicondyle, au ligament coronaire du radius, au bord externe de la tête du cubitus.	Descend obliquement de dehors en dedans, se contourne à son extrémité.
IX. ANC. Long abducteur du pouce. NOUV. Cubito - radi - sus - métacarpien du pouce.	Sur la face postérieure de l'avant-bras, depuis le quart supérieur du cubitus et le tiers du radius jusqu'au premier os du métacarpe.	Aponevrotiques et charnues, échancrées.	A l'angle saillant du cubitus, et à la face convexe du radius, environ le quart supér. de l'un et le tiers de l'autre.	Descend obliquement, croise les tendons des radiaux, passe sous le ligament annulaire du carpe, se divise, devient tendineux, et s'insinue dans une coulisse derrière le radius.
X. ANC. Court extenseur du pouce. NOUV. Cubito-sus-phalangien du pouce.	Sous le précédent, depuis le milieu du cubitus jusqu'à la première phalange du pouce.	Aponevrotiques du côté du cubitus, charnues dans le reste.	Au cubitus, au ligament inter-osseux et un peu au radius.	Même direction.
XI. ANC. Long extenseur du pouce. NOUV. Cubito-sus-phalangettien du pouce.	A côté du précédent, depuis le tiers supérieur du cubitus face postér. ou olécrânienne jusqu'à la dernière phalange ou phalangette du pouce.	Charnues, minces, coupées en pointe.	A la partie supérieure et moyenne du cubitus, au ligament inter-osseux.	Même direction que le précédent.

DERNIÈRES ATTACHES.	POINTS OÙ ELLES S'INSÈRENT.	COMPOSITION. FIGURE.	CONNEXIONS.	USAGES.
OLÉCRANIENNE OU POSTÉRIEURE DE L'AVANT-BRAS.				
Charnues, obliques.	A l'olécrâne et jusqu'au quart supér. du cubitus, face postér. ou olécrânienne.	Tendineux à son bord externe ; fibres charnues descendantes, obliques, inégales, naissant du tendon et se rendant au cubitus ; aplati, court, triangulaire.	Triceps, court supinateur, cubital externe et interne.	Étend l'avant-bras sur le bras et réciproquement.
Fibres charnues, contournées.	A la partie supérieure interne du radius, et jusqu'à sa face antérieure ou palmaire.	Aponevroses à son côté externe, d'où naissent des fibres charnues qui descendent suivant différentes directions et se portent vers le côté opposé ; alongé, aplati, recourbé en bas, presque triangulaire.	La plupart des muscles de la face postérieure ou olécrânienne de l'avant-bras.	Fait tourner le rayon sur son axe, exécute la supination.
Tendineuses, partagées en deux divisions.	A l'extrémité supér. du premier os du métacarpe ; une des divisions se perd dans le court abducteur du pouce.	Tendon à sa partie inférieure, aponevroses à la supérieure ; fibres charnues, longues d'un pouce et demi, naissant du tendon pour aller aux aponevroses ; alongé, grêle, aplati dans sa partie inférieure, large, prismatique et triangulaire dans ses deux tiers supérieurs.	Cubital externe, extenseur propre de l'index, extenseur commun des doigts, anconné, premier et second radial externe, long et petit extenseur du pouce, son court abducteur, extenseur propre du petit doigt.	Fait l'abduction du pouce, l'étend et le renverse sur le poignet ; fait peut-être tourner le radius sur le cubitus.
Tendon plat et grêle.	A l'extrémité supér. de la premiere et seconde phalange du pouce.	Tendon inférieur, aponevrose supérieure et interne ou cubitale ; fibres charnues de l'un à l'autre, longues de deux pouces ; même figure que le précédent.	Long extenseur du pouce, extenseur commun des doigts, premier et second radial externe, long supinateur.	Étend la seconde phalange du pouce sur la première et celle-ci sur le carpe ; peut faire tourner le radius et mettre le poignet en supination.
Tendon alongé, mince, aplati.	A l'extrémité supér. de la dernière phalange ou phalangette du pouce.	Composition et figure peu différentes du précédent.	Les mêmes que celles du précédent, y ajoutant l'extenseur propre de l'index.	Il produit sur la troisième phalange ce que le précédent fait sur la seconde ; il a tous ses autres usages.

NOMS.	SITUATION.	PREMIÈRES ATTACHES.	POINTS OÙ ELLES SE FIXENT.	MARCHE OU DIRECTION.
		SUITE DE LA TRENTE-SEPTIÈME RÉGION, CUBITO-		
XII. ANC. Extenseur propre de l'index. NOUV. Cubito-sus-phalangettien de l'index.	Même situation, depuis le milieu du cubitus jusqu'à la dernière phalange ou phalangette du doigt indicateur.	Corps charnu.	Au tiers inférieur du cubitus et au ligament inter-osseux.	Même direction.
		TRENTE-HUITIÈME RÉGION, PALMAIRE		
I. ANC. Palmaire cutané. NOUV. Idem.	A la paume de la main sous les tégumens, entre le ligament annulaire et la peau des doigts.	Tendino-charnues, un peu entrelassées, minces, pâles.	Au bord interne ou cubital de l'aponevrose palmaire.	Transversalement du carpe au petit doigt.
II. ANC. Court abducteur du pouce. NOUV. Scapho-sus-phalanginien du pouce.	A la face interne ou palmaire de la main, depuis l'os scaphoïde du carpe jusqu'à la première phalange du pouce.	Légèrement tendineuses, courtes, minces, échancrées.	A l'os scaphoïde du carpe et au ligament annulaire.	Descend obliquement en dehors, s'élargit d'abord, s'amincit et se rétrécit ensuite.
III. ANC. Métacarpien du pouce. NOUV. Carpo-phalangien du pouce.	Au côté externe de la face palmaire, depuis le ligament annulaire du carpe jusqu'à l'extrémité inférieure de la première phalange du pouce, que d'autres prennent pour un os du métacarpe.	Tendineuses, courtes, devenant bientôt charnues.	A différens os du carpe et plus particulièrement au scaphoïde.	Descend obliquement en dehors.

DERNIÈRES ATTACHES.	POINTS OÙ ELLES S'INSÈRENT.	COMPOSITION. FIGURE.	CONNEXIONS.	USAGES.
OLÉCRANIENNE OU POSTÉRIEURE DE L'AVANT-BRAS.				
Tendon long et grêle.	A la dernière phalange ou phalangette de l'index.	Diffère peu des précédens pour la composition et la figure.	Extenseur commun des doigts, extenseur propre du petit doigt, long extenseur du pouce, premier et second radial.	Étend les trois phalanges de l'index.
OU INTERNE DE LA MAIN.				
Plus charnues, minces, grêles, pâles.	A la face interne des tégumens.	Fibres charnues, transversales, semées de points tendineux, formant divers faisceaux que des lignes cellulaires et graisseuses séparent; court, mince, quarré.	Muscles de la face interne ou palmaire de la main.	Sert à tendre l'aponevrose et les tégumens de la main, et à fortifier les muscles qui s'y distribuent.
Tendon aplati, contourné, s'unissant à celui du long extenseur du pouce.	Au côté externe ou radial de la seconde phalange du pouce, et quelquefois par un prolongement, jusqu'à la dernière phalange (phalangette.)	Aponevroses à ses extrémités; fibres charnues longues d'un pouce, placées entr'elles; aplati, épais, presque triangulaire.	Métacarpien du pouce, long extenseur du même doigt.	Écarte le pouce des autres doigts, le fléchit et l'étend selon certaines positions.
Charnues, semées de petits points aponevrotiques.	A toute l'étendue du bord externe de la première phalange du pouce, jusqu'à son articulation avec la seconde.	Fibres aponevrotiques à ses bords supérieurs et externes; fibres charnues longues d'un pouce, diminuant et d'horizontales devenant plus verticales à mesure qu'elles sont plus infér.; aplati, triangulaire.	Court abducteur et court fléchisseur du pouce.	Étend la première phalange du pouce sur le carpe, la porte un peu en dehors et la fait tourner sur son axe.

NOMS.	SITUATION.	PREMIÈRES ATTACHES.	POINTS OÙ ELLES SE FIXENT.	MARCHE OU DIRECTION.
		SUITE DE LA TRENTE-HUITIÈME RÉGION, PALMAIRE		
IV. ANC. Court fléchisseur du pouce. NOUV. Carpo-phalanginien du pouce.	A la même face, depuis le carpe jusqu'à la seconde phalange du pouce.	Divisées en deux portions distinctes, une externe ou radiale, l'autre interne ou cubitale, toutes deux tendineuses.	Au ligament annulaire, aux os trapèze, grand os et pyramidal du carpe, aux os du métacarpe ou à leurs ligamens.	Marche obliquement par deux divisions qui laissent entr'elles une ouverture où passe le tendon du long fléchisseur du pouce.
V. ANC. Adducteur du pouce. NOUV. Métacarpo-phalanginien du pouce.	Au milieu de la même face, entre le second os du métacarpe et la seconde phalange (phalangine) du pouce.	Tendineuses, très-courtes, enveloppées de fibres charnues.	Tout le long de l'angle interne du second os du métacarpe, et un peu à l'extrémité du troisième.	Même direction que les précédens.
VI. ANC. Abducteur du petit doigt ou petit hypotenar. NOUV. Carpo-phalangien du petit doigt.	Sur le côté interne ou cubital de la même face, entre le carpe, le métacarpe et la première phalange du petit doigt.	Tendino-charnues.	Au ligament du carpe, à l'os pisiforme.	Descend et change de volume.
VII. ANC. Court fléchisseur du petit doigt. NOUV. Second carpo-phalangien du petit doigt.	Le long du bord externe ou radial du précédent, même étendue, même situation.	Idem.	Au ligament annulaire et au carpe.	Idem.
VIII. ANC. Métacarpien du petit doigt. NOUV. Carpo-métacarpien du petit doigt.	A la même face palmaire, depuis le ligament annulaire interne du carpe, jusqu'au cinquième os du métacarpe.	Tendineuses, courtes, aplaties.	Au ligament annulaire interne et à l'os crochu du carpe.	Descend obliquement.

DERNIÈRES ATTACHES.	POINTS OÙ ELLES S'INSÈRENT.	COMPOSITION FIGURE.	CONNEXIONS.	USAGES.
OU INTERNE DE LA MAIN.				
Divisées en deux portions, une externe ou radiale, petite, aponévrotique, l'autre interne ou cubitale, plus épaisse, confondue avec le court fléchisseur du pouce.	Sur les côtés de la seconde phalange (phalangine) du pouce.	Deux aponevroses à chacune des extrémités supérieure et inférieure; fibres charnues longues d'un demi pouce, allant des unes aux autres, suivant différentes directions, d'où résulte deux corps musculeux, séparés par un espace vide en forme de cannelure; alongé, cannelé, primatique et triangulaire.	Métacarpien, abducteur et long fléchisseur du pouce, lumbricaux, inter-osseux internes.	Fléchit la seconde phalange du pouce sur la première et celle-ci sur le carpe.
Tendon applati, plus ou moins étroit, s'unissant avec le court fléchisseur du pouce.	A l'extrémité supérieure de la seconde phalange (phalangine) du pouce, et jusqu'à la troisième ou phalangette.	Tendon à ses extrémités; fibres charnues longues d'un pouce et demi, occupant le milieu; aplati, presque triangulaire.	Court fléchisseur du pouce, métacarpien du même doigt, lumbricaux.	Rapproche le pouce des autres doigts.
Tendon court et un peu aplati.	Au côté externe ou cubital de l'extrémité supérieure de la première phalange du petit doigt.	Tendon court et plat à l'extrémité inférieure; fibres charnues qui naissent de sa circonférence; semblable au court abducteur du pouce.	Palmaire cutané, court fléchisseur et métacarpien du petit doigt, lumbricaux.	Écarte le petit doigt des autres, le fléchit et le renverse sur le carpe.
Idem.	Idem.	Idem. On le confond quelquefois avec le précédent	Les mêmes.	Même usage.
Charnues, inégales, obliques.	A la face palmaire et aux bords du quatrième os du métacarpe, répondant au petit doigt.	Tendon à l'extrémité supérieure, court, aplati, d'où naissent des fibres charnues, inégales, ascendantes, formant une masse musculeuse; figure des précédens.	Les mêmes.	Entraîne le cinquième os du métacarpe et le petit doigt vers la concavité de la main.

NOMS.	SITUATION.	PREMIÈRES ATTACHES.	POINTS OÙ ELLES SE FIXENT.	MARCHE OU DIRECTION.
		SUITE DE LA TRENTE-HUITIÈME RÉGION, PALMAIRE		
IX. ANC. Lumbricaux. NOUV. Annuli - tendino - phalangiens.	Dans la paume de la main, entre les quatre os du métacarpe et les quatre doigts qui suivent le pouce.	L'extrémité charnue de chacun des quatre muscles.	Près le ligament annulaire interne du carpe, aux quatre tendons du muscle profond du côté radial ou externe.	Suivent la direction des quatre tendons du muscle profond, en passant comme eux sur l'articulation des os du métacarpe avec les phalanges des doigts.
X. ANC. Inter-osseux internes. NOUV. Sous-métacarpo-lateri-phalangiens.	Dans l'intervalle des quatre os du métacarpe face palmaire, depuis le carpe jusqu'aux phalanges du doigt indicateur et des deux qui le suivent.	Tendineuses, courtes, distinctes dans les trois muscles.	Au ligament qui unit le carpe au métacarpe, aux bords des os métacarpiens entre lesquels ils sont situés.	De haut en bas en droite ligne, il passe sur les articulations des os du métacarpe avec les phalanges.
		TRENTE - NEUVIÈME RÉGION, SUS-		
I. ANC. Inter-osseux externes. NOUV. Sus-métacarpo-lateri-phalangiens.	A la face externe ou sus-palmaire de la main, dans l'intervalle des quatre os du métacarpe et celui du premier de ces os et la première phalange du pouce, depuis le carpe jusqu'aux phalanges des doigts.	Tendineuses, courtes, distinctes dans les quatre muscles et divisées dans chacun en deux portions.	Au ligament qui unit extérieurement le carpe avec le métacarpe, aux bords des os métacarpiens entre lesquels ils sont situés, et à celui de la première phalange du pouce.	Même direction que les inter-osseux internes.
		QUARANTIÈME RÉGION, FEMORO-		
I. ANC. Fascia lata. NOUV. Ilio-aponevrosi-fémoral.	A la partie supérieure et latérale externe de la cuisse, depuis l'épine antérieure et supérieure de l'os des îles jusques près le tiers supérieur du fémur, dans une gaine formée par deux lames de l'aponevrose qui enveloppe la cuisse.	Tendon long d'un pouce en avant, plus court en arrière.	A la partie inférieure externe de l'épine antér. et supér. de l'os des îles.	Descend dans une direction oblique de dedans en dehors, en devenant plus large et plus épais, et se prolongeant plus en avant qu'en arrière.

DERNIÈRES ATTACHES.	POINTS OÙ ELLES S'INSÈRENT.	COMPOSITION. FIGURE.	CONNEXIONS.	USAGES.
OU INTERNE DE LA MAIN.				
Quatre tendons courts, arrondis, s'unissant avec ceux de l'extenseur commun.	Au côté radial ou externe des quatre premières phalanges des doigts, et se prolongent jusqu'aux dernières.	Fibres charnues, longitudinales, formant un corps arrondi, terminé en bas par un tendon; alongés, de figure oblongue.	Profond, extenseur commun des doigts, inter-osseux internes et externes.	Rapprochent ou éloignent les doigts du pouce, contribuent aux divers mouvemens des phalanges.
Tendons aplatis, contournés, s'unissant avec les muscles lumbricaux et extenseurs des doigts.	Le premier au bord interne ou cubital de la première phalange du doigt indicateur, le second et troisième au bord externe ou radial de la phalange des deux derniers, annulaire et auriculaire.	Corps charnu, formé par des fibres longitudinales, terminé par un tendon à chaque extrémité; alongé, aplati, droit; au nombre de trois.	Lumbricaux, inter-osseux externes, extenseur propre de l'index, extenseur commun des doigts, divers muscles de la face palmaire de la main.	Étendent les phalanges des doigts, conjointement avec les extenseurs, aident les mouvemens latéraux de ces parties, et peuvent rapprocher les os du métacarpe et les doigts.
PALMAIRE OU EXTERNE DE LA MAIN.				
Tendons aplatis, résultant pour chacun de la réunion des deux divisions primitives, contournées, angulaires.	Le premier au bord externe ou radial de la phalange du doigt indicateur, le second au même bord de la phalange du doigt du milieu, le troisième au bord interne ou cubital de la même phalange, le quatrième au même bord de la phalange du quatrième doigt ou annulaire.	Même composition, même figure que les inter-osseux internes; au nombre de quatre.	Lumbricaux, inter-osseux internes, extenseurs des doigts.	Mêmes usages que les internes.
PÉRONIENNE OU EXTERNE DE LA CUISSE.				
Fibres tendineuses, courtes, faisceaux charnus, minces et larges d'un pouce.	Entre les deux feuillets de l'aponevrose fascia lata (fémorale), près le tiers supér. du fémur.	Aponevrose dans sa partie supérieure, à laquelle aboutissent des fibres charnues, naissant de l'aponevrose fascia lata ou fémorale, et formant un corps long d'environ cinq travers de doigt, large de deux; aplati, alongé, presque pyramidal.	Grand et moyen fessier, couturier, droit antér. de la cuisse, iliaque.	Tend l'aponevrose fascia lata, fléchit la cuisse sur le bassin, la fait tourner en dedans et la fixe dans la progression.

NOMS.	SITUATION.	PREMIÈRES ATTACHES.	POINTS OÙ ELLES SE FIXENT.	MARCHE OU DIRECTION.
		QUARANTE-UNIÈME RÉGION, FEMORO-		
I. ANC. Pectiné. NOUV. Pubio-fémoral.	A la partie antérieure et supérieure de la cuisse, depuis la crête du pubis jusques derriere le petit trochanter (trochantin.)	Fibres charnues, tendineuses à leur dernière extrémité.	A la crête, à la tubérosité du pubis, et un peu à l'éminence ilio-pectinée.	Descend dans une direction oblique, se portant en dehors et en arrière, et s'enfonçant dans l'épaisseur des muscles.
II. ANC. Obturateur externe. NOUV. Extra-pelvio-pubi-trochanterien.	A la partie antérieure et supérieure de la cuisse, face rotulienne, depuis la circonférence du trou ovalaire jusqu'au bas de la cavité du trochanter.	Charnues, semées de fibres tendineuses, fort courtes.	A la moitié de la circonférence externe du trou ovalaire, au pubis, à la petite branche de l'ischion et au ligament obturateur.	Descend de dedans en dehors et de devant en arrière, presse et rassemble ses fibres, et passe sur le ligament orbiculaire.
III. ANC. Couturier. NOUV. Ilio-crêti-tibial.	A la partie antérieure de la cuisse, depuis l'épine antérieure et supérieure de l'os des îles jusqu'au tiers supér. de la face interne du tibia.	Tendon court, large d'un demi pouce.	A l'épine antérieure et supérieure de l'os des îles, ainsi qu'à l'échancrure qui la sépare de l'inférieure.	Descend dans une direction oblique de dehors en dedans, puis en droite ligne et se dejette ensuite en arrière, se plaçant dans son trajet entre le muscle fascia lata et l'iliaque, devant le droit antérieur et le crural, etc., passe derrière le condyle interne du fémur, et se réfléchit en avant vers le côté antérieur du tibia.

DERNIÈRES ATTACHES.	POINTS OÙ ELLES S'INSÈRENT.	COMPOSITION. FIGURE.	CONNEXIONS.	USAGES.
ROTULIENNE OU ANTÉRIEURE DE LA CUISSE.				
Tendon large, aplati, fournissant une production longue de deux ou trois pouces.	A la ligne âpre du fémur, au-dessous et derrière le petit trochanter (trochantin.)	Aponevroses à ses deux extrémités supérieure et inférieure, autres parties aponevrotiques venant du pubis; fibres charnues de trois pouces de longueur, fournies par l'aponevrose inférieure et divergeantes; alongé, large, aplati en haut, épais, prismatique et triangulaire au milieu, mince, aplati transversalement en bas.	Psoas, iliaque, obturateur externe, premier et second adducteur de la cuisse.	Fléchit la cuisse sur le bassin et la porte en dedans.
Tendon étroit, arrondi, long d'un pouce.	A la cavité du grand trochanter, entre cette éminence et la base du cou du fémur.	Tendon inférieur, s'épanouit vers la tête du fémur en forme d'aponevrose dans l'épaisseur du muscle; des fibres charnues longues de deux pouces, naissent de cette aponevrose, montent, divergent et rayonnent vers les attaches supérieures du muscle; alongé, aplati, presque triangulaire.	Pectiné, les trois adducteurs de la cuisse, quarré, jumeaux infér.	Fait tourner la cuisse en dehors et contribue à la fléchir sur le bassin.
Tendon mince, qui s'épanouit en une aponevrose large et forte.	A la partie antérieure et interne de la tête du tibia au-dessous de sa tubérosité.	Courtes aponevroses à ses deux extrémités, corps charnu formant presque toute la longueur du muscle, composé de fibres, qui allant de l'un à l'autre bout, sont d'abord exactement parallèles et se rapprochent ensuite; renfermé dans une gaine de l'aponevrose fascia lata, (fémorale); alongé, aplati, épais à son milieu plus qu'à ses extrémités.	Fascia lata, demi-nerveux, demi-membraneux, iliaque, droit antérieur de la cuisse, grêle interne.	Concourt au mouvement de rotation qui porte la jambe en dehors, fléchit la jambe sur la cuisse, rapproche les deux jambes de manière à les croiser.

NOMS.	SITUATION.	PREMIÈRES ATTACHES.	POINTS OÙ ELLES SE FIXENT.	MARCHE OU DIRECTION.
		SUITE DE LA QUARANTE-UNIÈME RÉGION, FEMORO-		
IV. ANC. Grêle antérieur. NOUV. Ilio-rotulien.	A la partie antérieure et moyenne de la cuisse, depuis l'épine antérieure et inférieure de l'os des îles jusqu'au bord supér. de la rotule.	Tendon assez fort, divisé en deux branches, une mince, courte et droite, l'autre plus longue, aplatie et recourbée.	A l'épine antérieure et inférieure de l'os des îles, derrière le rebord de la cavité cotiloïde, près de l'échancrure sciatique.	Descend en droite ligne dans la direction du fémur, devenant alternativement plus épais et plus mince.
V. ANC. Triceps crural. NOUV. Tri-fémoro-tibi-rotulien.	Sur les parties antér. et un peu latérales du fémur, depuis le sommet de cet os jusqu'à la rotule, et à l'extrémité supérieure du tibia.	Trois portions distinctes, une externe ou péronière tendineuse, épaisse en haut, charnue dans le reste de ses attaches; une interne ou pubienne, tendino-aponevrot. courte, plate en haut, charnue dans le reste; une moyenne ou crurale, charnue dans presque toutes ses attaches.	A la partie inférieure antérieure du trochanter, à toute la lèvre externe de la ligne âpre du fémur jusqu'au condyle externe de cet os par sa portion externe; au-devant du petit trochanter, à la lèvre interne de la ligne âpre et jusqu'au condyle interne du fémur par sa portion interne, entre les deux lèvres de la ligne âpre par sa portion moyenne, qui s'unit avec les deux autres au quart inférieur du fémur.	De dehors et d'arrière en devant par sa portion externe, obliquement de dedans en devant par sa portion interne, parallèlement à l'axe de l'os et en droite ligne par sa portion moyenne, qui se réunit plus tard avec la première, plutôt avec la seconde.
		QUARANTE-DEUXIÈME RÉGION, FEMORO-		
I. ANC. Grêle interne. NOUV. Sous-pubio-crêti-tibial.	Le long de la face interne ou pubienne de la cuisse, depuis la branche du pubis jusqu'à la partie supérieure de la crête du tibia.	Tendon aplati, court, mince, large d'un pouce et demi.	Au côté de la symphyse et à l'arcade du pubis, et quelquefois jusqu'à l'ischion.	Parallèlement à l'axe du fémur en se rétrécissant peu à peu, se contournant dans un sens un peu oblique en bas.

DERNIÈRES ATTACHES.	POINTS OÙ ELLES S'INSÈRENT.	COMPOSITION. FIGURE.	CONNEXIONS.	USAGES.
...TULIENNE OU ANTÉRIEURE DE LA CUISSE.				
Tendon plat, large, épais.	Au bord supérieur de la rotule et jusqu'à son ligament, un peu à l'extrémité inférieure du fémur.	Deux tendons inégaux à la partie supérieure, un tendon à l'inférieure; fibres charnues parallèles longues de cinq ou six pouces, allant de l'un à l'autre en droite ligne; alongé, grêle en bas, renflé au milieu.	Iliaque, couturier, triceps.	Étend la jambe sur la cuisse et réciproquement; concourt à fixer le bassin.
Tendon aponevrotique, large, épais, formé par la réunion de trois portions, se confondant avec le tendon du grêle antérieur qui le renforce.	Embrasse la face antér. de la rotule, ainsi que son ligament, et se perd sur l'extrémité supér. ou fémorale du tibia.	Deux aponevroses à son extrémité supérieure, une pour chaque portion latérale interne et externe; tendon résultant des trois portions réunies à l'extrémité infér.; fibres charnues, inégalement longues, obliques sur les côtés, droites, parallèles à l'os dans le milieu; les fibres charnues longues de six pouces, naissent des côtés externe ou interne, pour se porter soit vers le fémur et former la portion moyenne, soit en dehors et en dedans pour les portions latérales.	Grêle antérieur, premier et troisième adducteur de la cuisse.	Étend la jambe sur la cuisse et celle-ci sur la jambe; concourt à fixer la rotule.
...UBIENNE OU INTERNE DE LA CUISSE.				
Tendon grêle, étroit, arrondi, se terminant par une expansion aponevrotique, communiquant avec le couturier et le demi-nerveux.	A l'extrémité supérieure de la crête du tibia du côté interne.	Tendon à l'extrémité supérieure, divisé en deux lames aponevrotiques qui s'étendent chacune sur une des faces de ce muscle; tendon simple à l'extrémité inférieure; fibres charnues parallèles, longues de sept à huit pouces, allant de l'un à l'autre en droite ligne; alongé, aplati et large en haut, grêle et arrondi en bas, s'aplatissant et s'élargissant de nouveau vers le tibia.	Couturier, trois adducteurs de la cuisse, demi-nerveux, demi-membraneux.	Fléchir la jambe sur la cuisse et réciproquement; contribue à rapprocher les cuisses.

NOMS.	SITUATION.	PREMIÈRES ATTACHES.	POINTS OÙ ELLES SE FIXENT.	MARCHE OU DIRECTION.
		SUITE DE LA QUARANTE-DEUXIÈME RÉGION, FEMORO-		
II. ANC. Premier adducteur de la cuisse. NOUV. Spini-pubio-fémoral.	A la partie interne et moyenne de la cuisse, depuis l'épine du pubis jusqu'au milieu du fémur.	Tendon épais, long d'un pouce, prolongé du côté interne ou pubien.	A l'épine du pubis et au bord voisin de la symphyse.	Se porte obliquement de dedans en dehors, et s'élargit d'abord et s'amincit ensuite.
III. ANC. Second adducteur de la cuisse. NOUV. Sous-pubio-fémoral.	A la partie interne et supérieure de la cuisse, depuis la branche inférieure du pubis jusqu'au tiers supérieur du fémur.	Fibres charnues et tendineuses, très-courtes.	A la face externe de la branche inférieure du pubis jusqu'au trou ovalaire.	Obliquement de dedans en dehors et en arrière, s'élargit et s'amincit en bas.
IV. ANC. Troisième adducteur de la cuisse. NOUV. Ischio-pubi-fémoral.	A la partie externe, moyenne et inférieure de la cuisse, depuis la branche du pubis et celle de l'ischion jusqu'au tiers inférieur du fémur.	Tendon court et épais environné de fibres charnues.	A la face externe de la branche inférieure du pubis, mais sur-tout à celle de la branche de l'ischion jusqu'à sa tubérosité.	Même direction que les précédens, il s'élargit et s'étend davantage.
		QUARANTE-TROISIÈME RÉGION, FEMORO-		
I. ANC. Demi-nerveux. NOUV. Ischio-crêti-tibial.	Le long de la partie postérieure ou poplité de la cuisse, un peu du côté interne, depuis l'ischion jusqu'à la crête du tibia.	Tendon épais, large, assez court.	A la partie inférieure et postérieure de la tubérosité de l'ischion.	Descend obliquement vers le jarret; devenu tendineux, il se contourne après avoir passé derrière le condyle interne et il s'élargit.

DERNIÈRES ATTACHES.	POINTS OÙ ELLES S'INSÈRENT.	COMPOSITION. FIGURE.	CONNEXIONS.	USAGES.
PUBIENNE OU INTERNE DE LA CUISSE.				
Aponevrose large et courte, mêlée de fibres charnues.	A la partie moyenne de la ligne âpre du fémur entre les deux lèvres, et par un prolongement au condyle interne du même os.	Tendon à son extrémité supérieure et du côté du pubis, qui se cache dans l'épaisseur du muscle et s'avance jusqu'au milieu; aponevrose double à son extrémité inférieure, dont les deux lames rampent sur les deux faces du muscle; fibres charnues plus longues de dehors en dedans, divergeantes qui occupent le milieu; alongé, épais, presque triangulaire.	Grand oblique, pyramidaux, droits du bas-ventre, couturier, triceps, pectiné, second et troisième adducteurs, grêle interne.	Fait l'adduction de la cuisse en la rapprochant de celle du côté opposé, exécute des mouvemens de rotation et de fléxion sur le bassin.
Tendon aponevrotique, mince, court, divisé, livrant passage à des vaisseaux.	Au tiers supérieur de la ligne âpre du fémur.	La composition et la figure presque les mêmes que celles du précédent.	Pectiné, psoas, iliaque, premier et troisième adducteur, grêle interne, obturateur externe.	Mêmes usages que les précédens; mais plus décidés pour l'adduction que pour la fléxion.
Fibres légèrement tendineuses, qui se terminent en bas par un prolongement en forme de tendon aplati, percé d'une ouverture pour le passage des vaisseaux fémoraux.	Aux deux tiers inférieurs de la ligne âpre du fémur et au condyle interne du même os par son prolongement.	Plans tendineux à ses extrémités, deux portions de fibres charnues qui s'entrecroisent au milieu; percé en bas, plus épais, plus étendu que le précédent; même figure.	Psoas, iliaque, premier et second adducteurs, triceps, demi-membraneux, biceps crural.	Mêmes usages, redresse ou fixe le bassin.
POPLITÉ OU POSTÉRIEURE DE LA CUISSE.				
Tendon grêle, long, arrondi d'abord, qui s'élargit ensuite, se contourne, s'unit à celui du grêle interne, et forme une large aponevrose.	A la partie supérieure et interne du tibia près sa tubérosité.	Fibres charnues, longues de quatre ou cinq pouces, placées entre les tendons de ses extrémités, et coupées par un plan de fibres tendineuses au milieu; alongé, aplati, contourné en bas.	Biceps crural, grêle interne, couturier, troisième adducteur.	Fléchit la jambe sur la cuisse et réciproquement, il peut la porter en arrière; concourt à fixer et à mouvoir le bassin.

NOMS.	SITUATION.	PREMIÈRES ATTACHES.	POINTS OÙ ELLES SE FIXENT.	MARCHE OU DIRECTION.
		SUITE DE LA QUARANTE-TRIOSIÈME RÉGION, FEMORO		
II. ANC. Demi-membraneux. NOUV. Ischio-popliti-tibial.	A la face postérieure ou poplité de la cuisse, depuis l'ischion jusqu'à la partie interne et postérieure ou poplitée du tibia.	Tendon aponevrotique, large, mince, long de trois pouces.	Dessus et à toute la tubérosité de l'ischion.	Descend obliquement, d'abord épais, ensuite plus mince, il passe derrière le condyle interne et s'élargit.
III. ANC. Biceps de la cuisse. NOUV. Ischio-fémoro-péronier.	Le long de la face postérieure de la cuisse, depuis la tubérosité de l'ischion et la moitié inférieure du fémur jusqu'à l'extrémité supérieure du péroné.	Deux divisions, une longue formant un tendon fort et long d'un pouce, l'autre courte donnant pour attaches des fibres légèrement tendineuses.	A la partie postérieure et inférieure de la tubérosité de l'ischion par sa longue portion, à la ligne âpre et au tiers inférieur du fémur du côté externe par la portion courte.	Descend par deux divisions séparées en haut, réunies en bas, passe derrière le côté externe de l'articulation du genou et se porte toujours en dehors.
		QUARANTE-QUATRIÈME RÉGION, CRETI-		
I. ANC. Jambier antérieur. NOUV. Tibio-sus-métatarsien.	A la partie antérieure ou crétée de la jambe, depuis la tubérosité du tibia jusques au tarse et au premier os du métatarse.	Fibres charnues et tendineuses entremêlées.	A la partie externe de la tubérosité du tibia, aux deux tiers supérieurs de la crête de cet os, et à la même étendue de sa face externe ou péronienne.	Obliquement de haut en bas et de dehors en dedans, devient tendineux, passe sous le ligament annulaire de la jambe et traverse l'articulation du pied dans une gaine particulière, s'élargit et se contourne.
II. ANC. Extenseur propre du pouce. NOUV. Peroneo-sus-phalanginien du pouce.	A la partie antérieure et moyenne de la jambe, depuis le péroné jusqu'à la seconde phalange du pouce.	Charnues, semées de quelques points légèrement tendineux.	A la face antérieure et interne du péroné, et à la partie voisine du ligament inter-osseux, quelquefois à l'extrémité du tibia.	Descend obliquement et passe sous le ligament annulaire de la jambe.

DERNIÈRES ATTACHES.	POINTS OÙ ELLES S'INSÈRENT.	COMPOSITION. FIGURE.	CONNEXIONS.	USAGES.
POPLITÉ OU POSTÉRIEURE DE LA CUISSE.				
Tendon fort et court.	Au bord interne et à la face postérieure ou poplitée du tibia.	Tendon à chaque extrémité, plus long à la supérieure, plus court à l'inférieure, mais s'étendant plus sur une des faces du muscle ; fibres charnues de trois ou quatre pouces, placées obliquement du côté externe de l'un au côté interne de l'autre ; triangulaire à ses extrémités, renflé au milieu.	Grand fessier, biceps crural, demi-nerveux, triceps, grêle interne.	Agit comme le précédent, mais avec plus de force.
Tendon fort, aplati, large, formé par la réunion des deux portions, et divisé quelquefois en deux bandes tendineuses en bas.	Embrasse la tête du péroné.	Deux tendons pour l'extrémité supérieure des deux portions, un tendon pour l'extrémité inférieure ; fibres charnues, qui de ce dernier vont à chacun des deux autres, et constituent deux divisions musculeuse ; très-semblable au biceps de l'avant-bras.	Demi-nerveux, demi-membraneux, triceps.	Fléchit la jambe sur la cuisse, exécute les mouvemens latéraux de rotation du péroné, et porte le pied en dehors.
CRURALE OU ANTÉRIEURE DE LA JAMBE.				
Tendon long-temps couvert de fibres charnues.	Au bord interne ou tibial du premier os cunéiforme du tarse, et jusqu'à l'extrémité supérieure du premier os du métatarse.	Tendon composant son quart infér. et s'étendant jusqu'au milieu sur sa face antér. ; fibres charnues, naissant derrière ce tendon, montant obliquement, long de deux pouces ; alongé, prismatique en haut, épais au milieu, grêle, aplati en bas.	Long extenseur commun des orteils, extenseur propre du pouce.	Fléchit le pied sur la jambe, et concourt à le tourner en dehors et en dedans.
Tendon mince, aplati, long, uni à celui que le pouce reçoit de l'extenseur commun.	A la premiere phalange du pouce et à la base de la seconde, ou phalangine.	Composition et figure semblables à celles du précédent.	Jambier antérieur, long extenseur commun des orteils.	Étend la seconde phalange du pouce sur la première, et celle-ci sur les os du métatarse.

NOMS.	SITUATION.	PREMIÈRES ATTACHES.	POINTS OÙ ELLES SE FIXENT.	MARCHE OU DIRECTION.
		SUITE DE LA QUARANTE-QUATRIÈME RÉGION, CRÊTI-		
III. ANC. Long extenseur commun des orteils. NOUV. Peroneo-tibi-sus-phalangettien commun.	Sur les mêmes parties que le précédent, depuis l'extrémité supérieure du tibia et du péroné jusqu'aux dernières phalanges des quatre orteils qui suivent le pouce.	Fibres charnues, minces, aplaties, et aponevroses communes aux muscles voisins.	Au côté externe de l'extrémité supérieure du tibia, aux trois quarts supérieurs de la face interne ou tibiale du péroné, au ligament inter-osseux et aux aponevroses voisines.	Descend obliquement, se divise en trois portions qui deviennent plus ou moins promptement tendineuses, qui passent sous le ligament annulaire de la jambe et traversent celui du pied dans la même coulisse que le petit péronier, après quoi le premier des trois tendons se divise en deux.
IV. ANC. Court péronier. NOUV. Petit peroneo-sus-métatarsien.	A la moitié inférieure de la face antérieure ou crêtée de la jambe, depuis les deux tiers inférieurs du péroné jusqu'au métatarse, face sus-plantaire du pied.	Fibres charnues un peu obliques, contigues à l'extenseur commun.	Aux deux tiers infér. de la face interne ou tibiale du péroné, au ligament inter-osseux et aux cloisons aponevrotiques voisines.	Descend et devient successivement plus épais et plus mince, passe derrière la malléole externe, sous le ligament de la jambe et sur celui du pieds, et croise la direction du pédieu.
V. ANC. Long péronier. NOUV. Tibi-peroneo-tarsien.	Le long de la face antér. ou crêtée de la jambe, depuis les parties supérieure et externe du tibia et du péroné jusqu'au tarse et métatarse, face plantaire du pied.	Aponevrotiques courtes et minces en haut, charnues dans le reste de leur étendue.	A l'extrémité supér. du tibia, à tout le bord externe du péroné, aux cloisons aponevrotiques qni le séparent des muscles voisins.	Descend obliquement et se contourne en arrière, passe derrière la malléole externe, entre avec le moyen péronier dans une coulisse cartilagineuse, longe le bord externe du pied, se réfléchit de dehors en dedans et d'arrière en avant, et se courbe un peu de bas en haut.
VI. ANC. Moyen péronier. NOUV. Grand peroneo-sus-métatarsien.	Même face, depuis les deux tiers inférieurs du péroné jusqu'au métatarse, face sus-plantaire.	Aponevrotiques en haut, charnues dans le reste.	Aux deux tiers infér. du péroné du côté de sa face externe, aux cloisons aponevrotiques voisines.	Descend dans la même direction que le long péronier.

DERNIÈRES ATTACHES.	POINTS OÙ ELLES S'INSÈRENT.	COMPOSITION. FIGURE.	CONNEXIONS.	USAGES.
CRURALE OU ANTÉRIEURE DE LA JAMBE.				
Quatre tendons venant des trois divisions primitives, dont le premier se partage en deux bandelettes tendineuses sur la convexité du pied, aplatis, s'unissant à ceux des muscles voisins, formant à leur extrémité trois languettes, une moyenne et deux latérales.	A l'extrémité postér. des secondes phalanges ou phalangines des quatre orteils par la bandelette moyenne de ses tendons, et aux dernières phalanges ou phalangettes des mêmes orteils, par les deux bandelettes latérales réunies.	Trois ou quatre tendons inférieurs qui occupent plus ou moins d'étendue, et se portent à une plus ou moins grande hauteur; fibres charnues, venant de ces tendons, longues de trois pouces, d'abord divisées en quatre portions, réunies ensuite en un seul corps musculeux, et terminées en haut par de petites aponevroses.	Jambier antérieur, extenseur propre du pouce, court, long et moyen péronier, court extenseur commun des orteils, lombricaux, inter-osseux supérieurs.	Étend les troisièmes phalanges des orteils sur les secondes, celles-ci sur les premières, et la totalité des orteils sur le dos du pied.
Tendon plat et long, terminé par une aponevrose assez large.	A la base et au côté externe ou péronier du cinquième os du métatarse.	Tendon qui de l'extrémité inférieure s'avance un peu haut sur sa face externe; une aponevrose répondant à l'extenseur commun et une seconde au fléchisseur du gros orteil; fibres charnues longues de deux pouces, montant du tendon inférieur pour se terminer aux deux aponevroses et au péroné; alongé, recourbé en devant, prismatique en haut.	Long extenseur commun des orteils, long péronier, pédieux, fléchisseur du pouce, inter-osseux.	Étend et fléchit le pied sur la jambe en portant sa pointe en dedans; le fait tourner.
Tendon aplati, commençant plutôt au bord externe.	Sur les côtés de la base du premier os du métatarse, et à la partie voisine du grand os cunéiforme.	Tendon aplati, formant les deux tiers inférieurs, noueux et contourné en bas, donnant naissance vers le milieu de la jambe à des fibres charnues longues de trois pouces, qui se terminent par de petites aponevroses en haut.	Long extenseur commun des orteils, solaire, long fléchisseur du pouce, court et moyen péronier, abducteur du petit orteil.	Étend et fléchit le pied sur la jambe en portant sa pointe en dehors.
Tendon aplati et fort long.	A la base du cinquième os du métatarse.	La composition et la figure diffèrent peu de celles du précédent.	Long péronier, long extenseur commun des orteils, petit péronier, long fléchisseur du pouce.	Mêmes usages que le long péronier.

NOMS.	SITUATION.	PREMIÈRES ATTACHES.	POINTS OÙ ELLES SE FIXENT.	MARCHE OU DIRECTION.
		QUARANTE-CINQUIÈME RÉGION, POPLITÉ-		
I. ANC. Jumeaux. NOUV. Bi-femoro-calcanien.	Le long de la face postérieure ou poplité de la jambe, depuis le sommet des condyles du fémur jusqu'à l'extrémité inférieure du calcaneum.	Deux tendons, un externe l'autre interne, fournis par les deux divisions du muscle; interne, plus épais, plus fort, plus long que l'externe.	Au-dessus de la partie postérieure des condyles externe et interne du fémur, au ligament capsulaire du genou.	Les deux corps musculeux qui le composent descendent obliquement de chaque côté pour se réunir et former vers le milieu de la jambe un tendon qui se renforce par celui du solaire, et va directement au calcaneum.
II. ANC. Plantaire grêle. NOUV. Petit fémoro-calcanien.	A la même face entre les jumeaux, depuis le condyle externe du fémut jusqu'au calcaneum.	Fibres charnues, entre lesquelles on trouve de petites fibres tendineuses très-courtes.	Derrière le condyle externe du fémur, au ligament capsulaire du genou.	Descend obliquement de dehors en dedans, et après un trajet de trois pouces produit un tendon grêle qui suit la même direction entre le jumeau et le solaire; il se loge enfin dans une canelure pratiquée dans le tendon d'achille.
III. ANC. Poplité. NOUV. Femoro-popliti-tibial.	A la partie postérieure et supérieure de la jambe, entre l'extrémité infér. du fémur et supér. du tibia.	Tendon, court, étroit, mais large et épais.	Au bas du condyle externe du fémur, au ligament capsulaire.	Descend obliquement de dehors en dedans.
IV. ANC. Solaire. NOUV. Tibio-peronei-calcanien.	A la même face, depuis l'extrémité supérieure du tibia et du péroné jusqu'au calcaneum.	Fibres tendineuses, courtes en arrière, longues en avant.	A la partie postérieure du tibia et du péroné.	Descend et produit un tendon qui s'unit bientôt intimément avec celui des jumeaux.
V. ANC. Long fléchisseur du pouce. NOUV. Peroneo-phalanginien du gros orteil.	Sur la même face, depuis le péroné jusqu'à la seconde phalange ou phalangine du pouce.	Fibres charnues, minces, étroites.	Aux trois quarts infér. du péroné, aux cloisons aponevrotiques voisines.	Descend obliquement, passe derrière l'extrémité inférieure du tibia, derrière l'astragal et sous la voûte du calcaneum.

DERNIÈRES ATTACHES.	POINTS OÙ ELLES S'INSÈRENT.	COMPOSITION. FIGURE.	CONNEXIONS.	USAGES.
CRURALE, OU POSTÉRIEURE DE LA JAMBE.				
Tendon épais, large, dur et fort.	A l'extrémité inférieure du calcaneum.	Petites aponevroses sur les faces de chaque division; fibres tendineuses qui les terminent en haut de chaque côté; tendon épais et fort, provenant de leur réunion qui les termine en bas; fibres charnues longues d'un pouce et demi, placées obliquement dans l'intervalle des aponevroses, et formant un corps musculeux oblong de chaque côté; alongé, aplati, épais au milieu, bifurqué.		
Tendon grêle, alongé, aplati.	Au côté externe de la face extérieure du calcaneum.	Fibres charnues longues de deux ou trois pouces, formant un petit corps musculeux, qui se termine par le tendon déjà décrit; pyriforme dans sa portion charnue, alongé, aplati, mince dans la tendineuse.	Jumeaux, poplité, solaire.	Contribue peut-être à l'extension du pied, peut retirer le ligament capsulaire du genou; usages peu connus.
Charnues, terminées par quelques fibres tendineuses.	A la face postérieure de la tête du tibia et à son bord interne.	Fibres charnues qui suivant différentes directions, se portent du tendon supérieur à des fibres tendineuses infér. triangulaire.	Jumeaux, plantaire grêle, solaire, biceps crural.	Fléchit la jambe sur la cuisse et la fait tourner dans un sens opposé à l'action du biceps.
Tendon fort, épais, dur, large, formant avec celui des jumeaux le tendon d'achille.	A la face postérieure et au bas du calcaneum.	Deux aponevroses en haut s'avançant sur la face du muscle et pénétrant dans son épaisseur; fibres charnues formant deux plans distincts, naissant des deux aponevroses et se fixant derrière le tendon inférieur déjà décrit; alongé, aplati, plus épais au milieu qu'aux extrémités	Poplité, plantaire grêle, jumeaux, fléchisseur commun des orteils, fléchisseur propre du gros orteil.	Concourt avec les jumeaux à étendre le pied sur la jambe et réciproquement.
Tendon long, aplati à son insertion, croisant celui du long fléchisseur des orteils.	A la base de la seconde phalange ou phalangine du pouce.	Fibres charnues obliques longues de trois pouces, allant se rendre au tendon mentionné; épais, triangulaire en haut, mince, aplati, alongé en bas.	Long et moyen péronier, jambier postérieur, abducteur du pouce, court fléchisseur, long fléchisseur des orteils, solaire.	Fléchit la seconde phalange du pouce sur la première et celle-ci sur les os du métatarse.

NOMS.	SITUATION.	PREMIÈRES ATTACHES.	POINTS OÙ ELLES SE FIXENT.	MARCHE OU DIRECTION.
		SUITE DE LA QUARANTE-CINQUIÈME RÉGION, POPLITÉ.		
VI. ANC. Long fléchisseur commun des orteils. NOUV. Tibio-phalangettien commun.	Sur la même face à côté du précédent, depuis le tibia jusqu'aux quatre dernières phalanges des orteils qui suivent le pouce.	Charnues, épaisses.	Au tiers moyen de la face postérieure du tibia, à l'aponevrose voisine qui couvre le jambier postérieur.	Descend obliquement, croise un peu le tendon du jambier postérieur, passe derrière la malléole interne et se porte sous la voûte du calcaneum.
VII. ANC. Jambier postérieur. NOUV. Tibio-tarsien.	Sur la même face derrière le tibia, depuis cet os et le péroné jusqu'au tarse.	Tendino-charnues.	Près de l'articulation du tibia avec le péroné, au bord externe de la face postérieure du tibia et au bord interne du péroné, au ligament inter-osseux.	Presque la direction du précédent, il passe derrière la malléole interne et longe le bord interne du pied en se portant vers le tarse.
		QUARANTE-SIXIÈME RÉGION, SUS-PLANTAIRE.		
I. ANC. Pédieu, (court extenseur commun des orteils.) NOUV. Calcaneo-sus-phalangettien commun.	Sur la face supérieure ou sus-plantaire du pied, depuis le calcaneum et l'astragal jusqu'aux dernières phalanges des quatre premiers orteils en comptant le pouce.	Fibres tendineuses, courtes.	A la grosse apophyse du calcaneum, à la partie voisine de l'astragal et au ligament qui unit ces os avec le tibia.	Se dirige obliquement de dehors en dedans, se divise en quatre portions charnues qui deviennent tendineuses et croisent les tendons de l'extenseur commun et du petit péronier.
II. ANC. Inter-osseux supérieurs. NOUV. Sus-métatarso-lateri-phalangiens.	A la même face sus-plantaire, dans l'intervalle des cinq os du métatarse jusqu'aux phalanges des orteils.	Tendino-charnues, distinctes dans les quatre muscles.	Aux bords des os du métatarse entre lesquels ils sont situés.	D'arrière en avant en droite ligne, passe sur les articulations des os du métatarse avec les phalanges.
		QUARANTE-SEPTIÈME RÉGION, PLANTAIRE.		
I. ANC. Court fléchisseur commun des orteils. NOUV. Calcaneo-phalanginien commun.	Le long de la face infér. ou plantaire du pied, depuis le calcaneum jusqu'aux secondes phalanges des orteils qui suivent le pouce.	Tendino-charnues, courtes.	A la grosse tubérosité du calcaneum, à l'aponévrose plantaire et aux cloisons aponevrotiques qui le séparent des muscles voisins.	Se porte en devant, s'épaissit et se divise en quatre portions d'abord charnues qui deviennent ensuite tendineuses.

DERNIÈRES ATTACHES.	POINTS OÙ ELLES S'INSÈRENT.	COMPOSITION. FIGURE.	CONNEXIONS.	USAGES.
CRURALE OU POSTÉRIEURE DE LA JAMBE.				
Tendon commençant à deux pouces au-dessus de la malléole, croisant celui du précédent, large, aplati, divisé en quatre bandelettes qui passent à travers celles du court fléchisseur.	A la base des dernières phalanges ou phalangettes des quatre orteils après le pouce.	Fibres charnues obliquement implantées à l'un et l'autre côté du tendon qui règne sur presque toute son étendue, et qui se dépouillant de sa chair se partage en bas en quatre divisions distinctes ; semblable au précédent.	Poplité, jambier postérieur, long fléchisseur du pouce, court fléchisseur commun des orteils, solaire, lombricaux.	Fléchit les troisièmes phalanges ou phalangettes sur les secondes, celles-ci sur les premières, etc.
Tendon venant de loin, large, aplati, et quelquefois divisé à sa dernière extrémité.	Aux bords inférieurs des os scaphoïde et cunéiforme, quelquefois au cuboïde du tarse.	Fibres charnues, qui se rendent obliquement à un tendon caché d'abord dans son épaisseur, et qui se dépouille ensuite de chair; alongé, penniforme.	Long fléchisseur commun des orteils, long fléchisseur du pouce, poplité.	Peut fléchir la jambe sur le pied et réciproquement.
OU SUPÉRIEURE DU PIED.				
Quatre tendons venant des divisions primitives, minces, aplatis, s'unissant à ceux de l'extenseur commun.	A la partie supérieure ou convexe du gros orteil et des trois quelquefois des quatre suivans, jusqu'à leur dernières phalanges ou phalangettes.	Fibres tendineuses à son extrémité supér. ; quatre tendons à l'antér.; fibres charnues de neuf lignes qui, partant des premières, se partagent en autant de divisions qu'il y a de tendons inférieurs.	Petit péronier, long extenseur commun des orteils.	Étend les orteils et les porte en dehors.
Quatre tendons courts, arrondis, s'unissant avec ceux de l'extenseur commun.	Le premier au bord interne ou tibial de la phalange du second orteil; le second au bord externe ou péronier de la même phalange; le troisième et quatrième au bord externe de la phalange du troisième et quatrième orteil.	Même composition, même figure, même nombre que les inter-osseux de la main.	Inter-osseux inférieurs, lombricaux, long et court extenseur commun.	Rapprochent les os du métatarse, meuvent les phalanges.
OU INFÉRIEURE DU PIED.				
Quatre tendons qui à leur extrémité se fendent et forment un canal dans lequel passe ceux du long fléchisseur commun.	Aux secondes phalanges des quatre orteils après le pouce nommées phalangines.	Fibres charnues inégales, formant un corps musculeux qui se divise en quatre portions et se termine par autant de tendons fendus à leur extrémité; aplati, large, triangulaire jusqu'à ses divisions.	Abducteur du pouce; abducteur du petit doigt, long fléchisseur commun des orteils.	Fléchit les secondes phalanges des orteils sur les premières, etc.

NOMS.	SITUATION.	PREMIÈRES ATTACHES.	POINTS OÙ ELLES SE FIXENT.	MARCHE OU DIRECTION.
		SUITE DE LA QUARANTE-SEPTIÈME RÉGION,		
II. ANC. Lombricaux. NOUV. Planti-tendino-phalangien.	A la face plantaire du pied, entre les tendons du long extenseur commun et les phalanges des quatre doigts après le pouce.	Charnues, grêles, arrondies, au nombre de quatre.	Aux quatre tendons du muscle extenseur commun répondant aux quatre orteils.	Suit la direction des tendons de l'extenseur commun.
III. ANC. Abducteur du pouce. NOUV. Calcaneo-phalangien du pouce.	Sur la face plantaire et le bord cubital du pied, entre le calcaneum et la première phalange du pouce.	Paquet charnu terminé par des fibres tendineuses très-courtes.	Au côté interne ou cubital de la grosse tubérosité du calcaneum, à quelques os du tarse et au ligament annulaire.	Marche de derrière en devant, devient tendineux, s'unit au court fléchisseur du pouce, passe sur un os sésamoïde.
IV. ANC. Court fléchisseur du pouce. NOUV. Tarso-phalangien du pouce.	Même face, même bord, sur le premier os du métatarse, entre le tarse et la première phalange du pouce.	Tendon de demi pouce.	Au bas du premier os cunéiforme et aux ligamens du tarse, à des cloisons aponevrotiques qui le séparent de ses voisins.	Comme le précédent; il se divise, laisse passer entre ses deux portions le tendon du long fléchisseur du pouce, et s'unit avec ceux des adducteur et abducteur.
V. ANC. Adducteur du pouce. NOUV. Tarso-métatarsi-phalangien du pouce.	Même face, à côté du précédent, entre le métatarse et la première phalange du pouce.	Tendineuses.	Au second et troisième os cunéiforme du tarse, et au premier os du métatarse.	De derrière en devant et en dedans, s'unit au court fléchisseur du pouce.
VI. ANC. Transversal des orteils. NOUV. Métatarso-phalangien du pouce.	Même face, entre les os du métatarse et la première phalange du pouce.	Digitations charnues, grêles.	Aux ligamens qui unissent les têtes des os du métatarse.	Transversalement de dehors en dedans.
VII. ANC. L'abducteur du petit doigt. NOUV. Calcaneo-phalangien du petit doigt.	Même face, le long du bord externe ou péronier du pied, entre le calcaneum, le premier os du métatarse et la première phalange du petit doigt.	Fibres tendineuses, courtes.	Devant la petite tubérosité du calcaneum, à l'aponevrose plantaire.	Obliquement d'arrière en avant, se divise et forme deux portions.
VIII. ANC. Le court fléchisseur du petit doigt. NOUV. Métatarso-phalangien du petit doigt.	Mêmes face et bord, le long du cinquième os du métatarse jusqu'à la phalange du petit orteil.	Charnues, fournies par le corps du muscle.	Le long du cinquième os du métatarse.	De dedans en dehors.
XI. ANC. Inter-osseux inférieurs. NOUV. Sous-métatarso-lateri-phalangiens.	Même face plantaire, dans l'intervalle des os du métatarse jusqu'aux phalanges de orteils, au nombre de trois.	Tendino-charnues.	Aux bords des trois derniers os du métatarse, et au ligament qui les unit avec le tarse.	Même direction que les inter-osseux supérieurs de la région sus-plantaire.

DERNIÈRES ATTACHES.	POINTS OÙ ELLES S'INSÈRENT.	COMPOSITION. FIGURE.	CONNEXIONS.	USAGES.
PLANTAIRE OU INFÉRIEURE DU PIED.				
Petits tendons grêles, alongés, contournés.	Au bord interne ou tibial de la première phalange des quatre orteils après le pouce.	Composition et figure des lombricaux décrits à la région palmaire.	Extenseur commun des orteils, long fléchisseur commun.	Rapprochent les doigts, fortifient l'extenseur, etc.
Tendon grêle, aplati.	Au côté interne ou cubital de la première phalange du pouce près sa base.	Faisceau de fibres charnues, ramassées et terminé par un tendon; alongé, épais en arrière, grêle, mince en avant.	Court fléchisseur commun de orteils, court fléchisseur du pouce.	Fléchit le pouce et l'éloigne des orteils.
Deux divisions tendineuses.	A la base de la première phalange du pouce.	Corps charnu, divisé en devant et terminé par deux petits tendons; épais en arrière, divisé, cannelé en devant.	Long abducteur du pouce, court fléchisseur commun des orteils, long fléchisseur du pouce	Fléchit la première phalange sur le métatarse.
Tendon court, arrondi.	A la base de la première phalange du pouce du côté externe ou péronier.	Fibres charnues, formant un corps musculeux terminées par un tendon; presque triangulaire.	Court fléchisseur du pouce, transversal des orteils.	Rapproche le pouce des orteils.
Petit tendon commun.	A la base de la premiere phalange du pouce en se confondant avec le tendon de son adducteur.	Composition des précédens; petit, mince.	Adducteur du pouce.	Rapproche et resserre les os du métatarse; agit sur la première phalange du pouce.
Deux tendons qui répondent à ses divisions.	A la base du cinquième os du métatarse, et ensuite à celle de la première phalange du petit doigt.	Fibres charnues, rapprochées, aboutissant, et des fibres tendineuses en arrière, et à deux tendons en devant.	Court fléchisseur commun des orteils, fléchisseur du petit doigt.	Écarte le petit orteil des autres.
Petit tendon.	A la base de la première phalange du petit orteil.	Corps charnu, terminé par un petit tendon; petit et mince.	Abducteur du petit doigt.	Fléchit la première phalange du petit orteil.
Trois tendons arrondis fournis par les trois muscles.	Au bord interne ou cubital de la première phalange de trois, quatre et cinq orteils, il vont aussi jusqu'à la dernière phalange ou phalangette.	Même compost. et figure que les inter-osseux de la main; ils n'en diffèrent qu'en ce qu'il sont plus étroitement unis à ceux de la région sus-plantaire	Inter-osseux supérieurs, court fléchisseur commun des orteils.	Rapprochent les orteils en agissant sur les os du métatarse correspondans; même action que les inter-osseux supér.

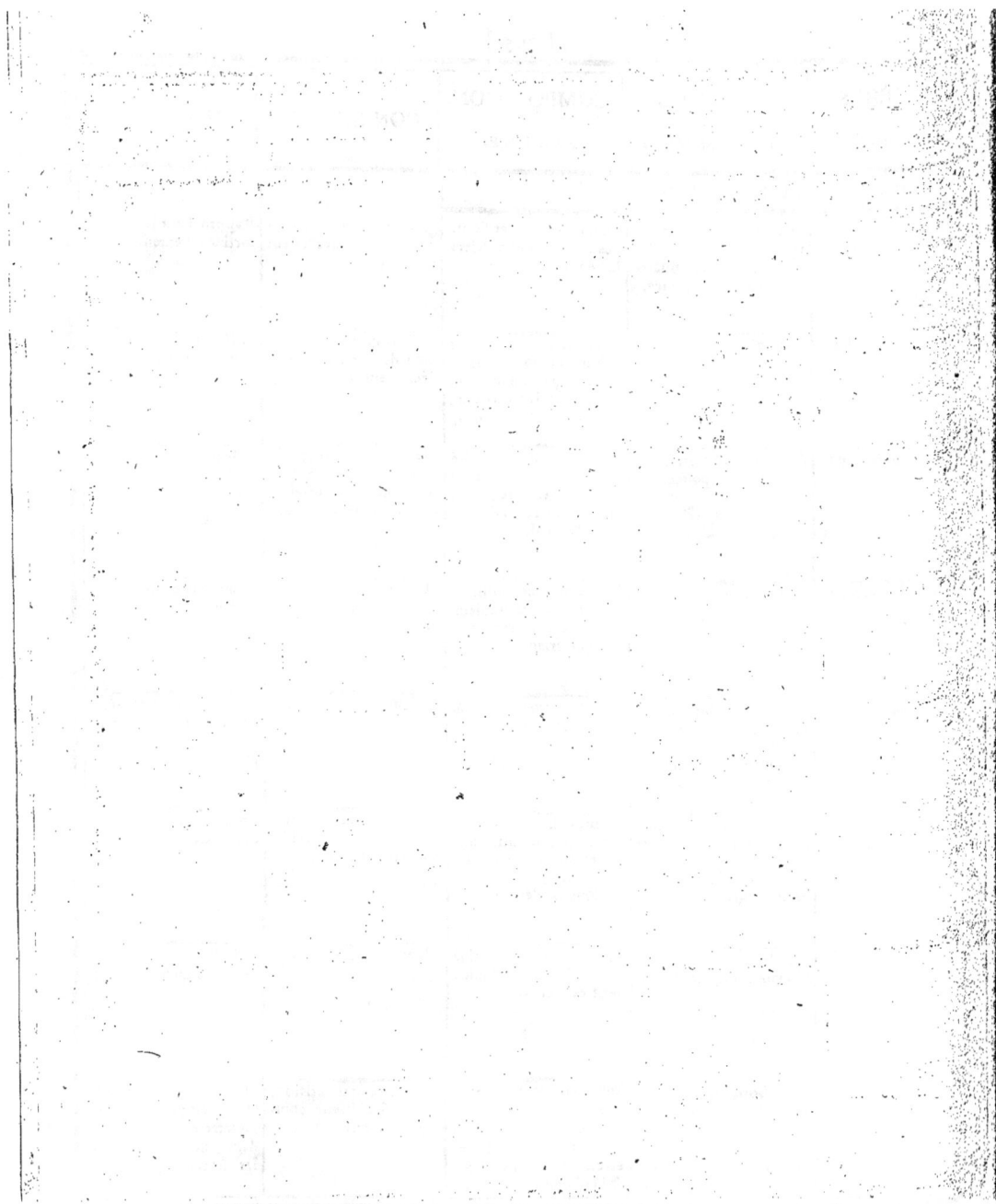

DICTIONNAIRE

CONTENANT

LES NOMS USITÉS ET LES SYNONYMES DE TOUS LES MUSCLES DU CORPS HUMAIN.

A

ABAISSEUR de l'aîle du nez. *Albinus*, *hist. musc. Sabatier*, *trait. d'anat.*

Synonymes. Constricteur de l'aîle du nez et abaisseur de la lèvre supérieure. *Cowper*, *myoto.* Abaisseur propre de la lèvre supérieure. *Douglas*, *myogr.* Muscle de la lèvre supérieure, constricteur commun des narines. *Santorini*, *obs. an.* Incisif mitoyen. *Winslow*, *exp. an.* Myrtyforme.

Abaisseur de la lèvre inférieure. *Albinus*, *Cowper*, *Douglas*, *Santorini.*

Syn. L'un des quatre muscles ptopres des lèvres inférieures. *Vésale*, *de hum. corp. fabr.* Celui par lequel la lèvre inférieure est mue en bas. *Riolan*, *anthrop.* Muscle de la troisième paire qui abaisse la lèvre inférieure. *Spigel*, *de corp. fabr.* De la cinquième paire des muscles propres aux lèvres. *Veslingius*, *synt. an.* Le quarré. *Winslow*, *Sabatier.*

Abducteur court du pouce. *Albinus*, *Sabatier.*

Syn. Celui qui fait l'abduction du pouce. *Vésale.* Le septième muscle de la main. *Columbus*, *de re an. Fallope*, *obs. an.* Partie du thénar. *Riolan*, *Douglas*, *Winsl.* Abducteur du pouce. *Spigel*, *Cowper.* Le treizième muscle des moteurs des doigts. *Vidus.*

Abducteur long du pouce. *Albinus.*

Syn. Le vingt-deuxième de ceux qui meuvent les doigts, avec une portion du vingt-troisième. *Vésale.* Deux portions du cinquième muscle extérieur de la main. *Columbus.* Portion de l'extenseur de la seconde et troisième phalange du pouce. *Spigel.* Extenseur de la première phalange du pouce. *Cowp.*, *Douglas.* Partie du premier extenseur du pouce. *Winsl.*

Abducteur du petit doigt. *Spigel*, *Albin.*

Syn. le vingtième de ceux qui meuvent les doigts de la main. *Vésale.* Sixième muscle de l'extrémité de la main. *Columbus.* Partie de l'hypothénar du petit doigt. *Riolan.* Partie de l'abducteur du petit doigt. *Cowper.* Extenseur de la troisième phalange du petit doigt. *Douglas.* L'hypothénar du petit doigt, le petit hypothénar. *Winslow.*

Adducteur premier (de la cuisse). *Douglas.*

Syn. Portion du huitième de ceux qui meuvent la cuisse. *Vésale.* Première portion du cinquième de ceux qui meuvent la cuisse. *Fallope.* Le premier chef du triceps. *Riolan.* Portion du troisième fléchisseur, du triceps. *Spigel.* Partie du triceps; le moyen triceps. *Paré*, *Cowper.* Le premier muscle du triceps. *Winslow.* Abducteur long de la cuisse. *Albinus.* La portion antérieure du triceps. *Lieutaud*, *anat. hist.*

Adducteur second. *Douglas.*

Syn. partie du cinquième de ceux qui meuvent la cuisse. *Vésale*, *Fallope.* Partie du huitième muscle de la cuisse. *Columbus.* Le second chef du triceps. *Riolan.* Partie du troisième fléchisseur. *Spigel.* Partie du triceps. *Cowp.* Le second muscle du triceps. *Winsl.* La portion moyenne du triceps. *Lieutaud.*

Adducteur troisième.

Syn. Partie du cinquième de ceux qui meuvent la cuisse. *Vés.* Partie du huitième muscle de la cuisse. *Columb.* Les troisième et quatrième portions du cinquième moteur de la cuisse. *Fallope.* Troisième chef du triceps. *Riolan.* Partie du troisième fléchisseur du triceps. *Spigel.* Partie du triceps. *Cowp.* Troisième et quatrième adducteur de la cuisse. *Dougl.* Le troisième muscle du triceps. *Winsl.* La portion postérieure du triceps. *Lieutaud.*

Anconé. *Riol.*, *Cowp.*, *Albin.*

Syn. Anconé ou cubital de *Riolan*, *Dougl.* Le petit anconé. *Winsl.* Le muscle grêle.

A

Angulaire. *Winsl.*, *Sabatier.*

Syn. Le troisième de ceux qui meuvent l'épaule de l'homme. *Vésale.* Le troisième muscle de l'épaule. *Columbus.* Les releveurs propres. *Dulaurens*, *hist. an.* Le releveur. *Riol.* Le releveur de l'épaule ou muscle de la patience. *Spig.*, *Dougl.* Le releveur de l'épaule. *Cowp.*, *Morgagni*, *adv. an. Albin.* L'angulaire, dit communément releveur propre. *Winsl.* Les troisième, quatrième, cinquième, sixième levàteur de l'omoplate. *Cabrol.*

Antérieur de l'oreille. *Valsalva*, *de aur.* *Vieussens*, *trait. de l'or. Winsl.*, *Albin.*

Syn. Nouveau muscle propre au limaçon. *Santor.*

Antérieur du marteau. *Winsl.*

Syn. Muscle extérieur de l'oreille. *Bartholin*, *epist. medic.* Le premier de ceux qui appartiennent au marteau, l'externe. *Duverney*, *trait. de l'org. de l'ouïe.* L'oblique de l'oreille. *Cowp.* Muscle du moindre trajet. *Valsalva.* L'oblique de l'oreille ou l'externe de *Duverney. Dougl.*

Arytheno-épiglotique.

Syn.

Arythenoïdien oblique. *Albin.*

Syn. Le petit arythenoïdien. *Dougl.* De la paire du thyro-arythenoïdien. oblique, avec l'ary-épiglottidien. *Santor.* L'arythenoïdien croisé, le crico-arythenoïdien supérieur. *Winsl.*

Arythenoïdien transversal. *Winsl.*, *Albin.*

Syn. Les onzième et douzième propres du larynx. *Vés.* Le dernier et le plus petit muscle du larynx. *Columb.* La sixième paire de *Vésale. Fall.* Muscle du larynx, unique; troisième demi-circulaire. *Casserius*, *de voc. org.* Arythenoïdien. *Riol.*, *Vesling.*, *Marchett.*, *an. Spig.*, *Cowp.* Grand arythenoïdien. *Dougl.* Les fibres intérieures de l'ary-arythenoïdien. *Santor.*

B

Buccinateur. *Cowp.*, *Dougl.*, *Santor.*, *Winsl.*, *Albin.*

Syn. Le second d'un côté des joues des lèvres et des aîles du nez. *Vés.* Le muscle de la joue. *Columb.* Bucco. *Riol.* Constricteur commun des joues et des lèvres. *Spig.*

B

Bulbo-caverneux. *Winsl.*

Syn. Premier muscle de la verge. *Vésal.*, *Columb.*, *Dulaurens.* Accélérateur. *Riol.*, *Marchett.*, *Cowp.*, *Dougl.*, *Morgag. Santor.*, *Albin.* L'inférieur, ou celui qui étend l'urètre. *Spig.* Dilatateur de l'urètre. *Marchett.*, *Graaf*, *de vir. org.*

Biceps. *Riol.*, *Cowp.*, *Winsl.*.

Syn. Premie rfléchisseur du coude. *Vésal.*, *Columb.*, *Spig.* Biceps de la main. *Stenon*, *élém. myol. spec.* Biceps interne. *Dougl.* Biceps du bras. *Winsl.*, *hist. de l'acad. des scienc. Albin.* Coraco-radial. *Winsl.* Radio-scapulaire. *Vicq-d'Azir. trait. d'anat. phys.*

Brachial interne. *Riol.*, *Cowp.*, *Dougl.*, *Albin.*

Syn. Les second ou le fléchisseur postérieur du coude. *Vésale.* Second fléchisseur du coude. *Columb.* Le second ou le fléchisseur du coude, dit brachial. *Spig.*, *Marchett.* Brachial. *Winsl.*

C

Complexus (grand). *Dougl.*, *Winsl.*

Syn. Le premier, second et quatrième muscle de la seconde paire de ceux qui meuvent la tête. *Vésale.* Deux portions du second muscle de la tête. *Columb.* Le second moteur de la tête. *Fallope.* Deux portions du complexus. *Riol.*, *Cowp.* Les deux premiers muscles plus une masse charnue du triple ou du composé. *Spigel.* Le digastrique du coû et le complexus. *Albin.*

Complexus (petit). *Winsl.*

Syn. Troisième muscle de la seconde paire de ceux qui meuvent la tête. *Vésale.* Portion du second muscle de la tête. *Columb.* Le troisième moteur de la tête. *Fallope.* Portion du complexus. *Riol.*, *Cowp.* Troisième muscle du triple ou du composé. *Spig.* Trachelo-mastoïdien ou troisième paire de la tête de *Fallope. Dougl.* Mastoïdien latétal. *Winsl.* Trachelo-mastoïdien. *Albin.*

Constricteur supérieur du pharynx. *Albin.*

Syn. Comprend, 1.° les faisceaux qui du genio-glosse se portent au pharynx. *Santor.* Genio-pharyngien. *Winsl.* 2.° Milo-glosse. *Riolan*, *Winsl.*, *Morgag.* Milo-pharyngien. *Dougl.*, *Santor.* 3.° Glosso-pharyngien. *Valsalva*, *Winsl.* 4.° Ptérigo-pharyngien. *Cowper*, *Santorini*, *Winsl.* 5.° Pharyngien. *Veslingius*, *Veldebrech.*

Constricteur moyen du pharynx. *Albinus.*

Syn. Comprend portion de la deuxième paire de muscles qui resserre et dilate l'arrière-bouche. *Fallope.* Partie du cephalo-pharyngien. *Riolan.* et du ptérigo-pharyngien. *Cowp.* Hio-pharyngien. *Valsalva*, *Santor.*, *Winsl.* Cephalo-pharyngien. *Santorini*, *Winsl.* Syndesmo-pharyngien. *Dougl.*, *Santor.*, *Winsl.*, *Morgag.*

Constricteur inférieur du pharynx. *Albinus.*

Syn. Comprenant portion de la troisième paire de muscles qui dilate et resserre l'arrière-bouche. *Fallope.* Thyro et crico-pharyngien. *Valsalva*, *Santorini*, *Winsl.* Adeno-pharyngien. *Winsl.* Trachelo-pharyngien. *Morgag.*

Constricteur de la prostrate. *Albin.*

Syn. Partie du releveur ou de l'adducteur de la prostate. *Santorini.* Prostatique superieur. *Winsl.*

Constricteur du vagin. *Verheyen*, *Cowper*, *Santorini*, *Albinus.*

Syn. L'inférieur large et plane du clitoris. *Riolan.* Portion charnue à l'extérieur du vagin. *Marchett.* Autre paire de muscles assignés par la plupart au clitoris. *Graaf*, *de mul. org.* Le second muscle qui allonge le clitoris. *Dougl.* L'autre muscle du clitoris. *Winsl.*

Coraco brachial. *Riol.*, *Cowp.*, *Dougl.*, *Winsl.*, *Albin.*

Syn. Partie charnue à l'extrémité du premier fléchisseur du coude. *Vésal.*, *Columb.*, *Arantius*, *an obs.* Portion charnue que *Placentinus* prenant pour un muscle particulier a nommé perforé. *Spigel.* Coracoïdien perforé percé. *Casser.*

Coûturier. *Cowp.*, *Dougl.*, *Winsl.*, *Albin.*

Syn. Le premier de ceux qui meuvent la jambe. *Vésal.* Le premier muscle de la jambe. *Columb.* Le long ou le muscle du cordonnier. *Riol.* Le premier fléchisseur de la jambe, le coûturier, le fascial, le fascia. *Spig.*

C

Crico-arythenoïdien latéral. *Spig.*, *Cowp.*, *Dougl.*, *Winsl.*, *Albin.*

Syn. Les septième et huitième des propres au larynx. *Vés.* Le troisième des muscles propres au larynx. *Columb.*, *Casser.* Première paire des muscles externes propres au larynx. *Fabricius.*

Crico-arythenoïdien postérieur. *Riol.*, *Spig.*, *Cowp.*, *Morg.*, *Dougl.*, *Winsl.*, *Albin.*

Syn. Les cinquième et sixième propres au larynx. *Vés.* Le second des propres au larynx. *Columb.*, *Casser.* Les postérieurs des propres du larynx. *Fabric.*

Crico-thyroïdien. *Vesling.*, *Marchett.*, *Verheyen*, *Cowp.*, *Dougl.*, *Santor.*, *Winsl.*, *Albin.*

Syn. Le premier des muscles propres au larynx. *Columb.*, *Casser.*, La paire qui partant du cartilage cricoïde, va s'implanter dans le thyroïde. *Fall.* L'intérieur et extérieur des propres au larynx. *Fabr.*

Crotaphite. *Winsl.*, *Masseter*, *Hippoc.*

Syn. Le premier moteur d'un côté de la mâchoire inférieure ou bien le temporal. *Vés.* Temporal. *Columb.*, *Fall.*, *Arant.*, *Riol.*, *Spig.*, *Cowp.*, *Dougl.*, *Sant.*, *Albin.* Le templier. *J. Grevin.* Masticatoire ou mâcheur. *Charles-Étienne*, *Paré.*

Cubital externe. *Riol.*, *Winsl.*, *Albin.*

Syn. Le troisième moteur du carpe. *Vés.* Sixième muscle extérieur de la main. *Columb.* Extenseur externe du carpe. *Spig.* Extenseur cubital du carpe. *Cowp.*, *Dougl.*

Cubital interne. *Riol.*, *Winsl.*, *Albin.*

Syn. Le premier moteur du carpe. *Vés.* Second muscle intérieur de la main. *Columb.* Fléchisseur interne du carpe. *Spig.* Fléchisseur cubital du carpe. *Cowp.*, *Dougl.*

Deltoïde. *Riol.*, *Spig.*, *Sten.*, *Lower.*, *de cord. Cowper*, *Douglas*, *Winsl.*, *Albin.*

D

Syn. Le second moteur du bras. *Vés.* Second muscle de l'épaule, deltoïde huméral. *Columb.* Second moteur de l'épaule. *Fall.* Huméral, triangulaire.

Demi-membraneux. *Riol.*, *Spig.*, *Sten.*, *Cowp.*, *Dougl.*, *Winsl*, *Albin.*

Syn. Cinquième moteur de la jambe. *Vés.* Quatrième muscle de la jambe. *Columb.* Quatrième fléchisseur de la jambe. *Spig.* Le tiers fléchisseur de la jambe. *Paré.*

Demi-nerveux. *Riol.*, *Spig.*, *Sten.*, *Cowp.*, *Dougl.*, *Winsl.*

Syn. Troisième moteur de la jambe. *Vés.* Troisième muscle de la jambe. *Columb.* Troisième fléchisseur de la jambe. *Spig.* Demi-tendineux. *Cowp.*, *Albin.*

Dentelé (grand). *Riol.*, *Spig.*, *Winsl.*, *Albin.*

Syn. Le second moteur du thorax. *Vésal.* Second muscle du thorax. *Columb.* Dentelé (grand antérieur). *Verheyen*, *Cowp.*, *Dougl.*, *Morg.*

Dentelé postérieur, supérieur. *Riol.*, *Spig.*, *Vesling.*, *Cowp.*, *Dougl.*, *Verhey.*, *Albin.*

Syn. Le troisième moteur d'un côté du thorax de l'homme. *Vésal.*, *Morgag.* Troisième muscle du thorax. *Columb.* Muscle situé à la partie supérieure du dos près du cou. *Fabric.*, *de respir.*

Dentelé postérieur, inférieur *Riol.*, *Spig.*, *Vesling.*, *Verhey.*, *Cowp.*, *Dougl.*, *Morg.*, *Winsl.*, *Alb.*

Syn. Le cinquième motenr d'un côté du thorax de l'homme. *Vésal.* Quatrième muscle du thorax. *Columb.*

Diaphragme. *Dulaurens*, *Fabric.*, *Riol.*, *Spig.*, *March.*, *Sten.*, *Barthol.*, *Verhey.*, *Cowp.*, *Dougl.*, *Morg.*, *Santor.*, *Senac*, *hist. de l'acad. de scienc.*, *Winsl.*, *Albin.*

Syn. Cloison transversale. *Vésal.*, *Columb.*, *Arant.*

Digastrique. *Riol.*, *Vesling.*, *Cowp.*, *Dougl.*, *Morg.*, *Santor.*, *Winsl.*, *Monro*, *medic. ess.*

Syn. Le quatrième moteur d'un côté de la mâchoire. *Vés.* Le quatrième de la mâchoire inférieure qui ouvre la bouche. *Columb.* De la quatrième paire de la mâchoire. *Arant.* Le digastrique de la seconde paire de la mâchoire. *Spig.*, Le digastrique de la mâchoire inférieure. *Albin.*

Dorsal (long) *Spig.*, *Cowp.*, *Dougl.*, *Morg.*, *Winsl.*, *Albin.*

Syn. Les onzième et douzième moteur du dos , *Vésal.* Le second muscle du dos. *Columb.* Demi-épineux. *Riol.* Très-long du dos. *Lieutaud.*

Droit (grand) antérieur. *Winsl.*

Syn. La portion du premier muscle du cou attachée à l'occiput. *Columb.* Neuvième muscle de la tête. *Fall.* Celui qui fléchit la tête avec le mastoïdien. *Riol.* Droit (grand) interne. *Cowp*, *Dougl.* Droit (grand) interne de la tête. *Albin.*

Droit (petit) antérieur. *Morg.*, *Winsl.*

Syn. Muscle large d'un doigt , prenant son origine à une éminence de l'occiput. *Eustache*, *de mot. cap.* Droit (petit) interne. *Cowp.*, *Dougl.* Le rengorgeur oblique. *Dupré*, *philos. trans. et act. erud.* Droit (petit) interne de la tête. *Albin.*

Droit (grand) postérieur de la tête. *Albin.*, *Sabatier.*

Syn. Troisième muscle de ceux qui meuvent la tête. *Vés.*, *Columb.* Le grand droit. *Riol.*, *Spig.*, *Dougl.*, *Winsl.*

Droit (petit) postérieur de la tête. *Albin.*, *Sabatier.*

Syn. Quatrième muscle de ceux qui meuvent la tête. *Vés.*, *Columb.* Le petit droit. *Riol.*, *Spig.*, *Cowp.*, *Dougl.*, *Winsl.*

Droit latéral. *Cowp.*, *Dougl.*, *Morg.*, *Albin.*

Syn. Petit muscle partant de l'apophyse transverse de la première vertèbre. *Fall.* Premier tansversaire antérieur. *Winsl.* Le rengorgeur droit. *Dupré.* L'oblique antérieur. *Garangeot.*

Droit supérieur. *Fabric. de ocul.*

Syn. Le Troisième de ceux qui meuvent l'œil. *Vés.* L'un des quatre muscles oblongs. *Columb.* L'un des quatre qui président aux mouvemens droits. *Fall.*, *Arant.* Le fier. *Casser.*, *Riol.*, *Molinetti* , *dissert. an.* Le premier. *Spig.* Le releveur. *Cowp.*, *Dougl.*, *Winsl.*, *Albin.* Droit

D

Droit inférieur. *Fabric.*, *Winsl.*, *Sabat.*

Syn. Le quatrième de ceux qui meuvent l'œil. *Vés.* L'un des quatre muscles oblongs. *Columb.* L'un des quatre qui servent aux mouvemens droits. *Fall.*, *Arant.* L'humble. *Casser.*, *Riol.*, *Molin.* Le second. *Spig.* L'abaisseur. *Cowp.*, *Dougl.*, *Morg.*, *Winsl.*, *Albin.*

Droit interne. *Fabric.*, *Winsl.*, *Sabat.*

Syn. Le premier de ceux qui meuvent l'œil. *Vés.* Le buveur. *Casser.*, *Riol.*, *Molin.* Le troisième, *Spig.* L'adducteur. *Cowp.*, *Dougl.*, *Albin.*

Droit externe. *Fabric.*

Syn. Le second de ceux qui meuvent l'œil. *Vés.* Le colère. *Casser.*, *Riol.*, *Molin.* Le quatrième. *Spig.* L'abducteur. *Cowp.* *Dougl.*, *Winsl.*, *Albin.*

Droit du bas-ventre.

Syn. Le droit (excepté sa portion supérieure). *Vés.*, *Columb.*, *Arant.* Le droit. *Fabric.*, *de respir.*, *Riol.*, *Spig.*, *Marchett.*, *Verhey.*, *Cowp.*, *Dougl.*, *Santor.*, *Winsl.*, Droit de l'abdomen. *Albin.*

E

Épineux du dos. *Albin.*, *Sabat.*

Syn. Portion de la cinquième paire des muscles du dos attachés aux apophyses épineuses des vertèbres du thorax. *Fall.* Partie du demi-épineux. *Spig.* Portion du long du dos attachée aux apophyses épineuses du thorax. *Cowp.* Le grand épineux du dos. *Winsl.*

Épineux (transversaire) du cou. *Winsl.*

Syn. Portion des septième et huitième de ceux qui meuvent le dos. *Vés.* Quatrième muscle du cou. *Columb.* Troisième paire des muscles du dos. *Fall.* L'épineux. *Riol.*, *Dougl.* L'épineux du cou. *Cowp.*, *Albin.*

Épineux (sus.) *Riol.*, *Cowp.*, *Winsl.*, *Albin.*

Syn. Le cinquième moteur du bras. *Vés.* Le cinquième muscle de l'épaule. *Columb.* Le premier de ceux qui meuvent l'épaule, sus-scapulaire supérieur. *Spig.*

Épineux (sous.) *Riol.*, *Cowp.*, *Winsl.*, *Alb.*

Syn. Le septième de ceux qui meuvent le bras. *Vés.* Le sixième muscle de l'épaule. *Columb.* Le second de ceux qui meuvent l'épaule, sus-scapulaire inferieur. *Spig.*

Érecteur du clitoris. *Cowp.*, *Albin.*

Syn. Petit muscle du clitoris destiné à le tendre. *Dulaur.* Rond supérieur. *Riol.* Muscle du clitoris. *Verheyen.* Le premier extenseur du clitoris. *Dougl.* L'ischio-caverneux. *Winsl.*

Extenseur commun des doigts. *Cowp.*, *Dougl.*, *Albin.*

Syn. Le dix-septième moteur des doigts. *Vés.* Premier muscle externe de la main. *Columb.* Grand extenseur des doigts. *Riol.* L'extenseur des quatre doigts. *Winsl.*

Extenseur court du pouce.

Syn. Portion du vingt-troisième moteur des doigts, dont le tendon s'implante à la racine du second os du pouce. *Vés.* Extenseur de la seconde phalange du pouce. *Cowp.*, *Dougl.* La portion du premier extenseur du pouce qui s'attache sur la partie convexe de la base de la seconde phalange. *Winsl.* Petit extenseur du pouce. *Albin.*

Extenseur (long) du pouce. *Albin.*

Syn. Le vingt-unième de ceux qui meuvent les doigts. *Vés.* Quatrième muscle extérieur de la main. *Columb.* Extenseur de la troisième phalange du pouce. *Spig.*, *Cowp.*, *Dougl.* Le second extenseur du pouce. *Winsl.*

Extenseur propre de l'index. *Cowp.*, *Winsl.*

Syn. Dix-neuvième de ceux qui meuvent les doigts. *Vés.* Troisième muscle extérieur de la main. *Columb.* Indicateur. *Arant.*, *Riol.*, *Cowp.* *Dougl.*, *Albin.* Abducteur de l'index. *Spig.*, *Vesling.* Extenseur propre de la seconde phalange de l'index. *Dougl.*

Extenseur propre du pouce du pied. *Albin.*

Syn. Le quinzième de ceux qui meuvent les doigts du pied. *Vés.* Troisième muscle de l'antérieur du pied. *Columb.* Extenseur du pouce. *Riol.*, *Spig.* Extenseur long du pouce. *Cowp.*, *Dougl.* Grand extenseur du pouce du pied. *Winsl.*

Extenseur (long) commun des orteils. *Cowp.*, *Dougl.*, *Winsl.*, *Albin.*

Syn. Le quatorzième de ceux qui meuvent les doigts du pied. *Vés.*

E

Long extenseur des doigts ou enemodactile. *Riol* Extenseur de la troisième phalange des doigts. *Spig.* Le second muscle du pied antérieur. *Columb.*

F

Fascia lata.

Syn. Partie charnue du sixième moteur de la jambe. *Vés.*, *Columb.* Partie charnue du membraneux. *Riol.*, *Spig.*, *Cowp.*, *Dougl.* Partie du premier extenseur de la jambe, du muscle à large tendon. *Spig.* Le muscle aponevrotique ou de la bande large ou du fascia lata. *Winsl.* Celui qui tend la gaine de la cuisse. *Albin.* Fessier (grand) (gluteus) *Riol.* *Spig.*, *Cowp.*, *Dougl.*, *Winsl.*, *Albin.*

Syn. Le premier moteur de la cuisse. *Vés.*, *Columb.* Le premier et le plus grand muscle de la fesse. *Arant.*

Fessier (moyen). *Riol.*, *Spig.*, *Cowp.*, *Dougl.*, *Winsl.*, *Albin.*

Syn. Second moteur de la cuisse. *Vés.*, *Columb.* Muscle iliaque externe.

Fessier (petit.) *Riol.*, *Spig.*, *Cowp.*, *Dougl.*, *Winsl.*, *Albin.*

Syn. Troisième moteur de la cuisse. *Vés.*, *Columb.*

Fléchisseur (court) du pouce. *Albin.*

Syn. Le second et le troisième de ceux qui servent à la seconde phalange du pouce. *Vés.* Le huitième muscle de l'extrémité de la main. *Columb.* Les second, troisième et quatrième fléchisseur de la seconde phalange du pouce. *Spig.* Partie du fléchisseur de la seconde et troisième phalange du pouce. *Cowp.* Fléchisseur de la seconde phalange du pouce. *Dougl.* Partie du tenar et du meso-tenar. *Winsl.*

Fléchisseur (long) du pouce. *Cowp.*, *Winsl.*, *Albin.*

Syn. Troisième moteur des doigts. *Vés.* Sixième muscle intérieur de la main. *Columb.* Troisième muscle destiné au pouce. *Arant.* Muscle qui fléchit le pouce. *Riol.* Fléchisseur de la troisième phalange du pouce. *Spig.*, *Cowp.*, *Dougl.*

Fléchisseur (court) du petit doigt. *Albin.*

Syn. Partie de l'abducteur du petit doigt. *Cowp.* Abducteur du petit doigt. *Dougl.*

Fléchisseur (court) commun des orteils. *Riol.*, *Winsl.*, *Alb.*

F

Syn. Premier moteur des doigts du pied. *Vés.* Premier muscle servant aux doigts du pied. *Columb.* Pédieu interne ou pternodactyle. *Riol.* Fléchisseur de la seconde phalange. *Spig.* Perforé. *Spig.*, *Cowp.* *Dougl.* Fléchisseur sublime. *Dougl.* Perforé du pied. *Winsl.*

Fléchisseur (long) commun des orteils. *Riol.*, *Dougl.*, *Winsl.*, *Albin.*

Syn. Second moteur des orteils. *Vés.* Sixième muscle de la jambe. *Columb.* Perodactyle. *Riol.* Fléchisseur de la troisième phalange. *Spig.* Le perforant. *Spig.*, *Cowp.*, *Dougl.*, *Winsl.* Le profond. *Dougl.*

G

Genio-glosse. *Riol.*, *Spig.*, *Cowp.*, *Winsl.*, *Albin.*

Syn. Neuvième de la langue. *Vés.* Troisième et quatrième de la langue. *Columb.* Première paire de la langue. *Fall.* Cinquième paire des muscles de l'os hyoïde destinés au mouvement de la langue. *Arant.* Première paire des muscles de la langue. *Casser.* Seconde paire qui sert à tirer la langue. *Spig.*

Genio-hyoïdien. *Riol.*, *Cowp.*, *Dougl.*, *Winsl.*, *Alb.*

Syn. Cinquième paire des muscles de l'os hyoïde (destinés au mouvement de la langue) *Fall.*, *Arant.*

Grêle antérieur. *Winsl.*

Syn. Neuvième muscle de la jambe *Vés.*, *Columb.* Grêle droit. *Riol.* Second extenseur de la jambe. *Spig.* Droit. *Spig.*, *Dougl.* Droit de la cuisse. *Cowp.* Droit antérieur. *Winsl.* Droit de la jambe. *Albin.*

Grêle interne. *Winsl.*

Syn. Second moteur de la jambe. *Vés.* Second muscle de la jambe. *Columb.* Grêle postérieur. *Riol.* Second fléchisseur de la jambe. *Spig.* Le grêle. *Spig.*, *Cowp.*, *Dougl.* Le droit interne. *Winsl.*

H

Hélix (grand).

Syn. Muscle de l'hélix. *Santor.* Grand muscle de l'hélix. *Albin.*

Hélix (petit).

Syn. Fibres musculaires sur la face plane de l'hélix. *Santor.* Petit muscle de l'hélix. *Albin.*

H

Hyo-glosse. *Winsl.*

Syn. Basio-glosse. *Riol.*. Le cerato-glosse et le basio-glosse. *Cowp.* Le cerato-glosse. *Dougl.*

Hyo-hyroïdien. *Riol.*, *Spig.*, *March.*, *Cowp.*, *Morg.*, *Dougl.*, *Santor. Winsl.*

Syn. Les premier et second des muscles communs du larynx. *Vés.* Le second muscle commun du larynx. *Columb.*
Seconde paire des muscles communs du larynx. *Casser.*, *Sabat.*

I

Iliaque (grand).

Syn. Septième moteur de la cuisse. *Vés.* Sixième de la cuisse. *Columb.* Iliaque. *Riol.*, *Winsl.* Iliaque interne. *Spig.*, *Cowp.*, *Dougl.*, *Albin.*, *Sabat.*

Intercostaux externes. *Vés.* , *Columb.* , *Fallop.* , *Arant.* , *Spig.*, *Stenon.*, *Cowp.*, *Dougl.*, *Heister.*, *Winsl.*, *Albin.*

Syn.

Intercostaux internes. *Vés.*, *Columb.*, *Fall.*, *Arant.*, *Riol.*, *Spig.*, *Sten.*, *Cowp.*, *Dougl.*, *Heist.*, *Winsl.*, *Albin.*

Syn.

Interne du marteau. *Schelham. de aud. Winsl.*

Syn. Muscle d'un petit os comparé à un marteau. *Eustache.* Muscle observé par *Eustache.*, *Arant.* Muscle qui meut le marteau sur l'enclume. *Fabric.* L'interne. *Fabric.*, *Spig.* Le second de l'intérieur de l'oreille. *Casser.* L'autre interne caché dans le limaçon. *Riol.* Interne de l'oreille. *Molin.*, *Cowp.*, *Dougl.* Le second de ceux qui appartienent au marteau interne. *Duverney.* Le monogastrique. *Vieuss.* Celui qui tend le tympan. *Albin.*

Inter-osseux internes de la main. *Riol.*, *Dougl.*, *Albin.* , *Winsl.*

Syn. Quatrième moteur des quatre doigts. *Vés.* Inter-osseux. *Spig.* Inter-osseux de la main. *Cowp.*

Inter-osseux externes de la main. *Riol.*, *Dougl.*, *Albin.*, *Winsl.*

Syn. Trois des huit qui servent aux quatre doigts. *Vés.* Inter-osseux. *Spig.* Inter-osseux de la main. *Cowp.*

I

Inter-osseux inférieur du pied. *Winsl.*

Syn. Inter-osseux internes du pied. *Riol.*, *Albin.* Inter-osseux. *Spig.*, *Dougl.*, *Cowp.*

Inter-osseux supérieurs du pied. *Winsl.*

Syn. Inter-osseux externes du pied. *Riol.*, *Albin.* Inter-osseux. *Spig.*, *Dougl.*, *Cowp.*

Inter-transversaires.

Syn. Fléchisseur de la première vertèbre sur la seconde. *Dupré. act. erud.* L'un des inter-transversaires et leur partie postérieure. *Cowp.* Le muscle qui secoue la tête et les inter-transversaires. *Dougl.* Le second transversaire antérieur et les petits transversaires du cou. *Winsl* Les inter-transversaires antérieurs et postérieurs du cou. *Albin*

Ischio-caverneux. *Winsl.*

Syn. Les troisième et quatrième muscles de la verge. *Vés.* Le muscle postérieur de la verge. *Columb.* L'érecteur. *Riol.* Le collatéral. *Spig.* L'érecteur de la verge. *Spig.*, *Graaf.*, *Verhey.*, *Cowp.*, *Dougl.*, *Albin.*

Ischio-coccygien. *Sabatier.*

Syn. Cinquième élévateur de l'anus. *Vés.* Triangulaire du coccys. *Santo.* Muscle du coccys. *Cowp.* Coccygien. *Dougl.* élévateur du coccys. *Morg.* sacro - coccygien ou coccygien postér. *Winsl.*

J

Jambier antérieur. *Riol.*, *Spig.*, *Cowp.*, *Dougl.*, *Winsl.*, *Alb.*

Syn. Sixième moteur du pied. *Vés.* Premier fléchisseur du pied, muscle de la chaîne. *Spig.*

Jambier postérieur. *Riol.*, *Spig.*, *Cowp.*, *Dougl.*, *Heist.*, *Winsl.*, *Albin.*

Syn. Cinquième moteur du pied. *Vés.* Cinquième muscle de la jambe. *Columb.*

Jumeaux. *Dougl.*, *Albin.*

Syn. Bourse charnue. *Columb.*, *Spig.*, *Cowp.* Le second et le troisième des quatre jumeaux. *Riol.* Les petits jumeaux. *Winsl.*

Lingual. *Dougl.*, *Albin.*

L

Syn.

Long du cou. *Cowp.*, *Morg.*, *Winsl.*, *Albin.*

Syn. Le long. *Riol.*, *Dougl.* Première paire des fléchisseurs du cou, ou le long. *Spig.*

Lumbricaux. *Riol.*, *Spig.*, *Cowp.*, *Dougl.*, *Hunauld*, *hist. de l'acad. Winsl.*

Syn. Les muscles qui ramènent les quatre doigts vers le pouce. *Vés.* Quatre muscles de l'extrémité de la main. *Columb.* Fléchisseurs de la première phalange. *Spig.* Lumbricaux de la main. *Albin.*

M

Masseter. *Vés.*, *Columb.*, *Fall.*, *Riol.*, *Cowp.*, *Dougl.*, *Santor.*, *Winsl.*, *Albin.*

Syn. Le second de ceux qui meuvent la mâchoire inférieure d'un côté. *Vés.* Le troisième releveur de la mâchoire. *Riol.* Le latéral. *Spig.*

Métacarpien du pouce.

Syn. Les deux qui servent à la première phalange du pouce. *Vés.* Les dixième et onzième. *Fall.* Fléchisseur de la première phalange du pouce. *Spig.*, *Dougl.* Partie du fléchisseur de la première et seconde phalange du pouce. *Cowp.* Partie du tenar. *Winsl.* L'opposant du pouce. *Albin.*

Métacarpien du petit doigt.

Syn. Premier fléchisseur du petit doigt. *Vés.* L'un des huit qui sont renfermés entre les os du métacarpe. *Fall.* Inter-osseux qui s'attache à la partie externe de la main ou dernier os du métacarpe. *Spig.* Partie de l'abducteur du petit doigt. *Cowp.* Fléchisseur de la première phalange du petit doigt. *Dougl.* Le métacarpien. *Winsl.* L'adducteur oblique du quatrième os du métacarpe. *Id. hist. de l'acad.* Adducteur de l'os du métacarpe du petit doigt. *Albin.*

Milo-hyoïdien. *Riol.*, *Cowp.*, *Dougl.*, *Morg.*, *Santor.*, *Winsl.*, *Albin.*

Syn. Seconde paire de l'os hyoïde. *Fall.*, *Arant.* Première paire de l'os hyoïde. *Casser.* Première paire, releveur droit, genio-hyoïden. *Spig.*

N

Nasal de la lèvre supérieure. *Albin.*

Syn. Troisième ordre de fibres. *Santor.*

O

Oblique (grand) de l'œil.

Syn. Le troisième des paupières. *Columb.* Le premier des deux qui le font tournoyer. *Fall.* L'oblique qui passe par la poulie. *Arant.* Le muscle de la poulie. *Fabric.*, *Casser.*, *Cowp.* Le supérieur ou le plus grand des obliques. *Riol.* Le sixième, le second oblique, le rotateur intérieur, ou supérieur ou grand. *Spig.* Le plus grand des obliques. *Molin.* L'oblique supérieur *Cowp.*, *Dougl.*, *Morg.*, *Winsl.* Oblique supérieur de l'œil. *Albin.*, *Sabat.*

Oblique (petit) de l'œil.

Syn. Cinquième de l'œil. *Columb.* L'oblique court. *Arant.* L'oblique inférieur *Fabric.*, *Riol.*, *Cowp.*, *Dougl.*, *Morg.*, *Winsl.* Le sixième. *Fall.*, *Casser.* Le petit oblique. *Riol.*, *Molinet.* Le cinquième ou le premier oblique que nous appelons rotateur interne ou inférieur. *Spig.* Oblique inférieur de l'œil. *Albin.*, *Sabat.*

Oblique (supérieur) de la tête. *Albin.*

Syn. Cinquième paire des moteurs de la tête. *Vés.* Sixième moteur de la tête. *Columb.* Sixième de la tête. *Fall.* Muscle oblique qui va de l'apophyse transverse de la première vertèbre à la tête. *Eustache.* Petit oblique. *Riol.*, *Winsl.* La paire de l'oblique supérieure. *Spig.* Oblique supérieur. *Cowp.*, *Dougl.*, *Winsl.*

Oblique inférieur de la tête. *Albin.*

Syn. Sixième paire des moteurs de la tête. *Vés.* Cinquième moteur de la tête. *Columb.* Septième de la tête. *Fall.* Petit muscle qui vient de l'apophyse épineuse de la seconde vertèbre et s'implante à l'apophyse transverse de la première. *Eustache.* Grand oblique. *Riol.*, *Winsl.* La paire de l'oblique inférieur. *Spig.* L'oblique inférieur. *Cowp.*, *Dougl.*, *Winsl.*

Oblique externe du bas-ventre.

Syn. Oblique descendant. *Vés.*, *Columb.*, *Fabric.*, *Riol.*, *Spig.*, *Marchet.*

O

Marchet., *Cowp.*, *Dougl.*, *Verhey.*, *Morg.*, *Santor.* Oblique externe. *Laurent.*, *Santor.*, *Winsl.* Oblique externe de l'abdomen. *Albin.*

Oblique interne du bas-ventre.

Syn. Oblique ascendant. *Vés.*, *Columb.*, *Fabric.*, *Riol*, *Spig.*, *Marchet.*, *Cowp.*, *Dougl.*, *Verhey.* Oblique interne. *Laurent.*, *Riol.*, *Morgag.*, *Santor.*, *Winsl.* Second oblique interne de l'abdomen. *Albin.*

Obturateur interne. *Riol.*, *Spig.*, *Dougl.*, *Morg.*, *Winsl.*, *Albin.*

Syn. Dixième muscle de la cuisse. *Vés.*, *Col.* Le bursal. *Cowp.*, *Dougl.*

Obturateur externe. *Riol.*, *Spig.*, *Cowp.*, *Dougl.*, *Winsl.*, *Albin.*

Syn. Neuvième muscle de la cuisse. *Vés.*, *Columb.* Le douzième. *Arant.*

Occipito-frontal. *Dougl.*

Syn. Épicranien. *Albin.* Muscles frontaux et occipitaux. *Cowp.*

Omo-hyoïdien. *Sabat.*

Syn. Septième et huitième muscles propres de l'os hyoïde. *Vésal.* Quatrième de l'hyoïde. *Columb.*, *Fall.*, *Casser.* Coraco-hyoïdien. *Riol*, *Cowp.*, *Morgag.*, *Winsl.*, *Dougl.* Costo-hyoïdien. *Santor.*

Orbiculaire des lèvres. *Cowp.*

Syn. Masse charnue et musculeuse qui forme l'une et l'autre lèvre. *Fall.* Muscle orbiculaire. *Riol.* Quatrième paire, le constricteur. *Spig.* Constricteur des lèvres. *Cowp.*, *Dougl.* Les demi-orbiculaires *Winsl.* Orbiculaire de la bouche. *Albin.*

P

Palato-pharyngien. *Santor.*, *Albin.*

Syn. La paire des pharyngo-staphilins. *Valsalva.* Muscle qui s'attache au bord latéral du thyroïde. *Morg.* Thyreo-staphilin. *Dougl.* Partie de l'ésophagien. *Cowp.* Le thyro et l'hipero palatin. *Santo.* Le thyro-pharyngo-staphilin. *Winsl.*

Palmaire cutané. *Winsl.*

Syn. Premier muscle de l'extrémité de la main, inconnu aux écrivains. *Columb.* Certaine chair qui ressemble aux muscles. *Fall.* Carpien. *Riol.* Palmaire court. *Riol*, *Cowp.*, *Dougl.*, *Albin* Certaine chair quarrée. *Spig.*, *Dougl.*

P

Palmaire grêle.

Syn. Premier muscle intérieur de la main. *Col.* Muscle de la corde cachée. *Fall.* Le palmaire. *Riol.*, *Spig.*, *Marchet. Morg.* Palmaire long. *Cowp.*, *Albin.* Le cubital grêle, communément nommé long palmaire. *Winsl.*

Peaucier. *Winsl.*

Syn. Platisma myoïdes. *Galen.* Muscle commun à l'oreille et aux deux lèvres. *Casser.* Muscle large. *Riol.* Quarré de la joue ou têtragone. *Cowp.* Le très-large du cou. *Albin.*

Pectiné. *Riol.*, *Cowp.*, *Dougl.*, *Winsl.*, *Albin.*

Syn. Partie du huitième moteur de la cuisse. *Vésal.* Septième muscle de la cuisse. *Columb.* Quatrième fléchisseur. *Spig.*

Pectoral (grand). *Winsl.*

Syn. Premier moteur du bras. *Vés.* Premier muscle de l'épaule. *Columb.* Pectoral. *Riol.*, *Spig.*, *Verhey.*, *Cowp.*, *Dougl.*, *Albin.*

Pectoral (petit). *Winsl.*

Syn. Muscle qui meut l'épaule en avant. *Vés.* Le second de l'épaule. *Columb.* Petit dentelé. *Riol.*, *Spig.* Petit dentelé antérieur. *Vesling.*, *Cowp.*, *Dougl.*, *Verhey.* Dentelé antérieur. *Albin.*

Pédieux. *Riol.*, *Paré*, *Sabat.*

Syn. Septième moteur des doigts du pied. *Vés.* Court extenseur des doigts du pied. *Riol.*, *Morg.* Avec le court extenseur du pouce. *Cowp.*, *Dougl.* Des orteils. *Winsl.*, *Sabat.*

Péronier (long). *Albin.*

Syn. Le septième moteur du pied. *Vés.* Péronier postérieur. *Riol.*, *Dougl.* Le second de ceux qui meuvent le pied obliquement. L'abducteur. *Spig.* Péronier premier. *Spig.*, *Cowp.*, *Dougl.* Le long péronier, communément dit péronier postérieur. *Winsl.*

Péronier moyen.

Syn. Le huitième moteur du pied. *Vés.* Péronier antérieur. *Riolan*, *Dougl.* Le second fléchisseur du pied. Le demi péronier. *Spig.* Péronier second. *Spig.*, *Cowp.*, *Dougl.* Le moyen péronier, communément dit péronier antérieur. *Winsl.* Le péronier court. *Albin.*

P

Péronier court.

Syn. Neuvième moteur du pied. *Vés.* Le treizième muscle du pied. *Columb.* Partie de l'extenseur long des doigts du pied. *Cowp.* Cinquième tendon du long extenseur des orteils. *Morg.* Le petit péronier. *Winsl.* Le troisième péronier. *Albin.*

Petro-salpingo-staphilin. *Winsl.*

Syn. Seconde paire des muscles servant à dilater et resserrer l'arrière-bouche. *Fall.*, *Spig.* Peristaphilin interne *Riol.* Spheno-staphilin. *Cowp.* Salpingo staphilin. *Valsalv.*, *Santor.* Du voile du palais. *Albin.*

Plantaire grêle.

Syn. Troisième moteur du pied. *Vés.* Troisième muscle de la jambe. *Columb.* Plantaire. *Riol.*, *Spig.*, *Cowp.*, *Morg.*, *Albin.* Petit extenseur du tarse vulgairement plantaire. *Dougl.* Le jambier grêle, dit vulgairement plantaire. *Winsl.*

Poplité. *Riol.*, *Cowp.*, *Dougl.*, *Winsl.*, *Albin.*

Syn. Muscle caché dans le jarret. *Vés.* Dixième muscle de la jambe. *Columb.* Celui qui meut obliquement la jambe, le sous-poplité. *Spig.* Le jarretier. *Winsl.*

Profond. *Riol.*, *Hunauld*, *Albin.*

Syn. Le second moteur des doigts. *Vés.* Le cinquième muscle intérieur de la main. *Columbus.* Le second. *Arant.* Fléchisseur de la troisième phalange des doigts. *Spig.* Le perforant. *Cowp.*, *Dougl.* Le perforant, communément dit le profond. *Winsl.*

Psoas (petit). *Riol.*, *Marchett.*, *Cowp.*, *Dougl.*, *Morg.*, *Winsl.*, *Albin.*

Psoas (grand). *Cowp.*, *Dougl.*, *Morg.*, *Albin.*

Syn. Sixième moteur de la cuisse. *Vés.* Cinquième de la cuisse *Columb.* Lombaire ou psoas. *Riol.* Muscle lombaire. *Spig.* Lombaire. *Cowp.* Le psoas ou lombaire interne. *Winsl.*

Ptérygoïdien interne. *Riol.*, *Vesling.*, *Cowp.*, *Dougl.*, *Santor.*, *Winsl.*, *Albin.*

Syn. Muscle caché dans la bouche. *Vés.*, *Columb.*, *Fall.* Cinquième paire abducteur de la mâchoire. *Spig.* Le grand ptérygoïdien. *Winsl.*

P

Ptérygoïdien externe. *Riol.*, *Vesling.*, *Cowp.*, *Dougl.*, *Santor.*, *Winsl.*, *Albin.*

Syn. Neuvième paire de muscles. *Fall.* Cinquième paire, destinée, selon *Fallope*, à avancer la mâchoire. *Arant.* Quatrième paire. Ptérygoïdien abducteur. *Spig.*

Pyramidal. *Riol.*, *Spig.*, *Marchet.*, *Cowp.*, *Dougl.*, *Verhey.*, *Santor.*, *Winsl.*, *Albin.*

Syn. Le bout supérieur du droit de l'abdomen. *Vés.* Le charnu. *Columb.* Certain muscle tout charnu. *Fall.* Couverture charnue. *Arant.*

Q

Quarré. *Winsl.*

Syn. Le onzième de ceux qui meuvent la cuisse. *Fall.* Le onzième. *Arant.* Le quatrième quarré. *Riol.* Le quarré de la cuisse. *Cowper*, *Dougl.*, *Albin.*

Quarré des lombes. *Spig.*, *Cowp.*, *Winsl.*, *Albin.*

Syn. Neuvième et dixième de ceux qui meuvent le dos. *Vés.* Premier muscle du dos. *Columb.* Sixième paire du dos. *Fallop.* Quarré. *Riolan*, *Dougl.* Lombaire externe. *Winsl.*

Quarré pronateur. *Riol.*, *Spig.*, *Cowp.*, *Dougl.*, *Winsl.*, *Albin.*

Syn. Le premier moteur du radius. *Vés.* Huitième muscle intérieur de la main. *Columb.* Le transverse. *Winsl.*

R

Radial interne. *Riol.*, *Winsl.*, *Albin.*

Syn. Le second moteur du bras. *Vés.* Troisième muscle intérieur de la main. *Columb.* Fléchisseur externe du carpe. *Spig.* Fléchisseur radial du carpe. *Cowp.*, *Dougl.*

Radial externe premier. *Winsl.*

Syn. Quatrième moteur du bras. *Vés.* Septième muscle extérieur de la main. *Columb.* Radial externe qui naît du sommet osseux du bras. *Riol.* Extenseur radial du carpe long ou supérieur. *Dougl.* Radial long externe. *Albin.*

R

Radial externe second. *Winsl.*

Syn. Radial externe, qui prend son origine au condyle externe du bras. *Riol.* Extenseur radial du carpe court ou inférieur. *Dougl.* Radial court externe. *Albin.*

Releveur de l'aîle du nez et de la lèvre supérieure. *Albin.*

Syn. Muscle joint à celui du sourcil implanté dans la lèvre supérieure. *Casser.* Partie du premier abducteur des aîles du nez. *Spig.* Partie du releveur propre de la lèvre supérieure. *Dougl.* Dilatateur de l'aîle du nez, et releveur de la lèvre supérieure. *Cowp.* La grande portion de l'incisif latéral. *Winsl.*

Releveur de la lèvre supérieure. *Cowp.*, *Santor.*, *Albin.*

Syn. Celui qui relève la lèvre supérieure. *Riol.*, partie du premier abducteur des aîles du nez. *Spig.* Partie du releveur propre de la lèvre supérieure. *Dougl.* L'incisif. *Santor.* L'autre portion de l'incisif latéral. *Winsl.*

Releveur de l'angle de la bouche. *Albin.*

Syn. Muscle qui relève la lèvre inférieure. *Riol.* Le second abducteur. *Spig.* Releveur des lèvres. *Cowp.*, *Dougl.*, *Santor.* Le canin. *Sant.*, *Winsl.*

Releveur du menton. *Albin.*

Syn. Releveur de la lèvre inférieure. *Cowp.*, *Dougl.*, *Santor.* L'incisif inférieur. *Winsl.*

Releveur de l'anus. *Cowp.*, *Morg.*, *Santor.*, *Heist.*, *Winsl.*, *Albin.*

Syn. Muscle qui relève le fondement. *Vés.* Le large. *Columb.* Le releveur. *Dulaur.*, *Spig.*, *Vesling.* Releveur grand ou interne. *Dougl.*

Rhomboïde. *Dulaur.*, *Riol.*, *Spig.*, *Cowp.*, *Dougl.*, *Winsl.*

Syn. Le quatrième moteur de l'épaule. *Vés.* Quatrième muscle de l'épaule. *Columb.* Lozanger.

Rond (grand). *Riol.*, *Cowp.*, *Dougl.*, *Winsl.*, *Albin.*

Syn. Le troisième de ceux qui meuvent le bras. *Vés.* Troisième muscle de l'épaule. *Columb.* Le rond abaisseur de l'épaule. *Spig.*

Rond (petit). *Riol.*, *Cowp.*, *Dougl.*, *Winsl.*, *Albin.*

Syn. Le huitième de ceux qui meuvent l'épaule. *Fall.* Muscle particulier

R

que personne n'avait remarqué, et dont *Placentinus* s'attribuait la découverte. *Casserius*, *Spig.*

Rond pronateur. *Riol.*, *Spig.*, *Dougl.*, *Winsl.*, *Albin.*

Syn. Le troisième de ceux qui meuvent particulièrement le rayon. *Vés.* Septième muscle intérieur de la main. *Columb.* Pronateur supérieur. *Riol.* Pronateur second. *Spig.* Pronateur rond du rayon. *Cowp.* L'oblique *Winsl.*

S

Sacro-lombaire. *Dulaur.*, *Riol.*, *Spig.*, *Sten.*, *Verhey.*, *Cowp.*, *Dougl.*, *Morg.*, *Winsl.*, *Albin.*

Syn. Le quatrième de ceux qui meuvent le thorax d'un côté. *Vésale.* Cinquième muscle du thorax. *Columb.* Quatrième muscle du thorax. *Fall.* Autre muscle du dos réuni à ceux de l'épine. *Fabric.* Lumbo-costal. *Lieut.*

Scalènes. *Albin.*, *Winsl.*, *Sabat.*

Syn. Seconde paire des muscles du dos. *Vés.* Second muscle du cou. *Col.* Les septième, huitième et neuvième muscle du thorax. *Fall.* Les scalènes. *Riol.* Triangulaire. *Spig.* Quatrième muscle du cou. *Paré.* Les premier et second scalènes. *Winsl.* Les scalènes premier, petit, latéral, moyen, postérieur. *Albin.* Scalène antérieur, scalène postérieur de la première côte, scalène postérieur de la seconde. *Sabat.*

Solaire. *Riol.*, *Winsl.*, *Albin.*

Syn. Le quatrième moteur du pied. *Vés.* Quatrième muscle de la jambe. *Columb.* Second extenseur du pied, gastrocnémien interne. *Spig.* Gastrocnémien interne. *Cowp.*

Sourcilier.

Syn. Muscle observé par *Coiter* et destiné à abaisser le sourcil, à le froncer et à le retirer vers le nez. *Riol.* Celui qui fronce. *Cowp.*, *Morg.* Le véritable muscle frontal. *Dougl.* celui qui fronce le sourcil. *Santor.*, *Albin.* Le muscle sourcilier. *Winsl.*

Sous-clavier. *Riol.*, *Spig.*, *Cowp.*, *Dougl.*, *Winsl.*, *Albin.*

Syn. Le premier de ceux qui meuvent le thorax d'un côté. *Vés.* Premier muscle du thorax. *Columb.*, *Fall.* Celui qui est caché sous la clavicule. *Fabric.*

S

Sous-costaux.

Syn.

Sous-scapulaire. *Riol.*, *Spig.*, *Cowp.*, *Dougl.*, *Winsl.*, *Albin.*

Syn. Le sixième moteur du bras. *Vés.* Septième muscle de l'humérus. *Columb.* Celui qui est enfoncé. *Riol.* Le troisième de ceux qui font la circonduction. *Spig.* Sous épaulier, l'enfoncé, le plongé, le porte-feuille. *Paré.*

Spheno-salpingo-staphilins. *Winsl.*

Syn. Peristaphilin externe. *Riol.* La première paire qui dilate les arrières fosses. *Spig.* Spheno-ptérigo-palatin. *Cowp.* Pomelan muscle de la trompe d'*Eustache.* *Vés.* Palato-salpingien. *Dougl.* Circonflexe du palais. *Albin.*

Sphincter de la vessie.

Syn.

Sphincter cutané de l'anus. *Winsl.*

Syn. Muscle qui environne l'intestin. *Vés.* Muscle orbiculaire de l'intestin rectum, appelé sphincter. *Columb.* Sphincter premier et externe, charnu. *Riol.* Le constricteur. *Spig.* Sphincter de l'anus. *Cowp.*, *Santor.* Sphincter externe. *Dougl.*

Sphincter interne (de l'anus). *Dougl.*, *Albin.*

Syn. Sphincter cutané. *Dulaur.* Sphincter cutané et superficiel. *Riol.* Muscle cutané et circulaire placé au bord de l'anus. *Fall.* Sphincter intestinal ou orbiculaire. *Winsl.*

Splénius de la tête. *Albin.*

Syn. Portion de la première paire des muscles qui meuvent la tête sur la première vertèbre. *Vés.* Portion supérieure du splénius ou mastoïdien postérieur. *Cowp.*, *Winsl.* Triangulaire du splénius. *Spig.*

Splénius du cou. *Albin.*

Syn. De la première paire des muscles qui meuvent la tête et la première vertèbre. *Vés.* Partie du premier moteur de la tête. *Columb.* Portion inférieure du splénius ou mastoïdien postérieur. *Cowp.*, *Winsl.*

Stapédieux. *Dougl.*, *Albin.*

Syn. Muscle de l'étrier. *Cowp.*, *Valsal.*, *Dougl.*, *Winsl.* Le second muscle de l'oreille interne que nous appelons petit. *Vieus.*

S

Sterno-cleido-mastoïdien.

Syn. Le sterno et le cleido-mastoïdien. *Albin.* Les mastoïdiens. *Riol.*, *Dougl.*

Sterno-hyoïdien. *Riol.*, *Spig.*, *Cowp.*, *Morg.*, *Dougl.*, *Santor.*, *Heist.*, *Winsl.*, *Albin.*

Syn. Le premier de l'os hyoïde. *Columb.*, *Fall.* De la seconde paire de l'os hyoïde. *Casssr.* Le sterno-cleido-hyoïdien. *Winsl.* Troisième muscle de l'os hyoïde. *Paré.*

Sterno-thyroïdien. *Spig.*, *Cowp.*, *Morg.*, *Dougl.*, *Santor.*, *Winsl.*, *Albin.*

Syn. Les troisième et quatrième des muscles communs au larynx. *Vés.* Le premier commun du larynx. *Columb.* Seconde paire des muscles communs au larynx. *Fabric.* Première paire des communs du larynx. *Casser.* Le bronchien. *Riol.*, *Spig.* Sterno-cleido-broncho-crico-thyroïdien.

Stylo-glosse. *Riol.*, *Spig.*, *Cowp.*, *Dougl.*, *Winsl.*, *Albin.*

Syn. Le cinquième et sixième de la langue. *Vés.*, *Columb.* Troisième paire de la langue. *Fall.*, *Arant.*

Seconde paire de la langue. *Casser.* Sixième paire. *Spig.*

Stylo-thyroïdien. *Cowp.*, *Dougl.*, *Santor.*, *Winsl.*, *Albin.*

Syn. Troisième ou troisième paire de l'os hyoïde. *Columb.*, *Fall.*, *Arant.*, *Casser.* Stylo-ceratoïde. *Riol.*, *Spig.* Le grand, le nouveau styloïde. *Santor.*

Stylo-pharyngien. *Riol.*, *Spig.*, *Cowp.*, *Valsalv.*, *Morg.*, *Dougl.*, *Santor.*, *Winsl.*, *Albin.*

Syn. Quatrième paire de la langue appartenant au gosier. *Fall.* Troisième paire du gosier. *Spig.*

Sublime. *Dulaur.*, *Riol.*, *Hunauld.*, *Albin.*

Syn. Le premier de ceux qui meuvent les doigts. *Vés.* Quatrième muscle intérieur de la main. *Columb.* Premier muscle. *Arant.* Fléchisseur de la troisième phalange des doigts. *Spig.* Le perforé. *Cowp.*, *Dougl.* Le perforé communément le sublime. *Winsl.*

Supérieur de l'oreille. *Valsalv.*, *Santor.*, *Winsl.*

Syn.

Syn. Le premier de l'oreille. *Fall.* , *Casser.* Portion des frontaux placée sur le crotaphite. *Riol.* Élevateur de l'oreille. *Spig.* , *Albin.* Le premier et second mitoyen de l'oreille. *Vieuss.*

Supérieur du marteau. *Winsl.*

Syn. Muscle de la partie supérieure du conduit auditif, muscle de *Casserius. Casser.* Nouveau muscle externe. *Fabric.* , Muscle externe de l'oreille interne. *Riol.*, *Spig.* Muscle de la petite apophyse du marteau. *Vals.* Muscle qui relâche le timpan. *Albin.*

Supinateur long. *Riol.* , *Spig.* , *Dougl.* , *Alb.*

Syn. Le second des quatre qui meuvent particulièrement le radius. *Vés.* Huitième muscle extérieur de la main nommé le très-long. *Columb.* Premier supinateur. *Spig.* Long supinateur du rayon. *Cowp.* Long ou grand supinateur. *Winsl.* Long radial.

Supinateur court. *Riol.* , *Dougl.* , *Albin.*

Syn. Quatrième moteur particulier du rayon. *Vés.* Neuvième muscle extérieur de la main. *Columb.* Second supinateur. *Spig.* Supinateur court du rayon. *Cowp.* Le court ou petit supinateur. *Winsl.*

Sur-costaux.

Syn.

T

Thyro-arytenoïdien. *Riol.* , *Spig.* , *Cowp.* , *Dougl.* , *Santor.* , *Alb.*

Syn. Neuvième et dixième des propres du larynx. *Vés.* Le quatrième. *Columb.* La seconde paire. *Fabric.* La quatième paire. *Casser.* Le thyro-arytenoïdien et le thyro-épiglotique. *Winsl.*

Tragicus. *Albin.*

Syn. Muscle du tragus. *Valsal.* , *Santor.* Petit muscle de l'oreille dans les cartilages. *Winsl.*

Transversal des orteils. *Winsl.*

Syn. Treizième des orteils. *Bauhin.* Muscle transverse. *Riol.* Transversal. *Casser.* , *Spig.* , *Morg.* Transversal du pied. *Cowp.* , *Dougl.* , *Albin.* Le petit abducteur du gros orteil. *Lieut.* Transverse. *Vés.* , *Fabric.* , *Riol.* , *Spig.* , *Morg.* , *Santor.* , *Winsl.*

T

Tranverse. *Vés.*, *Fabric.*, *Riol.*, *Spig.*, *Morg.*, *Santor.* *Winsl.*

Syn. Transverseal. *Columb.*, *Cowp.* Transverse de l'abdomen. *Albin.*

Transverse de l'oreille. *Albin.*

Syn. Fibres transverses à la bosse de l'oreille. *Valsal.* Fibres placées sur la convexité du limaçon. *Santor.*

Transverse du périné. *Albin.*

Syn. Transverse. *Barthol.*, *Heist.* Transversal de la verge. *Cowp.* Petit releveur de l'anus ou externe. *Dougl.* Transversal. *Santor.* Transversal de l'urètre. *Morg.*

Trapèze. *Riol.*, *Winsl.*, *Sabat.*

Syn. Second moteur de l'épaule. *Vés.* Capuchon. *Columb.*, *Spig.*, *Cowp.*, *Albin*, *Dougl.*

Très-large du dos. *Cowp.*, *Dougl.*, *Morg.*, *Alb.*

Syn. Quatrième moteur du bras. *Vés.* Quatrième muscle de l'épaule. *Columb.*, *Fall.* Le très-large. *Dulaur.*, *Riol.*, *Spig.* Le grand dorsal. *Winsl.*

Triangulaire du sternum. *Albin.*

Syn. Le sixième du thorax. *Vés.*, *Columb.*, *Fall.* Celui qui est appliqué à la partie interne du sternum. *Fabric.* Le triangulaire et le pectoral interne. *Riol.* Triangulaire. *Sten.*, *Marchet.*, *Cowp.*, *Dougl.* Les sterno-costaux. *Verhey.*, *Santor.* Les sterno-costaux, communément le triangulaire du sternum. *Winsl.*

Triceps brachial. *Albin.*, *Sabat.*

Syn. 1°. Le premier des extenseurs du cubitus. *Vés.* Troisième du cubitus. *Columb.* Le long. *Riol.* 2°. Partie qui renforce le premier des extenseurs. *Vés.* 3°. Le troisième des extenseurs du cubitus. *Vés.* Grand anconé, anconé externe, anconé interne.

Triceps crural. *Sabat.*

Syn. Septième et partie du huitième moteur du tibia. *Vés.* Vaste externe, vaste interne, crural. *Albin.*, *Winsl.* massif interne, massif externe, cuissier.

Zigomatique (grand.) *Santor.*, *Winsl.*, *Albin.*

Syn. Le zigomatique. *Riol.*, *Cowp.*, *Dougl.*, *Morg.*

Zigomatique (petit.) *Santor.*, *Winsl.*, *Albin.*

TABLE DES MATIÈRES
CONTENUES DANS CET OUVRAGE.

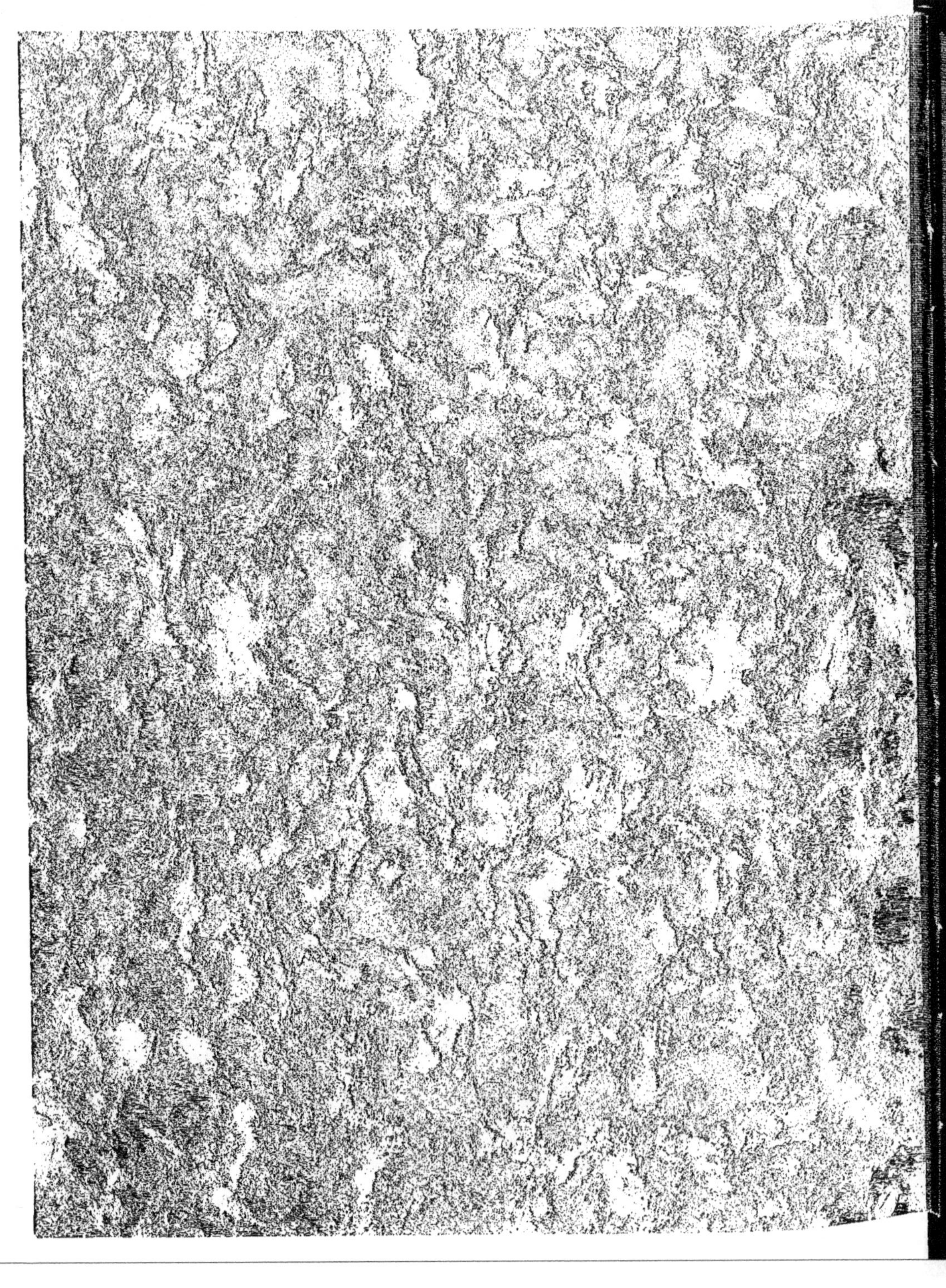

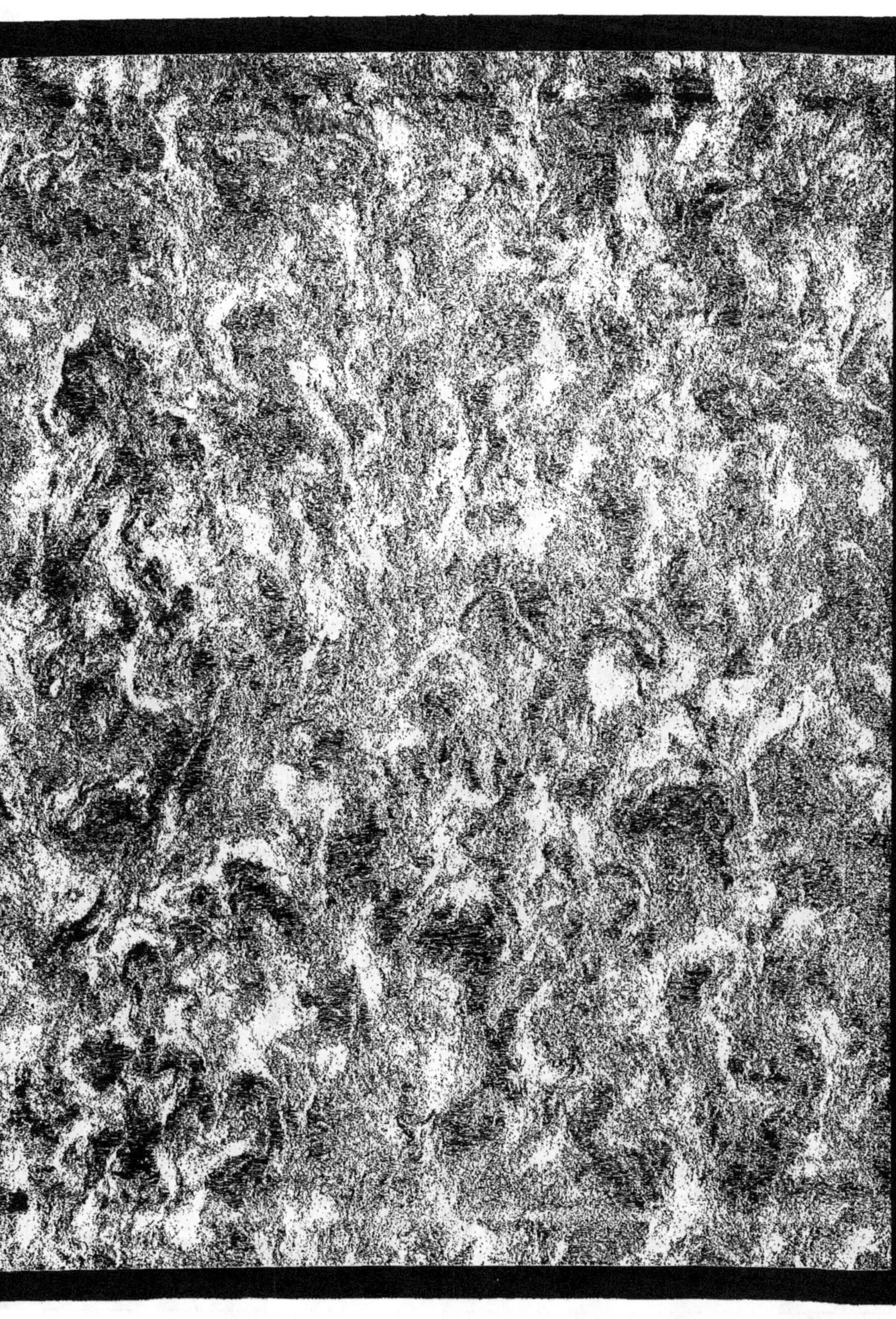

BIBLIOTHEQUE NATIONALE DE FRANCE
3 7531 00418458 7